健康营养
膳食大全

张振/编

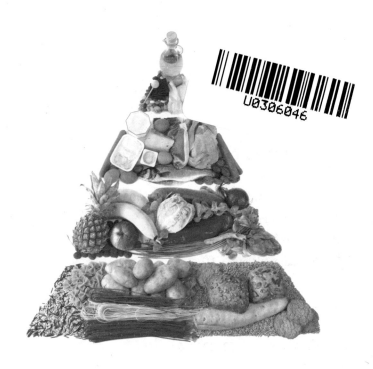

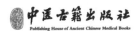

中医古籍出版社
Publishing House of Ancient Chinese Medical Books

图书在版编目（CIP）数据

健康营养膳食大全 / 张振编. — 北京：中医古籍
出版社, 2021.12
ISBN 978-7-5152-2220-2

Ⅰ.①健… Ⅱ.①张… Ⅲ.①膳食营养 Ⅳ.
①R151.4

中国版本图书馆CIP数据核字(2022)第008811号

健康营养膳食大全

张振　编

策划编辑	姚强	
责任编辑	吴迪	
封面设计	李荣	
出版发行	中医古籍出版社	
社　　址	北京市东城区东直门内南小街 16 号（100700）	
电　　话	010-64089446（总编室）010-64002949（发行部）	
网　　址	www.zhongyiguji.com.cn	
印　　刷	天津海德伟业印务有限公司	
开　　本	640mm×910mm　1/16	
印　　张	16	
字　　数	250 千字	
版　　次	2021 年 12 月第 1 版　2021 年 12 月第 1 次印刷	
书　　号	ISBN 978-7-5152-2220-2	
定　　价	69.00 元	

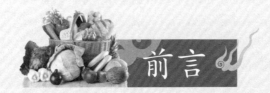

前言

现代社会，中国人的膳食结构发生了很大的变化，随着人类社会文明的进步和生活水平的提高，人们对于同自身进化和健康息息相关的饮食与健康问题越来越关注。人们的饮食观已由"温饱型"转向"健康养生型"，膳食状况明显改善，儿童、青少年平均身高增高，体重增加，营养不良患病率下降；另一方面，部分人群膳食结构不合理及身体活动减少，引起某些慢性疾病，如肥胖、高血压、糖尿病、高血脂等不良生活方式病，这些疾病的患病率不断增加，已成为威胁人们健康的突出问题。

膳食对于人体健康的影响是巨大的，在日常生活中，要想拥有健康的身体，人们首先应该注意膳食的科学性，一定要养成合理的膳食习惯，才能达到营养均衡，从而保持健康的目的。合理营养是人体健康的物质基础，多样化的膳食是获得各种营养素的最好办法，平衡膳食结构是合理摄取营养的最佳途径。

平衡膳食结构是指人们每天所吃的东西必须由多种食物组成，这些食物被分成了五大类，每一类都要达到一定的数量，才能满足人体所需，达到合理营养、促进健康的目的。各种食物所含的营养成分不同，只有搭配合理，才能保证各种营养素的来源充足。每一个人如何根据自己的情况确定自己的食物需求量呢？中国营养学会编写了《中国居民膳食指南》和《平衡膳食宝塔》，对如何合理搭配膳食提出了建议，直观地告诉人们每天应吃的食物种类及相应的数量及适宜的身体活动量，同时根据人们当前的饮食习惯，增加了每天足量饮水、合理选择饮料、加强身体活动、减少烹调用油和合理选择零食等内容。《平衡膳食宝塔》是根据我国居民膳食指南结合我国居民的膳食结构特点设计的，它把平衡膳食的原则转化成各类食物的重量，并用宝塔形式呈现出来，以直观的方式告诉人们食物分类的概念及每天吃各类食物的合理范围，便于大家理解和在日常生活中实行。

《中国居民膳食指南》是根据营养学原理，紧密结合我国居民的营养状况制定的，是指导广大居民实践平衡膳食，获得合理营养的科学指南，其目的是帮助我国居民合理选择食物，并配合适量的身体活动，以改善人们的营养和健康状况，减少或预防慢性疾病的发生，提高国民身体素质。随着我国社会经济的快速发展，城市化速度逐步加快，与膳食相关的慢性疾病对居民健康的影响将更加突出。让人们了解各类食物的营养功效，学会选择正确的饮食方式，对于改善人们的营养与健康状况，有着非常积极的作用。

本书是以权威数据和最新研究成果为依据，结合《中国居民膳食指南》和《平衡膳食宝塔》，根据中国人的体质、饮食习惯、地域差异，结合现代营养学，对中国居民膳食进行了更深入更细化的阐述。全书分为营养膳食总则、不同人群营养膳食指南、疾病患者膳食指南三部分，分别介绍了各类食物的营养功能和正确饮食方法，针对不同的人群分别告诉人们正确的饮食方式，使广大读者能够通过本书了解各类食物的营养，选择适合自己的膳食。不同人群膳食指南是根据各人群的生理特点及其对膳食营养的需要而制订的，目标人群包括孕妇、乳母、婴幼儿、学龄前儿童、学龄儿童、青少年、老年人群及患病人群，旨在指导我们避免因不合理膳食带来的各种疾病。同时，本书还借鉴了中医传统医学理论并顺应国际健康趋势，将适量运动健身、节制油盐摄入、四季养生宜忌等内容引入了本书，使本书成为百姓生活中的健康宝典和必备之书，为中国人提供更科学、更完善的饮食方案。

本书作为家庭膳食营养必备书，不仅可以让人们系统了解营养膳食知识，更可以随查随用，方便快捷。无论是关注家人健康的家庭主妇，还是处于亚健康边缘的职场人士，或者是爱美的减肥群体，抑或是身患疾病的人群，都可以通过本书了解到最实用最有效的膳食营养知识，让你一书在手，健康无忧。

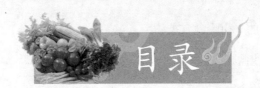

目录

上篇 | 营养膳食总则

第三章　中国居民四季饮食指南

第四章　食物相克

下篇 不同人群的营养膳食指南

第四章　6～12月龄婴儿喂养指南

第五章　1～3岁幼儿喂养指南

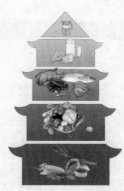

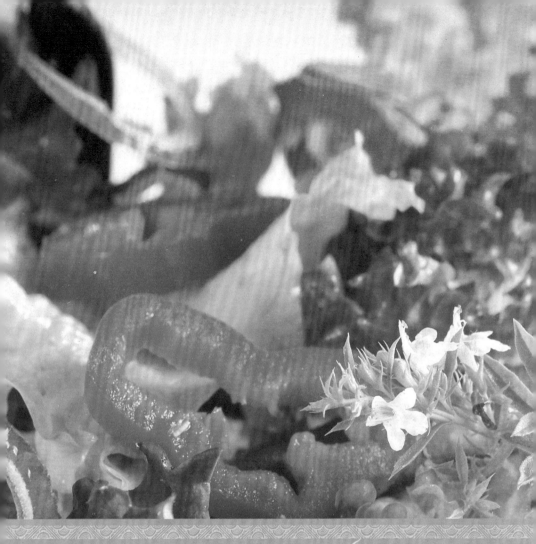

上　篇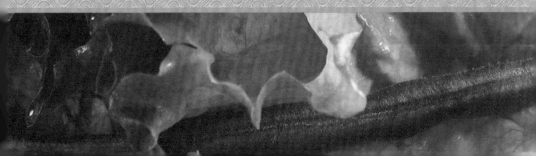

营养膳食总则

第一章

膳食营养与人体健康

●饮食和人体的健康密切相关，人们会因为饮食使疾病减轻或是有益病体恢复，也会因为饮食而生病伤身。了解健康的营养搭配，懂得人体获取的营养元素对于我们生命活动的意义，知晓什么样的饮食习惯才会更加有益于人体的健康，本章会将这些知识为你一一呈现，让你更加了解饮食和人体之间的密切关系。

♥ 健康从饮食开始

饮食是维持人体生命的物质基础，合理营养是健康之本。随着人类社会文明的进步和生活水平的提高，人们对于同自身进化和健康息息相关的饮食与健康问题越来越关注。我国人民的饮食观，也由过去的只求温饱发展为讲究营养、注重保健。饮食对于人体健康的影响是巨大的。它不仅能影响整个人体系统和各个器官的机能状态，而且还可以影响整个人体的结构。我们既能因食得益，因食祛病，因食延年，也会因食伤身。因此，在我们的日常生活中应注意饮食的科学性，一定要养成合理的饮食习惯，这样才能达到营养均衡、保持健康的目的。

科学膳食首先要保证饮食有节。饮食有节包括定时、定量两个方面。关于饮食的定时问题，早在《尚书》中就有记载。其云："食哉惟时。"按照固定的时间有规律地进食，可以保证消化、吸收功能有节奏地进行。我国传统饮食定时，指每日早、午、晚三餐，间隔时间为4～6小时，这与食物在胃肠中停留和传递的时间长短有关。现代生理学证实，在早、午、晚三个时间点，人体内摄食中枢兴奋、肠胃蠕动增加、消化液（唾液、胃液、肠液、胆汁及胰岛素等）大量分泌，肠胃的消化功能最强，对食物的消化也最为完全。不定时进餐，则无疑会干扰体内已形成的生物钟，使肠胃蠕动不规律或减弱，消化液分泌减少甚至紊乱，长期如此，则食欲减退，必然会损害健康。

除了定时进食，还要定量进食。进食定量，饥饱适中，恰到好处，则脾胃足以承受，消化、吸收功能正常，人体便可及时得到营养供应。过分饥饿，则机体营养来源不足，无以保证营养供给。消耗大于补充，便会

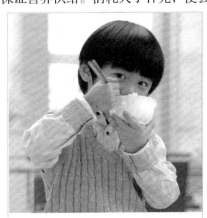

◎进食定量，饥饱适中，恰到好处，则脾胃足以承受，消化、吸收功能正常，人体便可及时得到营养供应。

使机体逐渐衰弱，影响健康。饮食过量，在短时间内突然进食大量食物，势必加重胃肠负担，食物停滞于肠胃，不能及时消化，严重者可能会损

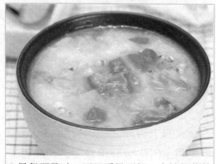

◎早餐要及时，而且质量要好，也就是营养价值要高，同时还要易于消化、吸收。早餐可以选择米粥、牛奶、豆浆、鸡蛋、新鲜蔬菜、瘦肉等。

伤肠胃。肠胃功能受损，定然会影响营养的吸收与输送，不能给机体提供足够的能量。

一日三餐还需遵循"早餐宜好，午餐宜饱，晚餐宜少"的原则。科学研究认为：早餐是一天中最重要的一顿饭，并认为坚持吃早餐是延年益寿的重要一环。早餐所摄入的营养量应该达到一天所需营养量的1/3以上。在食用米、面一类碳水化合物的同时，应再适当吃些高蛋白的食物，如鸡蛋、瘦肉和鱼虾。同时还要多吃水分含量高的食物，以补充夜间人体消耗的水分。但是，在现实生活中，大多数家庭往往比较注意午餐、晚餐，而早餐通常比较简单，油条加豆浆，或者泡饭、米粥加萝卜干、咸菜，这些食物蛋白质含量低，更谈不上营养丰富。有些年轻人因为上班，往往来不及准备早餐；有些则是基于爱美怕胖，干脆不吃早餐。这样做实际上不仅会导致营养不良，也容易损伤肠胃。不吃早餐，容易导致皮肤干燥，产生皱纹，提早老化，让人显老。早餐与前一天晚餐时间相距太长，不吃早餐的话，胃壁很容易受胃酸腐蚀而造成溃疡。所以想要健康减肥，宁可晚饭少吃，早餐绝对省不得。

一位医学教授说："什么时候吃比吃什么更重要！"实践证明：每天早上一次性摄入1000千卡热量的食物，对体重影响不大；而晚上摄入同量的食物，体重就会明显增加。现代家庭，晚餐往往比较丰盛，尽情吃喝，摄入大量营养物质。但晚上一般活动少，蛋白质不能被完全消化，产生胺、酚等毒性产物，增加了肝、肾等排毒器官的负担。因此，应改变这种饮食习惯。晚餐宜吃一些清淡食物，并控制食量，既可防胖，又可防病。

饮食还要注意寒温适度。寒温适度指饮食的冷热要适合人体的温度。唐代孙思邈对此做过很好的说明："热无灼唇，冷无冰齿。"之所以要强调寒温适度，是因为食物寒温不当，除破坏胃的阴阳平衡外，还会伤及其他脏器。尤其要注意大渴切忌冷饮，且一次不能喝得太多（暴饮），而食用过热的食物则是食道癌的诱因之一。

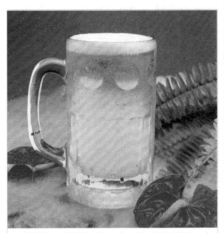

◎大渴的时候喝过多冷饮，如冰镇啤酒，会伤及脏器。

五味调和，荤素结合也是膳食营养的基本原则。 五味即辛、甘、苦、酸、咸。五味与人体的五脏有特定的亲和性，辛入肺、甘入脾、苦入心、酸入肝、咸入肾。五味调和，才能对五脏起补益作用，使五脏之间的功能始终保持相对的平衡及协调，这是中医营养学一大特色。在这一点上，国外正向我们学习。若不知五味调和，就可能会偏食，久之则导致五脏功能失调，打破五脏平衡，诱发疾病。

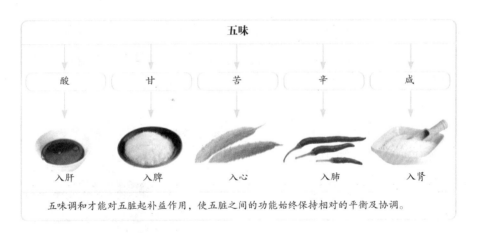

五味

酸	甘	苦	辛	咸
入肝	入脾	入心	入肺	入肾

五味调和才能对五脏起补益作用，使五脏之间的功能始终保持相对的平衡及协调。

荤素结合指菜肴而言，荤主要指肉类，素主要指蔬果。现代营养学也认为中国人的饮食应该荤素结合，以素为主。素食不但有补益功能，且有疏通肠胃的作用。一天之中，从素食和荤食摄入的营养之比至少为2∶1。有些人提倡一天吃荤，一天吃素，现已有不少人仿效。其实，这些人吃荤的一天，食物是荤多素少，而不是不吃素。

万物皆备于人类，可食之物成千上万，每个人的食谱都应扩大。在吃每种食物前，我们不可能都查知其营养素种类及含量，但可"多吃几种"以求得营养互补。养生学家指出：喜欢吃的少吃些，不爱吃的也要吃些。日本人提出，每天吃

30种以上的食物可益寿延年，不无道理，值得参考。

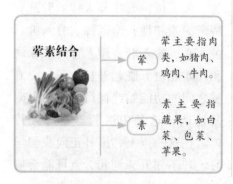

荤素结合

荤 —— 荤主要指肉类，如猪肉、鸡肉、牛肉。

素 —— 素主要指蔬果，如白菜、包菜、苹果。

有些人由于长期偏食，引起机体阴阳的偏盛偏衰，因而产生某些因饮食不当而形成的疾病。于是一些营养学家经过细致的研究，列出了人体营养需要的表格，详细列出需要蛋白质多少克，热量多少千卡，微量元素多少……这些数字作为科学研究是必要的，但一般人很难掌握，实行起来很困难。其实只要吃得杂一点，多变换一些品种，不要偏食就行。

人体最需要的营养素

人体所需要的营养素有七大类——蛋白质、脂肪、碳水化合物（糖类）、无机盐（矿物质）、维生素、核酸、水。

❶ 蛋白质

蛋白质是人体表现各种生命活动所必需的物质，故说蛋白质是生命的基础，组成蛋白质的基本单元是存在于自然界的20种氨基酸。食物中蛋白质营养价值的高低取决于其所含人体必需氨基酸的种类、含量及其相互间的比例是否与人体组织蛋白质相近似，越近似的营养价值就越高（鸡蛋蛋白质和人体蛋白质最近似）。蛋白质的主要食物来源为瘦肉和内脏类、鱼虾类、禽蛋类、乳类及大豆、豆制品等。谷物类食物蛋白质含量一般不超过10%，但因每天进食量多，也是人体蛋白质的一个主要来源。

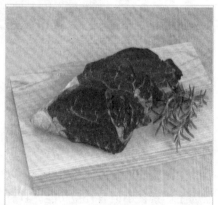

◎蛋白质是人体表现各种生命活动所必需的物质，可以通过饮食摄取，其中瘦肉是蛋白质的主要来源之一。

② 脂类

脂类包括脂肪及类脂两大类，也是人体营养的重要组成成分，构成脂肪的基本单元是脂肪酸（分饱和脂肪酸和不饱和脂肪酸两种）。不饱和脂肪酸人体不能合成，必须通过食物摄入，故称"必需脂肪酸"，如亚油酸、亚麻酸、花生四烯酸等，其最重要的功能是提供热能（所含热量比蛋白质和糖类高一倍）。脂肪主要的食物来源为各种动物油、植物油、肥肉及各种坚果。

③ 碳水化合物

碳水化合物又称糖类，是膳食中最主要的热量来源，分为单糖（如葡萄糖、果糖、半乳糖等）、双糖（如蔗糖、麦芽糖、乳糖等）和多糖（如淀粉、糖原、膳食纤维等）三大类。除膳食纤维外，各种糖类经摄入、消化、吸收后，最终都变成葡萄糖在体内氧化产生热能，供全身组织器官利用。碳水化合物主要的食物来源为谷物类、根茎类、豆类、水果及各种糖、蜂蜜等，谷物则是膳食纤维主要的食物来源。

④ 无机盐

无机盐（矿物质）仅占人体体重的4%，但功能很多。现已知有20多种元素是人体所必需的，其中最主要的有钙、磷、铁、钠、钾、碘、氟、锌等。由于世界各地土壤条件不均匀，所产各种食物矿物质含量丰欠不等。一般而言，我国居民膳食中，磷、硫等不易缺乏，较易缺乏的是钙、铁、锌、碘、氟等。因此，要在饮食中给予特别补充。

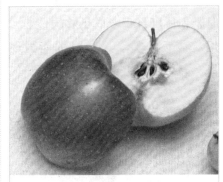

◎人体所必需的无机盐有20多种，由于土壤、膳食等原因，钙、铁、锌、碘、氟等无机盐是人体较易缺乏的，因此，要在饮食中给予特别补充。如苹果的含锌量居水果之最，常食有助于补锌。

⑤ 维生素

维生素是人体生长、代谢所必需的一类低分子有机化合物，需要量很少（以毫克或微克计），但不可缺少。它既不是构成细胞、组织的原料，也不是热能物质，但作用巨大。由于很多的维生素人体不能合成，所以必须通过饮食来供给。人体若缺乏某种维生素，新陈代谢的某些环节便会出现障碍，从而影响正常的生理功能。

6 核酸

如果说蛋白质是生命活动的基础，那么核酸便是生命的本质和载体。生命的繁衍以核酸的合成、复制为前提，生命的遗传信息——基因就存在于核酸的结构中，核酸决定了蛋白质的合成和结构。年轻时，人体可自我合成足够的核酸，但25岁后自体合成核酸的能力逐

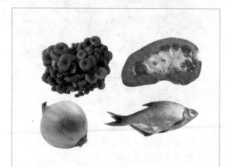

◎核酸是生命的本质和载体，人在25岁之后及时从食物中摄取足够的外源核酸，可增进健康。在自然饮食中，以鱼、虾、贝类等水产品含核酸最多，动物肝脏、洋葱、蘑菇等食品也富含核酸。

渐减弱，于是细胞分裂、蛋白质合成便减弱，甚至停止，生命也随之衰亡。如在此之前及时从食物中摄取足够的外源核酸，便可增进健康，延缓衰老。在自然饮食中，以鱼、虾、贝类等水产品含核酸最多，动物肝脏、洋葱、蘑菇等食品也富含核酸。据研究，一般人每天需要1克核酸，故要有意识地多吃一些富含核酸的食品。

7 水

水同样是人体必需的一种营养素，也是人体最重要的组成成分。人体体重的65%是水，血液中含水量更是高达80%。各种生理活动，如各种化学反应和新陈代谢都需要在水的环境中进行。如果损失20%的水，人体便无法维持生命。故而，喝足水，主动饮水为养生、抗衰的重要手段。

人体必需的其他矿物质

人体需要的矿物质很多，除了中国人容易缺乏的钙、铁、镁、锌、钠、钾等元素外，还有许多元素，都在人的生理活动中发挥着重要作用，现分述如下：

1 磷

磷占成人体重的1%，常与钙结成"搭档"，成为骨骼和牙齿的重要材料。磷又是细胞的组成成分，参与细胞的各项功能活动。

我们应该摄入适量的磷，这不仅是为了满足人体对磷的需要，而且对维持合理的钙磷比至关重要。研究表明，中国人只需保持多样化的膳食，一般人就不会缺磷。但是，那些长期饮酒过多，长期呕吐，以及患有肝病及某些有甲状旁腺功能亢进的患者，可能会缺磷。

❷ 碘

碘是人体必需的元素，主要参与甲状腺素的形成。缺碘会引起甲状腺肿大。在妇女怀孕早期（2～4个月），机体新陈代谢旺盛，胎儿也在不断地吸收碘，因而容易导致缺碘。近年来，美国的研究表明，碘缺乏会增高乳腺癌发病率和死亡率。碘在海产品，如海带中含量最丰富，另外，

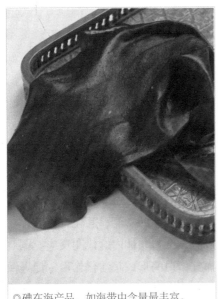

◎碘在海产品，如海带中含量最丰富。

绿叶蔬菜、肉类、蛋类、乳类、五谷类、添加碘的食盐中也有一定含量。

❸ 硒

硒是维持人体正常生理功能必需的微量元素，可促进生长发育，增强性能力，具有抗癌的功效，可预防心肌梗死、高血压，消除已经形成的过氧化物，保护红细胞，防止其被氧化破坏，解除体内重金属的毒性作用。硒还是一种天然的对抗重金属的解毒剂。

中国居民对硒的日需求量		
	未满周岁的婴儿	15微克
	1～3岁儿童	20微克
	4～6岁儿童	40微克
	7岁以上	50微克

锰的生理功能有很多，主要包括以下几个方面：参与一些代谢反应的进行，促进胰岛素的作用，维系骨骼及结缔组织的发育，促进中枢神经的正常运作。

成人每日摄入量为2.5～5毫克。绿色蔬菜、种子类、全谷类、豆类、酵母、菠萝、茶叶等都是锰很好的来源。

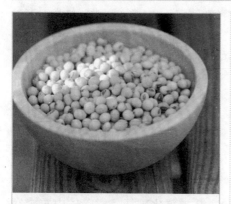

◎锰的生理功能有很多，是人体不可缺少的矿物质之一。在众多食物中，豆类、绿色蔬菜、全谷类、酵母、菠萝、茶叶等都是锰很好的来源。

5 铬

铬广泛存在于人体组织中。铬能活化某些酶，并能抑制脂肪和胆固醇合成，影响脂类和糖类代谢。铬本身是降糖剂，能增强胰岛素的作用，降低血糖，改善糖耐量。

铬的每天摄入量达到50～100微克，即可满足正常生理需要。铬的食物来源有粗粮、肉类、酵母、啤酒、黑胡椒等。食品加工越精，其中铬的含量越少，精制白糖、精制面粉几乎不含铬。

6 氟

我们都知道，在牙膏中常常会添加少量的氟来预防龋齿，氟的主要作用是促进牙齿、骨骼的强健。一般食物中含氟量较少，正常情况下，从饮水中摄入一定量的氟即可满足人体的需要。我国规定，饮水氟化物含量不得超过1mg/L，适宜含量为0.5～1mg/L。氟的食物来源有茶叶、杏仁、蜂蜜、麦芽、饮用水等。

7 钼

钼也是人体必需的微量元素之一，它在人体内的含量不足9毫克，但有非常重要的生理功能。钼在人体内的分布以肝中含量最高，肾其次。钼主要从尿中排泄，还有小部分随胆汁排出。钼的日适宜摄入量为120～240微克，摄入不足可能发生克山病，摄入过多的话则容易造成动脉粥样硬化。钼和肿瘤的发病有关，缺钼地区的人群中食管癌发病率较高。抽样调查显示，肝癌发病率高的地方，人的尿、血、头发和肝组织中钼含量不足。钼摄入量不足，往往造成儿童龋齿发生率上升。钼在豆类、奶类、海产品、水果、肉类中含量较高。

8 铜

铜在人体内含量微乎其微，估计只有80微克（约为铁的1/40），含量不多，功能却比铁复杂得多。铜具有氧化与还原的功能，其化合物储存在肝脏，会参与体内的代谢反应。铜对血红蛋白的形成起活化作用，促进铁的吸收和利用，是人体内重要的必需微量元素。

铜是组成人体多种金属酶的成分，像血浆铜蓝蛋白、细胞色素C氧化酶等。铜代谢障碍会影响眼肌和晶状体等组织，造成眼疾病发生。美国营养学家认为，缺铜可引起冠心病。铜在豆类、硬壳果类、肉类、海产品中含量较高。

9 氯

氯的功能包括以下几个方面：维持体内的酸碱平衡；协助肝脏功能，助其扫除体内的废物；促进蛋白质、维生素 B_{12} 及铁的吸收；与胃内形成盐酸有关，协助血液将二氧化碳转运到肺；助消化；保持身体的柔软性。

膳食氯几乎完全来自氯化钠，以及加工食品酱油，盐渍、腌制或烟熏食品等。我国目前尚缺乏氯的需要量的研究资料，结合钠的需要量，成年人适宜摄入量为每天3400毫克。

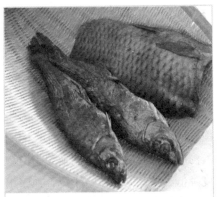

◎氯对人体有多种功能，如维持体内的酸碱平衡。膳食氯几乎完全来自氯化钠，以及加工食品酱油，盐渍、腌制或烟熏食品如熏鱼等。

10 钴

钴是人体必需的微量元素。钴的主要功能是作为维生素 B_{12} 的一个必需组成部分。维生素 B_{12} 是形成人体红细胞必不可少的物质，人体缺钴时，肠道细菌无法合成维生素 B_{12}，导致贫血。钴还有去脂和防止脂肪在肝脏中堆积，以及降低血压的作用。钴还是人体酶的组成成分，能促进多种营养素的合成。成人每日应摄入0.1微克左右的钴，婴儿0.3微克。钴摄入过多，会产生红细胞过多症，并影响红细胞的正常生长，从而引起肺部病变和胃肠受损。动物的肝、肾、脑和肉类含钴量较高，牡蛎、发酵食品也含有一定量的钴。

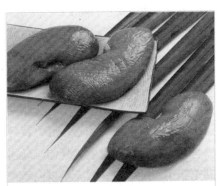

◎钴是人体必需的微量元素，主要功能是作为维生素 B_{12} 的一个必需组成部分。动物的肾、肝、脑和肉类含钴量较高，牡蛎、发酵食品也含有钴。

蛋白质的生理功能

蛋白质在古拉丁语的原意是"首要"的意思，它虽是各类物质的一分子，但却处于各种营养物质中的中心地位。现代科学证明，生命的产生与存在，都与蛋白质密切相关。蛋白质是生命的基础，没有蛋白质就没有生命。蛋白质是构成人体的主要物质，是生物体存在的主要形式。同时，人类体内的各种重要生命活性物质，如酶类、各种激素、免疫物质等，也主要是由蛋白质构成的。另外，蛋白质还是人体神经传递介质的重要组成成分，且能调节人体正常的渗透压，参与血液中缓冲系统的组成等。具体而言，蛋白质的生理功能主要表现如下：

❶ 构成人体组织的重要成分

蛋白质是构成机体组织、器官的重要组成部分，人体各组织无一不含蛋白质，在人体的瘦组织中（非脂肪组织），如肌肉组织和心、肝、肾等器官均含有大量蛋白质，骨骼、牙齿乃至指甲、趾甲也含有大量蛋白质；细胞中，除水分外，蛋白质约占细胞内物质的80%。因此，构成机体组织、器官的成分是蛋白质最重要的生理功能。身体的生长发育可视为蛋白质不断积累的过程。蛋白质对生长发育期的儿童尤为重要。

人体的一切组织细胞都是由蛋白质构成的，蛋白质占成人体重的16%～19%，其含量仅次于水。体内的这些蛋白质处于不断分解、重建及修复的动态平衡中。每天约有3%的蛋白质参与更新，即使机体完全不摄入蛋白质，体内仍然进行着蛋白质的分解和合成。

❷ 构成体内许多重要生理作用的物质

如调节各种代谢过程的激素，在新陈代谢过程中起催化作用的酶，均是由蛋白质作为主要原料构成的。根据功能特点的不同，蛋白质还分为输送各种小分子、离子的运输蛋白；促进细胞移动和收缩的肌动蛋白；具有免疫作用的免疫球蛋白；构成机体支架的胶原蛋白等。

❸ 维持体液及酸碱平衡

正常人血浆和组织液之间的水不停地进行交换，借此保持体液的平衡，在这个活动中，人体血浆中的蛋白质起着重要作用。当血浆蛋白浓度降低，血浆渗透压也下降，血浆中的水分就进入组织；反之，组织中的水就会进入血液。血红蛋白和血浆蛋白是血液中缓冲系统的重要组成成

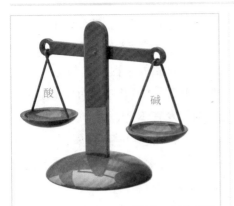

◎人体应维持体液及酸碱平衡，因为正常人血浆和组织液之间的水会不停地进行交换，来保持体液的平衡。

分，能够调节机体的酸碱平衡。血浆中的"蛋白质钠盐-蛋白质"为一缓冲对，维持血液pH恒定在弱碱性（pH=7.35~7.45）。

❹ 供给能量

在一般情况下，供给能量不是蛋白质的主要功用。但是在组织细胞

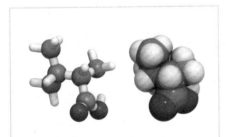

◎在组织细胞不断更新过程中，蛋白质分解成氨基酸后，有一小部分被利用而分解产热；由于摄食过多或不符合蛋白合成的需要，也有一部分氨基酸被氧化，用来产热。另外，当碳水化合物和脂肪摄入不足时，蛋白质也用于产生能量。

不断更新的过程中，蛋白质分解成氨基酸后，有一小部分被利用而分解产热；由于摄食过多或不符合体蛋白合成的需要，也有一部分氨基酸被氧化，用来产热。人体每天所需能量有10%~15%来自蛋白质。在特殊情况下，当碳水化合物和脂肪摄入不足时，蛋白质用于产生能量。

机体储存蛋白质的量很少，在营养充足时，也不过只有体蛋白总量的1%左右。这种蛋白质称为易动蛋白，主要储于肝脏、肠黏膜和胰腺，丢失后对器官功能没有影响。

综上所述，人体必须经常补充足够的蛋白质才能维持正常生理活动。但是，患有肝肾疾病者，过多摄入蛋白质反而不利，因为肝脏是蛋白质代谢的重要器官，蛋白质分解生成的废物主要由肾排出体外，过多摄入蛋白质会加重肝肾的负担。

根据营养学家研究，一个成年人每天通过新陈代谢大约要更新300g以上蛋白质，其中3/4来源于机体代谢中产生的氨基酸，这些氨基酸的再利用大大减少了需补给蛋白质的数量。一般来讲，一个成年人每天摄入60~80克蛋白质，基本上已能满足需要。

我国人民有食用混合食品的习

惯，把几种营养价值较低的蛋白质混合食用，其中的氨基酸相互补充，可以显著提高营养价值。例如，谷类蛋白质含赖氨酸较少，而含蛋氨酸较多。豆类蛋白质含赖氨酸较多，而含蛋氨酸较少。这两类蛋白质混合食用时，必需氨基酸相互补充，接近人体需要，营养价值大为提高。

每克蛋白质在体内氧化时提供的热量是18千焦，与葡萄糖相当。人体没有为蛋白质设立储存仓库，如果一次食用过量的蛋白质，势必造成浪费。相反，如食物中蛋白质不足时，青少年发育不良，成年人会感到乏力，体重下降，抗病力减弱。

所以，补充蛋白质时一定要把控好量，不要过多，也不要过少。

❤ 保证蛋白质的摄入

近年来，人们总是把注意力集中在糖类、脂肪以及胆固醇对人体的健康产生的影响上，却忽视了蛋白质对人体健康的影响。科学研究证明，蛋白质缺乏会对健康造成不良影响。

❶ 蛋白质摄入太少会怎样

蛋白质缺乏总是同时伴随能量缺乏，就像一对孪生兄弟，医学上把这种并发症叫作蛋白质—能量营养不良症。目前，我国只有经济特别不发达的地区的居民才会有这种症状。

蛋白质—能量营养不良症多发于儿童，但对成年人也会造成威胁。食物不足是导致蛋白质—能量营养不良症的首要原因，其典型症状是儿童生长发育不良和成年人身体消瘦，体重下降。由于孩子身材小，瘦弱一点一般也不会被认为有什么疾病，因此，儿童蛋白质—能量营养不良症导致的生长障碍很容易被忽视。

蛋白质—能量营养不良症有两种非常典型的形式，有些时候，这两种形式可以在同一患者身上并存。一种形式的症状是患者全身骨瘦如柴；另一种是腹部肿胀和出现皮疹，这种疾病叫作夸西奥克病。两种形式并存时，患者的症状也是两种形式兼而有之。第一种形式的消瘦是由于长期缺乏食物，致使所有必需营养素均不足造成的；第二种形式的病因是由于严重的急性营养不良造成蛋白质过少，使身体的正常功能无法维持的一种反应。

长期节食减肥不当的人，同样会

患蛋白质—能量营养不良症，因此在节食减肥时，应当注意对蛋白质和能量的摄取，不能为了追求"美"而伤害身体健康。

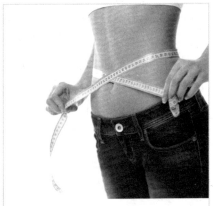

◎长期节食减肥不当的人容易患蛋白质-能量缺乏症，因此减肥时也要注意对蛋白质的摄取。

❷ 什么样的蛋白质营养价值高

食物中蛋白质营养价值的高低，取决于三个因素。第一，食物中蛋白质的含量，含量越高，营养价值越高。这一点很好理解。第二，这种食物所含蛋白质的消化率，消化率越高，该食物的营养价值越高。例如，肉蛋类食物蛋白质的消化率为97%，而人体对水果类蛋白质的消化率为85%，对谷物类蛋白质的消化率为80%，所以，肉蛋类蛋白质的价值高于谷物类和水果类蛋白质。第三，

人体消化某种食物后，所吸收、贮存和利用的氨基酸越多，其营养价值越高。食物中的蛋白质必须经过胃肠道消化，分解成氨基酸才能被人体吸收利用，只有那些能为人体利用的氨基酸，才是对人体最有价值的。人体需要的氨基酸很多，有的可以自体合成，营养学上称之为非必需氨基酸，这类氨基酸包括谷氨酸、丙氨酸、甘氨酸、天门冬氨酸、胱氨酸、脯氨酸、丝氨酸、酪氨酸等。另外，还有一些人体必需而自身又无法合成的，营养学上称之为必需氨基酸，这类氨基酸必须从食物中摄取。必需氨基酸共有8种，分别是赖氨酸、蛋氨酸、亮氨酸、异亮氨酸、苏氨酸、缬氨酸、色氨酸、苯丙氨酸。但是，对儿童来说，组氨酸和精氨酸也是必需氨基酸。食物经人体消化后，被吸收利用的必需氨基酸越多，其营养价值越高。

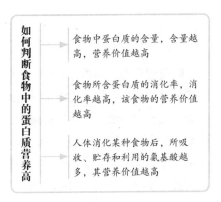

如何判断食物中的蛋白质营养高

食物中蛋白质的含量，含量越高，营养价值越高

食物所含蛋白质的消化率，消化率越高，该食物的营养价值越高

人体消化某种食物后，所吸收、贮存和利用的氨基酸越多，其营养价值越高

❸ 蛋白质的膳食来源

蛋白质广泛存在于动植物食物中。动物性食物，如肉、鱼、蛋、奶，蛋白质含量一般在10%～20%，均属于优质蛋白质。植物性食物，如谷类、薯类、豆类等，均含有一定数量的蛋白质。其中豆类的蛋白质含量较高，干豆类为20%～40%，且含有各种必需氨基酸，是唯一能代替动物性蛋白质的植物蛋白，也属于优质蛋白质，但是蛋氨酸含量略低。谷类蛋白质含量为6%～10%，赖氨酸和色氨酸含量低，而蛋氨酸含量较高，可与豆类互补。薯类蛋白质含量为2%～3%。

蔬菜水果类蛋白质含量极低。我国的膳食以谷类为主食，植物性蛋白质是人们膳食蛋白质的主要来源。但从以上分析可知，这种膳食结构，所摄入的蛋白质显然不能满足人体需要。因此，以大米或面食为主食，必须增加肉、蛋、奶，以满足人体对蛋白质的合理需要。

蛋白质的主要膳食来源

```
              蛋白质的主要膳食来源
          ┌──────────────┴──────────────┐
      动物性食物                      植物性食物
   ┌───┬───┬───┬───┐            ┌────┬────┬────┐
   肉  鱼  蛋  奶               谷类  薯类  豆类
```

蛋白质的摄入量

不同人群每日蛋白质的摄入量（中国营养学会推荐）	
婴儿	1.5～3克
儿童	35～75克
青少年	80～85克
成年男女（按不同体力活动强度）	分别为75～90克和65～80克
孕妇和乳母	另增5～20克
老年期男女	分别为75克和65克

脂肪在人体内的作用

脂类包括脂肪和类脂。脂肪是脂肪酸和甘油的化合物，常温下固态的叫脂，液态的叫油。类脂包括磷脂、糖脂、胆固醇、脂蛋白等。食物和人体中的脂类95%以上是甘油三酯，其他两类是磷脂（其中包括卵磷脂）与固醇（我们最熟悉的是胆固醇）。脂类是人体不可或缺的营养素，这不仅是因为天然食物中的脂肪具有高能值，而且它还能提供必需脂肪酸和脂溶性维生素。脂肪是人体组织的重要组成成分，正常人按体重计算含脂肪约10%～20%，肥胖者可达30%以上。脂肪大部分储存于脂肪组织中，

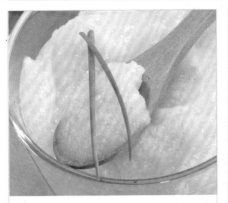

◎脂肪是人体不可或缺的营养素，在日常饮食中应适当摄取。

受营养状况和机体活动影响而变化较大，故称为动脂。而磷脂、糖脂和固醇类等约占总脂量的5%，是细胞的基本成分，在体内相当稳定，不容易受营养状况和机体活动的影响，故又称为定脂。脂肪对维持细胞结构和功能具有重要作用，为维持机体健康所必需。

作为重要营养素，脂肪的作用主要有以下几点：

❶ 供给和储存能量

脂肪产生的能量远高于蛋白质和碳水化合物。在机体内，每克脂肪可产生37.6千焦能量，是能量密度最大的营养素。当机体摄入过多的能量物质时，不论来自哪种产能营养素，都可以以脂肪的形式储存。体内脂肪细胞储存和供给能量有两个特点：（1）脂肪细胞可以不断地储存脂肪，至今未发现其有吸收脂肪的上限，所以摄入过多能量物质是形成肥胖症的根本原因；（2）机体不能利用脂肪酸分解产生的乙酰辅酶A来合成葡萄糖，所以脂肪不能直接给脑细胞、神经细胞以及成熟红细胞提供能量。当能量物质供给不足时，必须消耗自身的糖原和蛋白质来满足这些细胞的能量需要。

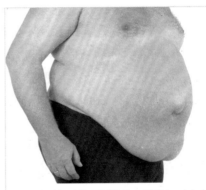

◎脂肪细胞可以不断地储存脂肪，至今未发现其有吸收脂肪的上限，所以摄入过多能量物质是形成肥胖症的根本原因。

❷ 机体重要的构成成分

脂肪是构成脑组织、脑神经的重要成分，还是细胞各种膜结构的基本原料，如细胞膜、线粒体膜、核膜等，是维持细胞正常结构和功能不可缺少的重要成分。磷脂中的不饱和脂肪酸有利于膜的流动性，而饱和脂肪酸和胆固醇则有利于膜的坚韧性。磷脂可以帮助脂类或脂溶性物质如脂肪族激素、脂溶性维生素等顺利通过细胞膜，促进细胞内外的物质和信息交流。

❸ 供给必需脂肪酸

人体不可缺少而自身又不能合成，必须通过食物摄取的脂肪酸称为必需脂肪酸。目前认为，n-3系列中的α-亚麻酸和n-6系列中的亚油酸是必需脂肪酸。n-3和n-6系列中的许多脂肪酸，如二十碳五烯酸、二十二碳六烯酸等，都是人体不可缺少的脂肪酸，但可以由亚油酸和α-亚麻酸合成。必需脂肪酸有多种生理功能，例如，促进发育，维持皮肤和毛细血管的健康，与精子形成、前列腺素合成关系密切，可减轻放射线造成的损伤，还有促进胆固醇代谢、防治冠心病的作用。

❹ 供给和促进脂溶性维生素的吸收

脂溶性维生素不溶于水，但是溶于脂溶性溶剂或脂肪中。如果饮食中缺乏脂肪，脂溶性维生素如维生素A、维生素D、维生素E、维生素K的吸收量就会减少。

❺ 维持体温、保护脏器

脂肪是热的不良导体，可阻止身体表面散热，并能防止人体由于环境温度突然变化而受到损害。脂肪还可作为填充衬垫，可保护和固定内脏器官免受外力损害。

❻ 改善食物的感官性状

脂肪作为食物烹调的重要原料，可以改善食物的色、香、味、形。许多天然食物的色素、香味物质都能溶于脂肪。

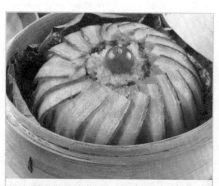

◎必需脂肪酸有多种生理功能，由于它是人体不可缺少而自身又不能合成的，所以必须通过摄取食物获得。

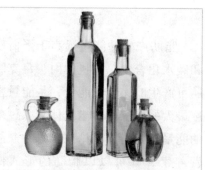

◎脂肪是食物烹调的重要原料，如用橄榄油烹调食物，可以改善食物的色、香、味、形，还能刺激消化液的分泌，从而促进食欲。

摄取健康脂肪

脂类是人体重要的营养素，是生命活动不可或缺的物质。但是，脂肪摄取过多，会在体内积累，使体重增加，引起肥胖。肥胖者易患动脉硬化、高血压、糖尿病以及胆石症，甚至形成脂肪肝。多不饱和脂肪酸会破坏生物膜的结构，影响细胞功能，促使机体衰老。流行病学调查资料证实，高脂肪膳食与肠癌、肝癌、子宫癌、乳腺癌发病有一定关系。因此，重视合理的脂类营养，对于预防疾病和衰老都有重要意义。

1 脂肪酸的分类

脂肪的分子是由一个甘油分子和一至三个脂肪酸分子组成的甘油一酯、甘油二酯或甘油三酯构成的。各种脂肪的分子中所含的甘油部分都一样，而其所含的脂肪酸部分却各不相同。由于其所含的脂肪酸的不同，才造成脂肪种类多样、性质多变的特性。

常见的食用脂肪中所含的脂肪酸有二十余种，可分两类：一类是饱和脂肪酸，一类是不饱和脂肪酸。由饱和脂肪酸所组成的脂肪，其熔点较高，多数在常温下呈固态，一般称这类脂肪为"脂"，如猪油应该称"猪脂"，羊的脂肪就应称"羊脂"。而由不饱和脂肪酸所组成的脂肪在常温下多呈液态，

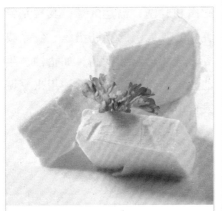

◎由饱和脂肪酸所组成的脂肪，其熔点较高，多数在常温下呈固态，一般称这类脂肪为"脂"，如猪油应该称"猪脂"。

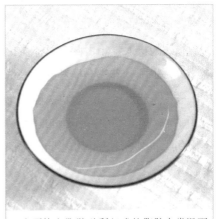

◎由不饱和脂肪酸所组成的脂肪在常温下多呈液态，习惯称之为"油"，如豆油、芝麻油、花生油等。

习惯称之为"油"，如豆油、芝麻油、花生油等。

从营养的角度又可把脂肪酸分成"必需脂肪酸"和"非必需脂肪酸"两种。在食物所含的二十余种脂肪酸中，大多数脂肪酸在人体内可自行合成，不一定非得从食物中摄取，而有三种脂肪酸人体内不能自行合成，必须从食物中摄取才能满足人的生长需要，我们称这三种脂肪酸为"必需脂肪酸"，它们是亚油酸、α-亚麻酸、花生四烯酸。必需脂肪酸都是不饱和脂肪酸，所以含有较多必需脂肪酸的脂肪其熔点都比较低。换句话说，必需脂肪酸多存在于常温下为液态的脂肪中。必需脂肪酸的营养价值非常高，应该合理摄取。

❷ 脂肪的食物来源

脂肪的摄入量用占膳食总能量比例计算，中国营养学会推荐的摄入量中，成年人脂肪的摄入量占总能量比为20%～30%。其中饱和脂肪酸、单不饱和脂肪酸、多不饱和脂肪酸之比以1:1:1为宜，胆固醇的摄入量每日不超过300毫克。

无论是动物性或是植物性食物都含有脂肪，但含量多少不尽相同。谷类食物脂肪含量比较少，为0.3%～3.2%，但玉米和小米可达4%，而且大部分的脂肪集中在谷物胚芽中。例如，小麦粒的脂肪含量约为1.5%，而小麦的胚芽中则为14%。一些油料植物种子、坚果及黄豆中的脂肪含量很丰富，通常所用的食用植物油有豆油、花生油、菜籽油、芝麻香油、棉籽油、茶籽油、葵花籽油、米糠油及玉米油等。除椰子油外，其他植物油中饱和脂肪酸含量少，多不饱和脂肪酸含量高。

动物性食物中含脂肪最多的是肥肉和骨髓，高达90%，其次是肾脏和心脏周围的脂肪组织、肠系膜等。这些动物性脂肪，如猪油、牛油、羊油、禽油等亦常被用来烹调或食用。

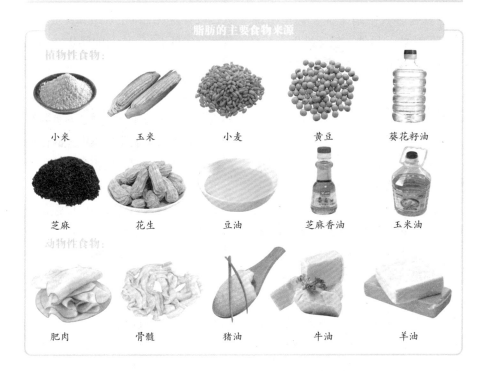

脂肪的主要食物来源

植物性食物：

小米　玉米　小麦　黄豆　葵花籽油

芝麻　花生　豆油　芝麻香油　玉米油

动物性食物：

肥肉　骨髓　猪油　牛油　羊油

注意补充维生素

维生素有很多种，其中人体所必需的就有13种，包括维生素A、维生素B₁、维生素B₂、维生素B₆、维生素B₁₂、维生素C、维生素D、维生素E、烟酸以及叶酸等。有研究表明，人体在缺乏必需的维生素的时候就会出现诸多不适，甚至导致疾病。

知名癌症专家布鲁斯·艾姆斯博士说："缺乏以下任何一种维生素——叶酸、维生素B₆、维生素B₁₂、维生素C、维生素E，都会对DNA及染色体造成损害。这种伤害相当于辐射线或致癌化学物质造成的伤害。饮食中缺乏蔬菜和水果的人，罹患癌症的概率比营养充足的人高一倍，原因就在于摄取的维生素不足。"

❶ 维生素A

维生素A具有维持上皮组织健康和视觉正常的功能，还可以促进生长、发育和繁殖。缺乏维生素A会使人出现皮肤干燥、脱屑、粗糙等现象，还可使呼吸道上皮发生角化，造成气管、支气管感染。最明显的特征就是导致眼睛干涩，甚至出现夜盲的症状。另外，缺乏维生素A还可影响儿童的生长发育，并可使生殖功能减退，学龄前的儿童比较容易缺乏维生素A。

❷ 维生素B₁

维生素B₁又被称为硫胺素，具有增进食欲、维持神经的正常活动等功能。长期缺乏维生素B₁会导致脚气病，脚气病又分为干性、湿性和婴儿型三种。干性脚气病常表现为食欲不振、烦躁、全身无力、肌肉酸痛等症状；湿性脚气病常表现为浮肿、心悸、气短等症状；婴儿型脚气病比较危险，常表现为食欲不佳、呕吐、呼吸急促、心率过快等症状，严重者甚至可能突然死亡。

注：糙米和带麸皮的面粉中维生素B₁含量较高，长期以精米为主食的

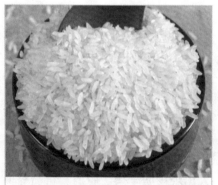

◎大米中含有较为丰富的维生素B₁，维生素B₁又称为硫胺素，具有增进食欲、维持神经的正常活动等功能。

人比较容易缺乏维生素B₁。婴儿型脚气病则多见于2~5个月的婴儿。

❸ 维生素B₂

维生素B₂又被称为核黄素，是人体内某些氧化还原酶类辅基的重要组成成分，可参与氧化过程中氢的传递活动，与热能代谢直接相关。维生素B₂可以提高肌体对蛋白质的利用率，促进生长发育。另外，还可以强化肝脏功能，调节肾上腺素的分泌，有保护皮肤毛囊黏膜和皮脂腺的功能。缺乏维生素B₂可导致多种外部器官炎症，如口角炎、舌炎、唇炎、眼炎、阴囊炎、脂溢性皮炎等。

注：我国居民缺乏维生素B₂的现象比较普遍，据两次营养调查显示，维生素B₂居民平均摄入量只有人体需求标准量的一半。

❹ 维生素B₆

维生素B₆又被称为吡哆素，有吡多醇、吡多醛、吡多胺三种形式，有抑制呕吐、促进发育等作用。此外，维生素B₆还可以参与氨基酸代谢和脂肪代谢，并可将色氨酸转化为烟酸。缺乏维生素B₆可引起呕吐、抽筋等症状。

注：单独缺乏维生素B₆的情况是比较少见的，但是在高温和电离子辐射环境中作业或是在用异烟肼

治疗结核时，很容易出现维生素B6的缺乏，因此要注意补充。

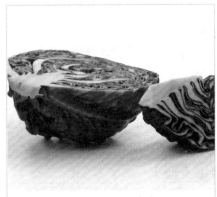

◎紫包菜富含维生素B6，有抑制呕吐、促进发育等作用。此外，维生素B6还可以参与氨基酸代谢和脂肪代谢，并可将色氨酸转化为烟酸。

⑤ 维生素B12

维生素B12又被称为钴胺素，是唯一含金属的维生素，可以促进红细胞的发育、成熟，是人体造血不可缺少的物质。另外，维生素B12还可参与胆碱的合成，有助于从肝脏移走脂肪，因此具有防治脂肪肝的功效。当人体缺乏维生素B12时，可造成巨幼红细胞性贫血，增加心血管疾病的危险性，并可造成神经系统损害。

注：老年人、胃切除以及萎缩性胃炎等病症患者比较容易缺乏维生素B12。

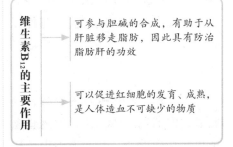

维生素B12的主要作用
→ 可参与胆碱的合成，有助于从肝脏移走脂肪，因此具有防治脂肪肝的功效
→ 可以促进红细胞的发育、成熟，是人体造血不可缺少的物质

⑥ 维生素C

维生素C又被称为L-抗坏血酸，在体内氧化还原过程中发挥重要作用，保护维生素A、维生素E以及人体所必需的脂肪酸不受氧化，清除自由基和某些化学物质对机体的毒害，促进铁的吸收和利用。此外，维生素C还有利于胶原蛋白的合成，能降低血浆的胆固醇水平，增强机体的免疫力，预防心、脑血管硬化以及癌症。缺乏维生素C可引起牙龈出血、牙齿松动、易骨折

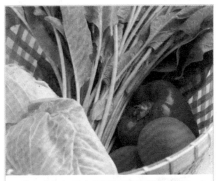

◎维生素C主要来源于新鲜蔬菜和水果，有促进伤口愈合，增强机体抗病能力，降低血浆的胆固醇水平，预防心、脑血管硬化及癌症等作用。

等症状，严重者还可出现坏血症、贫血、大出血等病症，甚至有猝死的危险。

⑦ 维生素D

维生素D又被称为钙化醇，可调节体内的钙、磷代谢，促进骨骼钙化和牙齿健全，维持血液中柠檬酸盐的正常水平，并可防止氨基酸由肾脏流失。缺乏维生素D会导致钙、磷代谢紊乱，使骨骼钙化受到影响，造成小儿佝偻病或者成人骨软化病。

注：三岁以下的小儿以及孕妇、乳母或老年人比较容易缺乏维生素D。

⑧ 维生素E

维生素E又被称为生育酚，具有抗氧化的作用，可以延缓衰老、提高免疫力、改善冠状动脉循环，有预防肿瘤的功效，并可辅助治疗心脏病、血管硬化以及肝炎等病症。此外，维生素E还有助于维持正常的生殖功能，可辅助治疗不育、习惯性流产、早产等病症，缺乏维生素E会导致神经系统功能低下。由于维生素E分布广泛，且在体内储存方便，所以很少有人缺少维生素E。

⑨ 烟酸

烟酸，也被称作维生素B_3或尼克酸，在生物的氧化还原过程中，起到传递氢原子的作用。人体要利用碳水化合物、脂肪和蛋白质来产生能量，就一定要借助烟酸。缺乏烟酸，会导致体重下降、食欲不振、记忆力减退等，继而人体会出现皮炎、消化能力减弱、食欲丧失、精神错乱、神志不清等症状。

注：长期以玉米或高粱为主食的人比较容易缺乏烟酸。

⑩ 叶酸

叶酸即维生素M，是合成蛋白质和核酸的必需因子，可促进红细胞成熟，是细胞生长繁殖所必需的维生素。缺乏叶酸可造成巨幼红细胞性贫血，还会引起动脉硬化、结肠癌及乳腺癌等疾病。叶酸的主要功能是生血，如果您的饮食很全面，富含动植物蛋白、各种维生素及无机盐类，就没有必要补充叶酸。

注：一般情况下，成人缺乏叶酸的情况比较少见，但是孕妇则可能出现叶酸缺乏症。如果怀孕早期缺乏叶酸，很容易引起新生儿畸形。

研究人员的最新发现：绿叶蔬菜等含有的天然叶酸在人的肠道中被吸收，而人工合成叶酸是在肝脏内被吸收的。肝脏吸人工合成叶酸的量有限，未被吸收的过量人工合成叶酸会进入血液，可能会引起白血病。

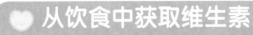 从饮食中获取维生素

　　由于维生素大部分都无法在体内自行合成，即使合成也不能满足人体的需要，所以我们必须从食物中摄取维生素。维生素广泛地分布在各种食物中，我们可以根据自身的情况适量摄取。

名称	每日所需量	食物来源	备注
维生素A	成人每天大约需要80微克左右。	动物肝脏、蛋黄等。另外，胡萝卜素在进入人体后可转变为维生素A，所以摄取富含胡萝卜素的植物性食物也是一个很好的选择，如胡萝卜、油菜、番茄等。	如果每天的摄取量超过3毫克，就有患上骨质疏松的危险。
维生素B_1	成人每天的需求量在2毫克左右。	谷类的胚芽和表皮含有丰富的维生素B_1，豆类、干果和硬壳果类、动物内脏、瘦肉、蛋类等食物中维生素B_1的含量都很高。此外，有的绿叶蔬菜中也含有丰富的维生素B_1，如芹菜叶、莴笋叶等。	如果是高强度脑力劳动、高温、缺氧作业者，或者是运动员，尤其是耐力项目的运动员，应适当地加量补充。
维生素B_2	成人每天的需求量在2~4毫克之间。	动物内脏、鳝鱼、蛋、奶等。蘑菇、豆类以及绿叶蔬菜中也含有丰富的维生素B_2，但是在谷类、一般的蔬菜和水果中则含量较少。	我国居民缺乏维生素B_2的现象比较普遍，据两次营养调查显示，居民平均摄入量只有人体需求标准量的一半。
维生素B_6	成人每天需要1.5~2毫克。	鸡肉和鱼肉等白色肉类中维生素B_6的含量最高，其次是动物肝脏、豆类和蛋黄等，然后是水果和蔬菜。此外，体内的肠道细菌也可以自行合成一部分，因此很少有人缺乏维生素B_6。	如果日服100毫克，就会对大脑和神经造成损害，过量摄入还会导致神经疾病，甚至使皮肤失去知觉。
维生素B_{12}	成人每天大约需求1~3微克。	动物内脏、奶、肉、蛋、海鱼、虾等，肠道细菌也可以合成一部分。	正常人一般不会缺少维生素B_{12}。

续表

名称	每日所需量	食物来源	备注
维生素C	成人每天大约需要50~100毫克。	新鲜的蔬菜和水果中都含有大量的维生素C，如青菜、韭菜、菜花、苦瓜、草莓、猕猴桃、鲜荔枝等。通常的豆类中并不含有维生素C，但是当豆类发芽长成豆芽菜的时候，就可以产生维生素C。如果放置过久或者是烹制过火，就会使维生素C遭到破坏，因此生食新鲜的蔬菜和水果是最佳的选择。	如果每天的摄取量过多，也会导致腹泻、肾结石等病症。
维生素D	成人每天大约需要5微克左右，儿童、老年人、孕妇则需要10微克。	主要存在于动物肝脏、鱼肝油、奶、蛋等食物中，晒干后的青菜中也含有丰富的维生素D。此外，日光浴是获得维生素D的最好办法。	如果维生素D摄入过多，也会引起中毒，出现恶心、头痛、呕吐、腹泻等不适。
维生素E	成人每天的需求量为10毫克左右，儿童为3~8毫克，孕妇、乳母及老年人为12毫克。	主要存在于植物油中，大豆、肉、奶、绿色植物中也含有丰富的维生素E。	在饮酒或服用阿司匹林等情况下，要适量增加。如果摄取的维生素E过多，也会出现恶心、肌肉萎缩、头痛等症状，摄入过量还可能导致高血压。
烟酸	成人每天大约需要12~21毫克。	动物内脏、蔬菜、谷类食物中都含有丰富的烟酸。	在缺氧的条件下，需求量会有所增加。
叶酸	成人每天大约需要400微克左右。	富含于蔬菜的绿叶中，此外，在动物肝脏中也含有大量的叶酸。	人工合成叶酸是在肝脏内被吸收的。肝脏吸收人工合成叶酸的量有限，未被吸收的过量人工合成叶酸会进入血液，可能会引起白血病。

及时补充身体所需的水分

水是生命之源，没有水就没有生命，在短时间内水比食物对生命更重要。据已有资料显示，只吃饭不喝水的情况下，人可以活6天；只喝水不吃饭，人可以活49天。从这些数据上看，在短时间内，水确实比食物更重要。由于水的溶解力强，体内各种化学反应无一不在水中进行，食物中的营养成分也必须溶于水才能被消化吸收，体内各种代谢废物也要随水排泄到体外。

① 水的生理功能

构成人体组织。水是构成生物体的重要成分，人体也不例外。水构成细胞和体液，人体2/3的水存在于细胞中。年龄越小，体内的含水量所占比例越高。新生儿体内的含水量是最多的，可达到80%；成年男性体内含水量可达到60%～70%；随着年龄增长，体内含水量逐渐减少，到了60岁以后，男性只占51%，女性减到45%。胖人体内的含水量比瘦人少，这是因为胖人脂肪多，而脂肪的含水量很少，只有10%。

参与人体的新陈代谢。水在人体内参与运送营养物质和代谢废物。血液可以运送氧气和生命代谢必需的所有营养素，如氨基酸、葡萄糖、矿物质和酶等到人体各组织器官；同时，血液又要把代谢产生的废物，如二氧化碳、尿素等输送到肾脏，随尿液排出体外；少数废物随汗液排出。所有这些代谢活动都离不开水，因此在人体的营养代谢中，水是不可忽视的载体，被称为"运输大队长"。

维持体温。水可以把人的体温调节到正常温度。体内的各种细胞在水的帮助下，利用氧气燃烧各种生热营养素，释放出热能。其中，一部分热能用于维持体温，剩余的热能则通过皮肤排出，使体温保持在37℃左右的正常范围内。

维持消化和吸收功能。食物进入消化道后，必须通过胃液、胰液、胆汁、肠液等消化液的作用，才能进行消化吸收，而消化液的90%是水。

润滑作用。由水构成的唾液、泪液、关节囊液、浆膜腔液等可以润滑关节、组织和器官，所以说，水是机体的润滑剂。

② 水的需要量

每人每天该喝多少水，和人的年龄、体重、活动量和环境温度等因素有关。一般而言，婴幼儿每日饮水量为110毫升每千克体重；少年儿童每日饮水量为40毫升每千克体重；成年人每日饮水量为40毫升每千克体重。所以，一个体重60千克的成年人每天需要饮水约为2500毫升。

不同人群对水的日需求量	
婴幼儿	每千克体重饮水110毫升
少年儿童	每千克体重饮水40毫升
成年人	每千克体重饮水40毫升

人体每天要消耗多少水分呢？经营养学的方法测定，一般情况下，每天以不同的方式消耗的水量如下：通过呼吸排出的水分约400毫升，通过皮肤排出的水分约400～800毫升，通过粪便排出的水分约150毫升，通过尿液排出的水分约1500毫升，共计2500毫升。

然而，我们每天从食物中可以得到的水分约为800毫升，每天在体内分解氧化营养物质时，除产生能量外，还产生水分，约产生400毫升的水，其余的1300毫升水必须从饮食（包括饮料）中来补充。可见每人每天至少必须喝足1300毫升水。喝水量大于1300毫升，则排尿量增加，以保持体内水平衡。喝水量小于1300毫升时，排尿量则减少，尿液就浓缩。若经常饮水不足，肾脏经常在浓缩排出代谢废物的过程中，就要加倍工作，加重了肾的负担，同时，浓缩的尿液中容易使

某些废物结晶，形成肾结石。

❸ 科学饮水

缺水对人不利，过度饮水同样影响人的健康。只有符合科学要求的饮水才能保证人的健康长寿。

而科学饮水，则要求我们做到：首先，饮水莫等口渴时，养成有规律性的饮水习惯，比口渴时饮水好。这样，可以使体内水分持久地保持平衡。口渴，表明体内已经轻度脱水，部分细胞处于脱水状态，时间久了会使体温上升、口干、头晕、血液黏稠度增加，以致影响血液循环，诱发高血压、脑血栓、心肌梗死；还可造成大便干结，诱发痔疮、肛裂。因此要养成定时定量饮水的习惯，以

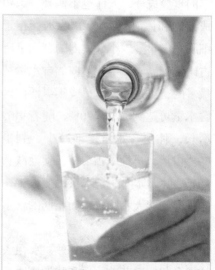

◎水是生命之源，没有水就没有生命。水对维持人体健康起着重要的作用，一般情况下，成人每天需水量为2500毫升左右。

保持体内的水平衡。所谓定时定量饮水，其一是指每顿饭前30～60分钟饮水150～300毫升。这个时间是空腹状态，水在胃里停留时间短，水被小肠吸收后会很快进入血液中，渗透到全身组织细胞，能够使体内分泌足够的消化液，有助于人体消化食物，吸收营养。只有保持体内水平衡，才能使体内有足够的水分清除代谢垃圾。

其次，清晨起床后饮一杯凉开水，有益于健康。医学专家调查显示，大多数心脏病患者猝死于黎明，其原因是早晨的血小板活性增强，易形成血栓；早晨是人体生理血压升高的时刻，易使黏附在血管上的脂肪沉积块松动脱落，阻塞血管。而早晨喝一杯白开水恰好能够稀释血液，降低其黏度，有助于预防心脏病及心肌梗死的突发意外。此外，清晨喝一杯白开水，对胃肠有极好的清洁作用，可预防口腔和胃肠疾病。人的胃肠内壁有许多微细绒毛，黏附很多食物碎料和废物，清晨胃肠基本排空，水对胃肠起到很好的冲洗作用。饮一杯白开水后可促进胃肠蠕动，有助于防治便秘。清晨饮一杯白开水，有利尿的作用，还有使皮肤鲜亮光泽的作用。

牛奶、豆浆、鸡蛋等补充营养，不应空腹食用，而应随餐或进餐后再吃。天热多汗，应酌情增加喝水量；大量出汗后应补充一些极

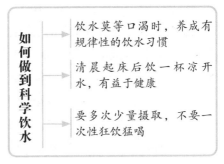

如何做到科学饮水

- 饮水莫等口渴时，养成有规律性的饮水习惯
- 清晨起床后饮一杯凉开水，有益于健康
- 要多次少量摄取，不要一次性狂饮猛喝

淡的盐水。

浓茶和淡盐水不能代替白开水在空腹时饮用，因为浓茶有利尿作用，影响人体水的平衡，会引起细胞脱水。盐即氯化钠，由于细胞内含钠量很低，当我们喝了盐水以后，盐水能进入血液和组织，却不能进入细胞，过浓时反而引起细胞脱水，这对人体是没有好处的。

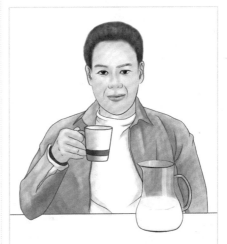

◎不要等口渴时才喝水，因为口渴表明体内已经轻度脱水，部分细胞处于脱水状态。另外，饮水要多次少量摄取，不要一次性狂饮猛喝，若一次喝下大量的水，有发生饮水中毒的可能。

再次，要多次少量摄取，不要一次性狂饮猛喝，一次喝下大量的水，有发生饮水中毒的可能。一种"水中毒"是引起水肿：人体细胞是个半透膜，允许水分子自由渗透，如果人体在短时间内饮入大量水，水分子就会大量渗入细胞内，使细胞肿胀而发生"水中毒"。脑细胞反应最快，一旦脑细胞水肿，将会导致头痛、呕吐、疲乏、视力模糊、嗜睡、呼吸减慢、心律减慢，甚至产生昏迷、抽搐以至危及生命。另一种"水中毒"是危及心、肾：一次喝下大量的水，可加重心脏、肾脏负担，超过人体调节能力，发生"水中毒"。第三种"水中毒"是造成反射性出汗，使体内水分大量耗损，进而导致体内缺盐，引起热痉挛，危及生命。

喝水要掌握适宜的硬度：水的硬度是指溶解在水中的盐类含量，水中钙盐、镁盐含量多，则水的硬度大，反之则硬度小。水质过硬影响胃肠道消化吸收功能，容易引发胃肠功能紊乱，引起消化不良和腹泻。我国规定水总硬度不超过25度，建议一般饮用水的适宜硬度为10～20度。处理硬水最好的办法是煮沸，一般的饮用水经煮沸后均能达到适宜的硬度。受污染的水还可以引起寄生虫病的传播和地方性疾病等。因此，饮水要符合卫生要求，不要喝生水，要喝煮沸的开水。

平衡膳食是养生之道

●膳食中所含的营养素须做到种类齐全，数量充足，比例适当，要达到满足身体平衡的需要，确保健康。要做到这样的膳食平衡，就需要食物间的合理搭配。本章将会告诉你怎样才能维持膳食平衡，有哪些平衡膳食的方式等营养健康知识，让你的饮食更科学，身体更健康。

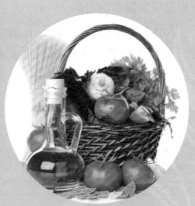

什么是膳食平衡

所谓的膳食平衡，就是指膳食中所含的营养素必须做到种类齐全，数量充足，比例适当，既不过多又不缺少，要达到平衡，满足身体生理需要，保证机体充满生机，确保健康，这就是膳食平衡。平衡膳食是一个综合概念，也就是说，平衡膳食包括了全面合理营养和卫生安全的理念。它要求膳食能够全面满足人体营养需要（包括适宜的人体热能需要和各种营养素的需要），还要避免因膳食构成的营养素比例不当，甚至某种营养素缺乏或过剩所引起的营养失调。平衡膳食供给的营养素与身体所需的营养保持平衡，能对促进身体健康发挥最好的作用。可以说，平衡膳食是达到合理营养的物质基础，而合理营养是平衡膳食的目的。

人体需要的营养素主要有蛋白质、糖类、脂肪、无机盐、维生素

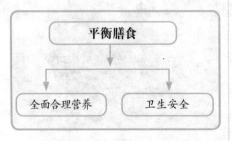

和水。蛋白质是其中的主要成分，是生命的基础，它由20种氨基酸组成。脂肪由碳、氢、氧等元素组成，包括中性脂肪和类脂质的一些有机化合物。糖主要以淀粉形式供给机体，进入人体后以糖原形式暂时储存于肝脏和肌肉中，成为能量储备。维生素，顾名思义就是维持生命的要素，它对机体的新陈代谢、生长发育有极重要的作用。它虽然在食品中含量甚微，一旦缺乏就会导致各种各样的疾病。无机盐也是构成人体组织的重要材料，是细胞内的重要成分。水是人体构造材料，是溶剂、关节肌肉润滑剂和温度调节剂。人体对营养的需求是有一定标准的，并非越多越好。例如，蛋白质不能像糖类那样可以大量贮存，也不能由其他营养素直接转变而来，只能每天消耗多少，补充多少，补充过多或过少都会对健康造成影响。营养摄入不足固然对身体不利，但摄入过多也同样有害。目前，许多营养学专家都认为，营养过剩是造成许多疾病如糖尿病、肝硬化、心脏病、动脉硬化等的主要原因，可见饮食科学主要

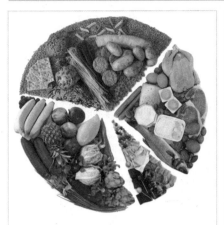

◎膳食平衡是说膳食中所含的营养素必须做到种类齐全，数量充足，比例适当，那么就必须保证膳食多样化。

是要有合理的饮食结构。就饮食结构而言，西方人的饮食结构极需改变，因为蛋白质和脂肪量过剩。而以日本、中国为代表的饮食结构则比较科学合理，在原先以素食为主的基础上，增加适量动物食品，又

保留一定数量的素食品，接近金字塔式的膳食结构。

平衡饮食中营养物质的供给要求做到以下几点：

（1）饮食中要保证人体所需三大营养素供应的比例维持在一个合理的范围之内。目前认为，将每日饮食中糖类食物维持在总能量的60%～70%，蛋白质占10%～15%，脂肪占20%～25%，这一比例对机体的健康比较有利。

（2）糖类食物应以谷物食物为主，食糖和含糖量较高的食品应加以控制。

（3）蛋白质食物中应保证1/3以上为优质蛋白质，其中必需氨基酸的供应量应占氨基酸供给总量的20%～30%。

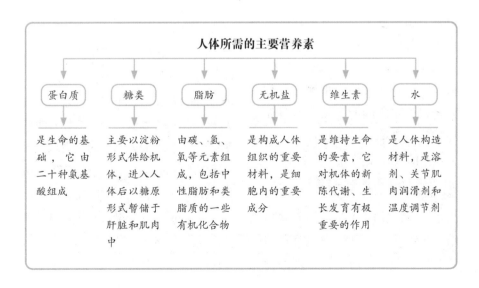

人体所需的主要营养素

蛋白质	糖类	脂肪	无机盐	维生素	水
是生命的基础，它由二十种氨基酸组成	主要以淀粉形式供给机体，进入人体后以糖原形式暂储于肝脏和肌肉中	由碳、氢、氧等元素组成，包括中性脂肪和类脂质的一些有机化合物	是构成人体组织的重要材料，是细胞内的重要成分	是维持生命的要素，它对机体的新陈代谢、生长发育有极重要的作用	是人体构造材料，是溶剂、关节肌肉润滑剂和温度调节剂

（4）脂肪类食物应以植物油脂为主，脂肪中饱和脂肪酸、单不饱和脂肪酸和多不饱和脂肪酸的比例维持在1：1：1的范围较好。

（5）食物中应保证维生素和钙、磷的摄入量，并维持在相对合理的范围内。

（6）食物的供给应保持均衡、不间断的原则。按照我国居民生活习惯，将每日所需能量以一日三餐的方法供给比较合适。三餐中能量分配以早餐占全天总能量的25%～30%，中餐占全天总能量的40%，晚餐占全天总能量的30%～35%比较恰当。

面对各种各样的食品，怎样吃才能全面地、合理地利用不同种类蛋白质、维生素及无机盐，这就需要调配平衡膳食。具体地讲，平衡膳食是指从以下五个方面使膳食营养供给与机体生理需要之间建立起平衡关系，即各种食物的搭配平衡、能量营养素构成平衡、各种营养素摄入量之间的平衡、微量元素和矿物质平衡，只有这样才有利于营养素的吸收和利用。

❶ 各种食物的搭配平衡

人体需要的营养素都靠食物供给，而任何一种天然食物也不能包括所有的营养素。所以，合理的营养要求首先是食物要多样化，必须合理地搭配各种食物才能提高其营养价值。例如，我国北方居民常吃的"杂合面"，由于合理搭配，它们的蛋白质价值因此而得到了提高。单独食用大豆、玉米、小米的营养价值分别为64、60、57，但混合食用后，营养价值提高到73。再如，"杂合面"与副食中的肉类、鱼类等动物性食品搭配，更有利于提高蛋白质的营养价值，再与蔬菜搭配，又使我们得到丰富的维生素和无机盐。如此看来，只有做到各种食物的合理搭配，才能充分利用食物价值，使人体获得全面的营养。

❷ 能量营养素构成平衡

各种营养素在体内代谢过程中，在一定范围内可以相互转变，彼此间既有促进作用，又相互制约。平衡饮食的关键所在，就是要保证这些营养素之间的平衡。蛋白质、脂肪、碳水化合物在饮食中含量最大，代谢过程中相互关系最密切，故称为能量营养素，其中最为突出的是表现在碳水化合物和脂类对蛋白质的节约作用上。饮食中如有充足的脂肪和碳水化合物，就可以减少蛋白质作为热能来源而分解，从而有助于蛋白质在体内利用、贮存。若蛋白质供给量不足，单纯提高碳水化合物和脂肪的供给量，也不能使蛋白质充分发挥作用。一般碳水化合物、脂肪、蛋白质三大营养素的供给比例，以碳水化合物占60%～70%，脂肪占20%～30%，蛋白质占10%～15%较为理想。

③ 各种营养素摄入量间的平衡

人体对营养素的需要量是维持身体、大脑正常生理功能所必需的最低基本数量。另外，食物在消化过程中还有一定的浪费，不能被人体完全吸收。比如，人从食物中摄取的蛋白质就不可能全部构成身体组织。所以，在对营养素的摄入上，应该考虑到这一点。事实上，我国营养学会公布的成人每日营养供应标准，已经加入这种考虑，按照相关标准去吃，就能达到营养平衡。

每天的各种食物基本确定后，计算出全部食物所供给的各种营养素，再与营养素供给标准量相比较，保持在标准供给量上下误差不超过10%的范围，这种相互间的比例，即可称为营养素摄入量间的基本平衡。

♥ 怎样才能维持膳食平衡

除母乳外，任何一种食物都不能提供人体所需的全部营养素。平衡膳食必须由多种食物组成，才能满足人体各种营养需要。一般包括五大类：①谷类及薯类。②动物性食物。③豆类及其制品。④蔬菜水果类。⑤纯热能食物。

① 食物多样，谷物为主

在各类食物中，谷类是中国人的传统主食。一些发达国家由于动物性食物在居民的整个膳食结构中占的比例很大，摄入的能量与脂肪过高，加上舒适的工作与生活环境，体力消耗很少，在能量上入大于出，从而导致体重过分增加甚至肥胖。所以，我们在生活逐渐好转的今天更需保持以谷类为主的良好膳食传统。此外，还要注意粗细粮搭配，常吃一些粗粮、杂粮以及薯类。薯类含有丰富的淀粉、膳食纤维以及多种维生素和矿物质。

谷类包括米、面、杂粮，薯类包括马铃薯、甘薯、木薯等，这两类食物主要提供碳水化合物、蛋白质、膳食纤维及B族维生素。

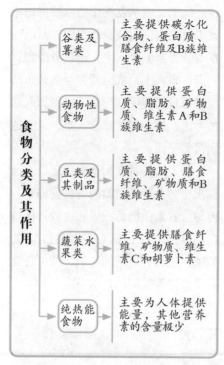

食物分类及其作用

谷类及薯类 → 主要提供碳水化合物、蛋白质、膳食纤维及B族维生素

动物性食物 → 主要提供蛋白质、脂肪、矿物质、维生素A和B族维生素

豆类及其制品 → 主要提供蛋白质、脂肪、膳食纤维、矿物质和B族维生素

蔬菜水果类 → 主要提供膳食纤维、矿物质、维生素C和胡萝卜素

纯热能食物 → 主要为人体提供能量，其他营养素的含量极少

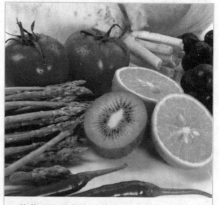

◎蔬菜和水果都含有大量的水分及丰富的维生素、矿物质和膳食纤维，因此多吃蔬菜与水果对身体健康极为有利。但是，最好根据自己的体质特点和不同品种蔬菜水果所含的营养成分，区别对待，合理进食。

❷ 多吃蔬菜与水果

蔬菜水果类主要包括鲜豆、根茎、叶菜、茄果等，主要提供膳食纤维、矿物质、维生素C和胡萝卜素。

由于蔬菜与水果含有大量的水分以及丰富的维生素、矿物质和膳食纤维，多吃新鲜蔬菜与水果对保持正常的身体机能，增加身体的抗病能力以及预防某些癌症都起着十分重要的作用。

日常饮食中，在尽可能多地摄取蔬菜和水果的同时，最好根据自己的体质特点和不同品种蔬菜、水果所含的营养成分，区别对待，合理进食。例如，红、黄、绿等深色蔬菜中维生素含量超过浅色蔬菜和一般水果，是胡萝卜素、维生素B_2、维生素C和叶酸、矿物质、膳食纤维和天然抗氧化物的主要或重要来源。尽可能多吃菠菜、小白菜、油麦菜等绿叶蔬菜，红辣椒、胡萝卜、番茄等红色蔬菜，以及土豆、南瓜、红薯等黄色蔬菜。

❸ 经常吃适量动物性食物，少吃肥肉和荤油

动物性食物包括肉、禽、鱼、奶、蛋等，主要提供蛋白质、脂肪、矿物质、维生素A和B族维生素。动物性蛋白质的赖氨酸含量较高，可以弥补植物蛋白质中赖氨酸不足的缺陷，是人体蛋白质最重要的来

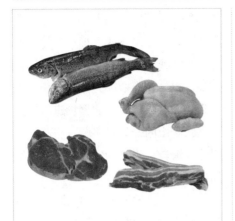

◎动物性食物富含优质蛋白质、脂溶性维生素与矿物质，应经常适量地吃。因为鸡、鱼、牛肉等动物性食物含蛋白质较高，脂肪较低，产生的热量远低于猪肉，所以提倡吃这些食物，适当减少猪肉的摄入。此外，还应当少吃肥肉和荤油。

源。进食肉类不足，很难满足人体对蛋白质的需要。所以，我们的餐桌上每天都应该有适量的肉食。

鸡、鱼、牛肉等动物性食物含蛋白质较高，脂肪较低，产生的热量远低于猪肉，提倡吃这些食物，适当减少猪肉的摄入。鱼类特别是海鱼中所含的不饱和脂肪酸十分丰富，有降低血脂和防止血栓形成的作用。

肥肉和荤油为高能量和高脂肪食物，含有高脂肪与高胆固醇，摄入过多会引起肥胖甚至慢性病，应当少吃。食用油应尽量选用不含胆固醇的植物油。

④ 特别注意多补钙

钙是人体不可缺少的矿物质。人每日钙摄入量应在800毫克以上，而我国实际人均日摄入量仅为400毫克，大多数人的一生是在缺钙的状态下度过的，很容易导致骨质疏松、冠心病、高血压等疾病。

药补不如食补，要补钙首先从饮食方面着手。奶制品是至今为止已知的含钙最丰富的食品，每100克牛奶中钙含量为120毫克，同量的羊奶中钙含量可高达140毫克。每100克全脂奶粉中钙含量为979毫克，脱脂奶粉中竟高达1300毫克。

其他含钙的食物还有虾、蟹、鱼肉、海带、紫菜、芝麻酱、西瓜子、南瓜子、豆制品等。在蔬菜中，深色蔬菜一般都含有丰富的钙质。只有菠菜除外，因为菠菜所含的草酸可将钙凝固，使钙摄入较少。

⑤ 吃清淡少盐的膳食，尽量不饮酒

吃清淡膳食有利于健康。清淡膳食即不太油腻、不太咸，不要过多的动物性食物和油炸、烟熏食物。动物性食物与油炸食物含油脂很高，食盐中的钠含量很高，过多摄入都不利健康，所以应避免油腻的或太咸的食物。

营养学家建议，每人每天吃盐量

从现在的20克左右降低到10克甚至5克以下，可以降低一些疾病的发病率。食盐中钠的摄入量越高，高血压发病率越高，所以不宜摄入过多。钠的来源除食盐外，还包括酱油、咸菜、味精等高钠食品及含钠的加工食品等。专家称，有近50%的中老年人，每天盐的摄入量超过了世界卫生组织提出的6克的临界值。

酒中含能量高，不含其他营养素。过量饮酒时，酒精对人体会产生有害的作用，严重者会引起酒精中毒。要知道，酒精会对人的食道和胃肠道黏膜产生强烈刺激性，不仅容易引起胃溃疡，而且容易引起食道癌、肠癌和肝癌等疾病。受孕前父母饮酒，可能造成所育子女智力低下，发育不良。因此，成年人应尽量少饮酒，青少年不能饮酒。

在所有的食品中，油脂的单位热量最高，1克即可产生9千卡的热量。如果每人每天多吃进1茶匙(15克)油，一个月后体重就会增加700～800克，一年就会增加体重近10公斤，一胖百病生，高血脂、高血糖、高血压、冠心病和脑梗死等富贵病就会随之而来。

吃油多可导致血液中的胆固醇和脂肪酸过多。而这些过多的胆固醇和脂肪酸会附着沉积在血管上，造成动脉硬化，最终还会形成血栓，引发心脏病或脑中风。吃进胃里的油脂过多，也会相应增加胆汁的分泌。当高脂肪、低膳食纤维的食物进入结肠后，结肠中的一些有害菌可将其中的胆汁分解转化为某种致癌物，从而增加患结肠癌的风险。

吃得油腻的人更容易发脾气、愤怒以及焦虑。研究人员解释，油腻的食物会影响大脑中某些化学物质的产生，从而使人情绪不稳定。而主食中的碳水化合物则能保持大脑中快乐激素的产生，让人情绪稳定与乐观。

所以，平时的饮食中一定要注意，不要吃得太咸也不要过于油腻，应该选择清淡的食物。当然，选择清淡的食物并不是说不吃肉、禽、蛋类，只是要注意饮食的均衡，二者调配好比例就行。总之，只要记住一点：膳食营养均衡。

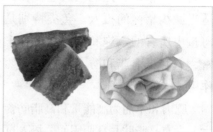

◎动物性食物和油炸、烟熏食物以及酒，过多摄入都不利于健康，日常膳食应吃清淡少盐的食物，尽量不饮酒或少饮酒。

九条重要的平衡膳食方式

随着社会的发展，人类物质生活水平的不断提高，今天，吃饭已经不仅是人类生存的需要，更是一种生活的乐趣和美的享受。但是，吃的学问并非仅限于烹调，在现代社会里，饮食结构的科学合理仍是吃的学问中重要的内容。

① 每天一瓶奶

奶类营养丰富，容易消化吸收，是一种营养价值很高的食品，是老、幼、病、弱者的营养滋补品，特别是对儿童的生长发育具有重要意义。中国居民膳食中普遍缺钙，奶类应是首选补钙食物，很难用其他类食物代替。牛奶具有补益五脏、生津止渴的功效，经常饮用可使皮肤细嫩、毛发乌黑发亮。这是因为牛奶中含有丰富的维生素A，能防止皮肤干燥和老化，使皮肤、毛发具有光泽；所含的维生素B_1可以增进食欲，帮助消化，润泽皮肤，防止皮肤老化；维生素B_2可促进皮肤的新陈代谢，保护皮肤和黏膜的完整。牛奶虽然营养丰富，但也不是喝的越多越好。营养学家指出，每天正常的饮奶量以200～400毫升为宜，应不超过500毫升。

② 每天一个蛋

鸡蛋营养丰富，100克鸡蛋中含有14.8克蛋白质、11.6克脂肪，还含

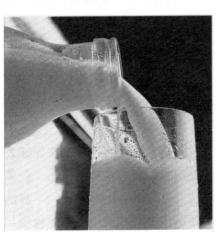

◎奶类营养丰富，容易消化吸收，是老、幼、病、弱者的营养滋补品。中国居民膳食中普遍缺钙，奶类应是首选补钙食物。

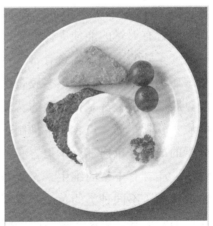

◎鸡蛋富含优质蛋白、卵磷脂、钙、铁、磷等多种营养素，常食用对身体非常有益，但必须合理，因为多吃不仅造成浪费而且还会增加肝肾负担。

有较多的钙、磷、铁、维生素等物质。婴幼儿如能经常吃些鸡蛋，对其身体发育、智力发展都是十分有益的。鸡蛋又分蛋白和蛋黄两部分，蛋白含有丰富的蛋白质，是较好的营养食品；而蛋黄也是很好的补品。蛋黄含卵磷脂等脑细胞所必需的营养成分，能给大脑带来活力；蛋黄中还含有丰富的铁质，易被人体消化吸收。鸡蛋营养价值很高，经常食用对身体是有益处的，但必须合理，多吃不仅造成浪费而且还会增加肝、肾负担。

③ 餐桌上每周至少有一顿海鱼

海鱼指的是生活在海里的鱼，如带鱼、黄鱼等。海鱼不仅味美可口，而且营养丰富。海鱼头、眼球周围含有大量的能使人体血管、皮肤变柔软的多糖体。鱼骨富含钙质等矿物质。骨中含有很多胶合组织、胶原蛋白，都是很重要的营养物质。软骨、筋、皮含有可抑制软骨素的成分。鱼肉部分不但含有蛋白质，还含有丰富的维生素，营养价值极高。不同种类的鱼，常含有不同的营养素，因此，要常吃不同种类的鱼，以保持营养平衡。

④ 饭吃七分饱

顿顿饱食会短寿，并非危言耸听。据世界各地长寿者的经验证实：饮食只吃七分饱，即使山珍海味也不多食。因为吃得过饱，必然要增加消化液的分泌，经常这样，胃肠得不到适当的休息，消化功能会逐渐下降，机体不能得到合理的营养，降低了防病能力。另外，顿顿饱食，血液过多地集中在胃肠从事消化工作，会使心脏、大脑等重要器官相对缺血，降低了这些器官的工作效率和防病能力，很容易诱发冠心病、胆石症、糖尿病等。

我国古代养生家早已提出"饭吃七分饱，延年又防老"的说法，现在看来也是有着比较充分的科学道理的。当然，每餐只吃七分饱也要根据各人具体情况和承受的劳动强度来决定。

⑤ 多吃新鲜蔬菜

在日常生活中，我们都有这样的体会：如果一连几天不吃蔬菜的话，就会感觉到不舒服，甚至会出现一些病症，这是因为蔬菜在保证人体健康方面起着重要的作用。蔬菜在这方面的作用大致有：（1）提供人体所需的一些维生素和矿物质，如维生素C、维生素B_2、胡萝卜素、铁、钙等。（2）维持体内正常的酸碱平衡。正常人的体液接近中性而略偏碱性，粮食、豆类、鱼、肉等属于酸性食物，而蔬菜、水果属于碱性食物，可以补偿酸性食物对体液造成的不良影响，保证细胞正常的生理功能。（3）蔬菜中的膳食纤维，不仅能促进肠蠕动，加快体内废物的排出，还可以减少肠道对胆固醇的吸收，所以在预防便秘、肠癌和动脉粥样硬化方面有特殊功效。（4）蔬菜中还有一些能促进消化的酶类，可以减轻消化道的负担，比如萝卜含有的淀粉酶。（5）有些蔬菜还具有特殊的生理作用，比如苦瓜可以降低血糖，洋葱能降低血液中胆固醇的浓度等，这些对于维持机体健康，预防疾病的发生，都是极其有利的。所以，

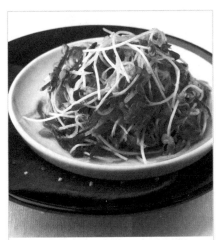

◎蔬菜中富含多种维生素、矿物质、膳食纤维、酶类等营养物质，所以多吃新鲜蔬菜，对于维持机体健康，预防疾病的发生，是极其有利的。

为了你的健康，请多吃新鲜蔬菜。

⑥ 控制高糖、高脂饮食

糖是生命活动的必需物质，不但参与基本生命过程，而且在一切疾病的发生、发展过程中起到特异性的识别和介导作用。可是，糖摄入过多，长期高糖饮食容易使人肥胖。糖的过多摄入，会刺激胰岛细胞分泌大量胰岛素，进而出现抗胰岛素作用，特别是中老年人，高糖饮食容易诱发糖尿病。另外，高糖饮食如果又碰上维生素B_1不足，就会影响乳酸、丙酮酸等疲劳物质的排泄，使人脾气暴躁、情绪不稳定，出现恼怒、激动、多动、好哭等反常现象。因此，为了你的健康，要控制高糖饮食。

动物脂肪吃多了不好，大家早已形成共识，这不必细说，可是烹调用油被人们片面地认为是不饱和脂肪酸，对人体不仅无害，反而有益。

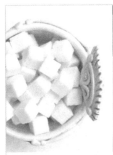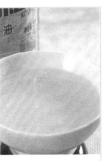

◎糖是生命活动的必需物质，但摄入过多，易导致肥胖；油可以改善食物的口感，但油吃得太多了，也易导致肥胖。因此，为了健康，要控制高糖、高脂饮食。

更为诱人的是，不管什么菜，经过油煎、油炸，口感就会大大提高，在这种情况下，现代人烧菜用油像用水，提起油壶直接往锅里倒，根本不计量。可是，烹调用植物油也是脂肪，1克脂肪就可提供9千卡的热量，油吃得太多了，利用不了，就以脂肪的形式堆积在人体内，直接导致肥胖。所以，我们要大声疾呼：油不能不吃，但万万不可吃得太多，烧菜烹调用油适量就好。

❼ 菌菇类食品要纳入膳食结构

目前，世界上已发现的菌菇类食品约有600种，我国约有360种。现代科学研究发现，菌菇类食品具有较高的营养价值和保健功能。菌菇类食品的营养价值表现在：菌菇类食品干品一般含蛋白质20%～40%，接近肉、蛋类食品；鲜品含蛋白质3%～5%，

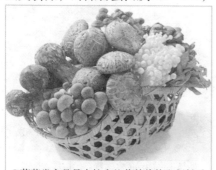

◎菌菇类食品具有较高的营养价值和保健功能，如有防癌抗癌、降低胆固醇、抗病解毒等保健功效，应纳入膳食结构。

比一般蔬菜、水果中蛋白质含量高3～10倍，食用菌蛋白质中富含8种必需氨基酸；含碳水化合物较少，一般只有3.8%，因此是低热能食物，多食不会发胖和诱发心血管疾病。菌菇类食品中还有大量的维生素，每100克鲜草菇中维生素含量高达207毫克，比番茄高20倍；香菇中维生素D含量也较高。菌菇类食品还是高膳食纤维食物，其所含的膳食纤维高于粗麦面包中的含量。菌菇类食品的保健功效主要有防癌抗癌、降低胆固醇、抗病解毒。因此，菌菇类食品有很高的食用价值。

❽ 增加豆与豆制品摄入量

豆类食物包括豆类原料及豆类制品两大类，豆类原料包括大豆、豌豆、绿豆、豇豆、小豆及芸豆，其中大豆又可分黄豆、黑豆及青豆等品种，豆类制品包括以豆类原料生产的制成品。一般豆类蛋白质含量在20%～50%，其中大豆中含量很高。豆类蛋白质中必需氨基酸较齐全，是完全蛋白质。特别是赖氨酸的含量较高，对赖氨酸含量较少的粮谷类蛋白质能起到互补作用，从而提高粮谷食品的营养价值，我国历史悠久的杂合面在营养上的优点就在于此。大豆中含脂肪20%左右，约80%为不饱和脂肪酸，其中又以亚麻酸含量最丰富。

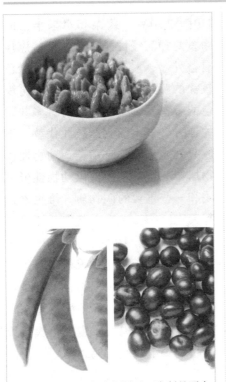

◎豆类食物包括豆类原料及豆类制品两大类。豆类蛋白质中必需氨基酸较齐全，是完全蛋白质。特别是赖氨酸的含量较高，对赖氨酸含量较少的粮谷类蛋白质能起到互补作用，所以，日常膳食中应增加豆与豆制品德摄入量。

此外，还含有约1.6%的磷脂。大豆经曲霉发酵而制成豆酱、豆豉、豆腐乳等，不仅可提高大豆营养素成分的利用率，还可增加维生素B_1、维生素B_2、烟酸的含量。豆类发酵食品是我国劳动人民的一大发明。豆类除大豆以外，还有赤豆、豇豆、豌豆、蚕豆等，除均含一定量的蛋白质、脂肪外，营养物质各有特点。豌豆中维生素B_1含量丰富，蚕豆中维生素B_2含量丰富，赤豆、豇豆中烟酸含量丰富，而绿豆中含有少量胡萝卜素。

豆浆中的蛋白质和硒、钼等元素都有很强的抑癌和治癌作用，特别对胃癌、肠癌、乳腺癌有特效。据调查，不喝豆浆的人患癌症的概率要比常喝豆浆的人提高50%。所以，一般可以选择早餐喝点豆浆，也可以选择菜谱中加点豆类。

中国居民平衡膳食宝塔

食物是人类生存、健康和发展的物质基础，人们生活劳动所需的能量和40多种必需的营养素均需从食物中获得。除母乳外，没有一种食物能提供人体需要的全部营养素，不同的食物所含营养素往往又有很大差异，因而，每天膳食中应包括多种多样的食物，各类食物的摄入量要有一个合适的比例，才能满足身体对各种营养素的需要。食物量过多或过少，或是各类食物的比例不恰当，就可能造成能量和营养素摄入不合理，影响体质和健康。

鉴于此，中国营养学会于2007年公布了《中国居民膳食指南》。指南共有八条：（1）食物多样、谷类为主。（2）多吃蔬菜、水果和薯类。（3）每天吃奶类、豆类或其制品。（4）经常吃适量鱼、禽、蛋、瘦肉，少吃肥肉和荤油。（5）食量与体力活动要平衡，保持适宜体重。（6）吃清淡少盐的膳食。（7）如饮酒，应限量。（8）吃清洁卫生、未变质的食物。这八条膳食原则是根据科学研究的成果，针对我国居民营养需要和膳食中存在的主要缺陷而拟定的。为了将其贯彻到我们日常生活中去，中国营养学会根据"中国居民膳食指南"并结合中国居民膳食结构特点，设计了"中国居民平衡膳食宝塔"。

"中国居民平衡膳食宝塔"显示了我们每天应吃的5种主要食物的重量及所占比重。谷类食物位居塔的底层，是能量的主要来源，"宝塔"建议的摄入量较多，每人每天应吃300～500克。谷类食物的重量是指加工粮的生重，米饭和面包等应折合成大米或面粉计算重量。蔬菜和水果居第二层，是矿物质、维生素和膳食纤维的重要来源，每天分别吃400～500克和100～200克。蔬菜和水果丰富的膳食对预防慢性病，包括某些癌症有益处。一般来说，红、黄、绿色较深的蔬菜和水果所含营养素比浅色的丰富。蔬菜和水果有许多共同的地方，但不能完全彼此代替，不应只吃水果而不吃蔬菜。动物性食物居第三层，主要提供动物性蛋白质和一些重要的矿物质、维生素，每天吃125～200克。其中鱼虾类50克，肉类50～100克，蛋类25～50克。鱼虾类脂肪含量很低，有条件的可以多吃一些。肉类，尤其是猪肉脂肪含量较高，即使生活富裕时也不应吃过多肉类。蛋类一般每天不超过一个为好。奶类与豆类合占第四层，每天应分别吃100克和50克。豆类除提供优质蛋白、维生素和矿物质外，还含其他对健康有益的成分。奶类及奶制品含优质蛋白质和丰富的钙质，我们膳食中普遍缺钙，奶类应是首选的补钙食物，很难用其他食物代替。塔的顶部（第五层）是油脂类，每天不超过25克。有人认为这类食品对人体健康的危害性常常大于贡献，应尽量少食用。而且，位于金字塔底座和中层的许多食物中都含有少量的脂肪，足以满足机体的需要，所以减少金字塔顶部这部分食品的摄入对人体健康并无影响。

　　应用该"宝塔"时要根据每个人的具体情况做适当调整。年轻人、劳动强度大的人需要的能量高，应多吃些主食。从事轻微体力劳动的中青年男子，第一层至第三层的食物摄入量可在宝塔参数范围内取中间值。一般说来，人的进食量总是由自己的食欲来自动调节的，食欲得到满足时，对能量的需要也会得到满足。同时，体重的变化是调整膳食的重要依据。体重稳定标志着能量平衡，体重过分增加或减少往往显示能量过剩或不足。在实际生活中，因许多原因，人们有时难以每天都按"宝塔"推荐量来摄入食物。此时应遵循"宝塔"各类食物的大致比例，灵活与合理地来安排膳食，以获得营养平衡。例如鱼虾类，并非每天都吃50克不可，可以隔一两天或两三天吃一次，每天吃150～200克。为了使饮食更加丰富多彩，满足口味享受，对同一类或营养相近的食物可以经常互相替换。例如，大米可与面粉互换，瘦肉可与鱼类互换，等等。此外，应注意一日三餐的能量分配，一般早、晚餐各占30%，午餐占40%，特殊情况可适当调整。

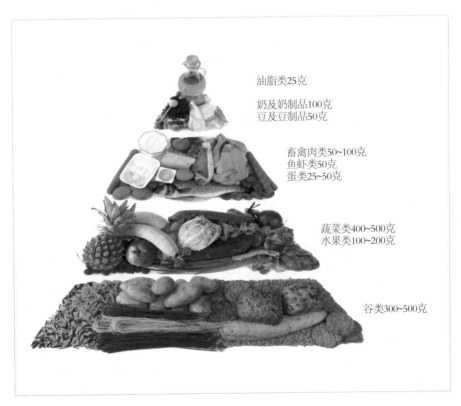

油脂类25克

奶及奶制品100克
豆及豆制品50克

畜禽肉类50～100克
鱼虾类50克
蛋类25～50克

蔬菜类400～500克
水果类100～200克

谷类300～500克

膳食宝塔的食物互换表

人们吃多种多样的食物不仅是为了获得均衡的营养，也是为了使饮食更加丰富多彩，以满足人们的口味享受。假如人们每天都吃同样的50克肉、40克豆，难免久食生厌，那么合理营养也就无从谈起了。宝塔包含的每一类食物中都有许多的品种，虽然每种食物都与另一种不完全相同，但同一类中各种食物所含营养成分往往大体上近似，在膳食中可以互相替换。应用平衡膳食宝塔应当把营养与美味结合起来，按照同类互换、多种多样的原则调配一日三餐，同类互换就是以粮换粮、以豆换豆、以肉换肉。例如，大米可与面粉或杂粮互换，馒头可与相应量的面条、烙饼、面包等互换，大豆可与相当量的豆制品或杂豆类互换，瘦猪肉可与等量的鸡、鸭、牛、羊、兔肉互换，鱼可与虾、蟹等水产品互换，牛奶可与羊奶、酸奶、奶粉或奶酪等互换。

多种多样就是选用品种、形态、颜色、口感多样的食物，变换烹调方法。例如，每天吃50克豆类及豆制品，掌握了同类互换、多种多样的原则，就可以变换出数十种吃法。可以全量互换，全换成相当量的豆浆或熏干，今天喝豆浆，明天吃熏干；也可以分量互换，如1/3换豆浆，1/3换腐竹，1/3换豆腐，早餐喝豆浆，中餐吃凉拌腐竹，晚餐再喝碗酸辣豆腐汤。以下几张表分别列举了几类常见食物的互换关系，供大家参考。

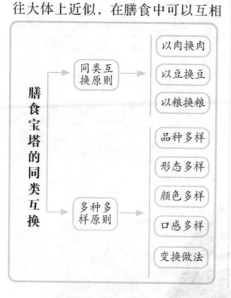

谷类食物互换表（相当于100克米、面的谷类食物）

食物名称	重量（克）	食物名称	重量（克）
面包	120～140	挂面	100
面条（切面）	120	玉米面、玉米糁	100
饼干	100	馒头、花卷	160
鲜玉米	750～800	烧饼	140
窝头	140	富强粉、标准粉	100
烙饼	150	大米、糯米、小米	100

豆类食物互换表（相当于40克大豆的豆类食物）

食物名称	重量（克）	食物名称	重量（克）
素肝尖、素鸡、素火腿	80	豆浆	640～680
腐竹	35	大豆（黄豆）	40
豆粉	40	素什锦	100
北豆腐	120～160	青豆、黑豆	40
膨化豆粕（大豆蛋白）	40	南豆腐	200～240
蚕豆（炸、烤）	50	内酯豆腐（盒装）	280
五香豆豉、千张、豆腐丝（油）	60	豆奶、酸豆奶	600～640
豌豆、绿豆、芸豆	65	豆腐干、熏干、豆腐泡	80
红小豆	70		

肉类互换表（相当于100克生肉的肉类食物）

食物名称	重量（克）	食物名称	重量（克）
瘦牛肉	100	猪排骨	160～170
鸡翅	160	酱鸭	100
鸡肉	100	瘦羊肉	100
香肠	85	小泥肠	180
鸭肉	100	小红肠	170
白条鸡	150	大腊肠	160
盐水鸭	110	酱羊肉	80
牛肉干	45	酱牛肉	65
蛋青肠	160	叉烧肉	80
瘦猪肉	100	猪肉松	50
大肉肠	170	兔肉	100

乳类食物互换表（相当于100克鲜牛奶的乳类食物）

食物名称	重量（克）	食物名称	重量（克）
乳饮料	300	蒸发淡奶	50
炼乳（罐头）	40	速溶全脂奶粉	13～15
奶片	25	鲜牛奶	100
速溶脱脂奶粉	13～15	酸奶	100
奶酪	12		

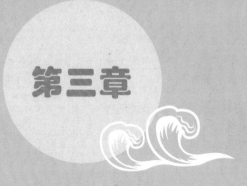

第三章

中国居民四季饮食指南

●中医认为，世界上各事物并非是独立分离的，而是处于相互和谐状态。人类是自然界的一分子，因此一定受外界环境气候所影响，相应地也会根据需要，产生不同的生理或病理反应。一年四季的气候轮换，不同的气候性质决定了我们要补充不同的营养，那么在变化多样的四季中，我们应该吃什么呢？

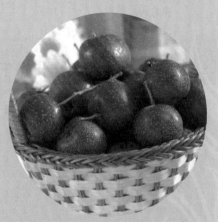

春季饮食

1 春季饮食的基本原则

（1）食物要多样

春季万物生长，人体新陈代谢加快，户外活动逐渐增加，所需营养素相对较多，故一定要注意食物品种的多样化，以防营养素的缺乏。

春天气温逐渐增高，温暖湿润的气候最适宜病菌的繁殖。为增强人体抵抗病菌入侵的能力，要多吃富含维生素A、维生素C及矿物质的食物，如小白菜、青椒、番茄、胡萝卜、芹菜等蔬菜及芦柑、橘子等柑橘类水果。除此之外，可多选用食用菌，如黑木耳、蘑菇、银耳等。现代研究认为，这些食用菌不仅味道鲜美，且能增强人体免疫力，因此，食用菌也是春天里的天然保健品。

（2）减酸增甜平衡肝脾

春天肝气旺盛，肝气过旺容易伤及脾脏，引起脾胃不适。酸味是肝的本味，减少酸味也就是控制肝气，不助长肝气，以免伤及脾脏。甘甜是脾的本味，增加摄入甜味食物可以增强脾脏功能，抵抗肝气的侵犯，使肝、脾协调平衡。春季宜少吃酸味食品，多吃甘甜食品以滋养脾脏。宜多食水果和绿叶蔬菜等甘平食物，如胡萝卜、藕、梨、蜂蜜、芝麻、银耳、木耳、淡茶、果汁、糯米、萝卜、豆腐、莲子、苹果、香蕉等。

（3）三春饮食各有侧重

早春要甘平温和，驱寒升阳。立春至惊蛰期间，尽管是春天，但还未"出九"，气候还比较寒冷。阴寒消退，阳气上升，是个渐进的过程，需要补充热量，暖中散寒，以满足人

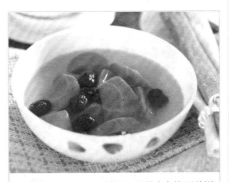

◎甘甜是脾的本味，增加摄入甜味食物可以增强脾脏功能，春季多吃甘甜食品以滋养脾脏。

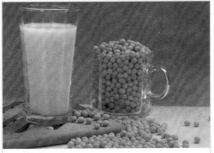

◎豆浆甘平温和，早春阴寒消退，阳气上升，需要补充热量，暖中散寒，饮用豆浆可满足人体机能日趋活跃的需要。

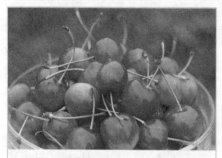

◎暮春气温回暖迅速，饮食忌大热大寒，力求中和平淡，可选择樱桃、橘子、苹果等食物。

体机能日趋活跃的需要，可选择葱、姜、蒜、韭菜、谷类、黄豆、芝麻、花生、面粉、糯米、核桃、豆浆、鸡蛋、动物肝脏、鱼类、鸡肉、羊肉、牛肉、虾等。在早春期间，还应多吃一些蔬菜水果，以补充维生素和微量元素。

仲春要防风祛湿，理气助阳。惊蛰至清明期间，风雨较多，湿气增多，要注意滋补脾胃，健脾化湿，舒肝解郁，助阳生发，可选择红枣、蜂蜜、山药、粳米、小米、油菜、菠菜、芹菜、豆芽、莴笋、蕨菜、竹笋、香椿、菜花、嫩藕、荠菜、马齿苋、绿豆芽、水萝卜、胡萝卜、柿子椒、小白菜等。

暮春要甘平清淡。清明至立夏期间，气温回暖迅速，饮食忌大热大寒，力求中和平淡。大热之品使体内积热，大寒之物使体内生寒，因而吃寒性食物，应佐以温热之品，服补阳

之品，宜配以滋阴之物，以达阴阳平衡，寒热得当。可选择粳米、小米、豆类、春笋、芝麻、花生、莴笋、山药、赤小豆、菌类、苹果、橘子、樱桃等。适当进食瘦肉、鱼类等蛋白质类食物，饮用绿豆汤、赤豆汤、酸梅汤及绿茶，少吃油炸、煎烤、腌熏食物，不宜进食羊肉、狗肉、辣椒、花椒、胡椒等大辛大热之品，以防邪热化火。

❷ 春季是养肝的季节

春季，为适应充满勃勃生机的自然环境，人体的新陈代谢会逐渐加强，而新陈代谢与肝脏的关系很大。中医认为，肝主疏泄（即疏通畅达之意），有保证全身气血运行顺畅的功能。肝又主藏血，有贮藏血液和调节人体血量分布的作用。肝还能调节情绪、宣泄肝分泌的胆汁和帮助饮食消化吸收。所以，在春季只有肝脏保持旺盛的生理机

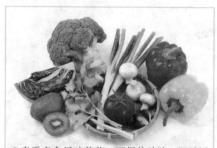

◎春季多食绿叶蔬菜，可促使胰腺、肝脏活动加速，促进胆汁、胰液的分泌，提高消化吸收的效果。

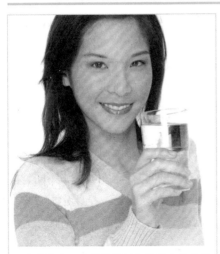

◎春季补水，有利于养肝和代谢废物的排出，还可降低代谢产物的浓度，减轻毒物对肝的损害，起到"内洗涤"作用。

能，才能保证人体气血调和、经脉通利、脏腑器官等活动正常协调，才能适应自然界生机勃勃的变化，因此春天养肝最为适宜和重要。

那么，在春天里要如何注意保护肝脏呢？

首先是合理饮食。多食富含蛋白质和维生素C的食物，适当补充热量，减少脂肪摄入，防止暴饮暴食，不吃发霉变质的食物，少吃油炸、熏烤食品，禁烟少酒。烟草中的许多有害物质要通过肝脏处理排除，吸烟不仅增加肝脏负担，而且会直接损害肝细胞。酒有散寒、升阳、活血的作用，初春时节寒气较盛，少量饮酒有利于肝阳升发，但酒精90%在肝内代谢，饮酒过多不仅增加肝脏负担，而且会引起酒精性肝炎或肝硬化。

其次要正确选择适宜食物。春季为肝功能旺盛之时，肝气旺就会影响到脾，所以春季易出现脾胃虚弱。如多食酸味食品，会使肝功能偏亢，故宜选辛甘食物以养肝。而且，以选择平补、清补的食物为原则，具有这种作用的食物有荞麦、燕麦、小米、薏米、赤豆、芝麻、黑豆、核桃、苹果、橘子、大枣等。

三要注意补水。补水可增加循环血量，有利于养肝和代谢废物的排出；还可降低代谢产物的浓度，减轻毒物对肝的损害，起到"内洗涤"作用。此外，肝是人体内最大的腺体，补水有利腺液的分泌，尤其是胆汁的分泌。中老年人口渴中枢衰退，往往不觉得渴，因此尤其要注意补水。饮茶不但可清肝明目，助消化，去脂降压，而且有防癌作用。

四要合理用药。春季是许多疾病的复发季节，体弱多病者往往药不离

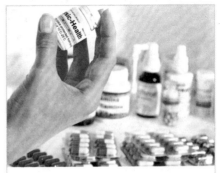

◎养肝须注意合理用药，尤其是中老年人，切莫滥用药物，以免引起药物性肝炎。

口。而绝大多数药物在体内要经过肝处理加工后，转化成水溶性化合物经肾排出体外。随着年龄的增高，肝细胞脂褐质、胶原质和弹性蛋白贮量增加，蛋白质合成减少，酶活性降低，肝血流量减少，使药物转化强度减慢。药物（包括保肝药物）应用不当就会使肝产生蓄积性中毒。为此，中老年人应当在医生指导下用药，尽量少用药，尤其是切莫滥用镇静剂，以防引起药物性肝炎。

此外，中医还认为"肝开窍于目"，即肝与眼睛的关系较为密切，故春季养肝还应特别注意眼睛的保健和视力的维护。

❸ 春季是进补的好时节

春暖花开，万木复苏，蛰虫惊醒，天地间一派欣欣向荣的景象。脱

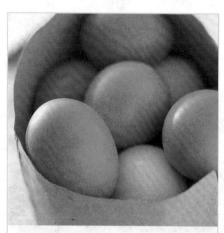

◎春天进补应根据气候渐暖、人体阳气逐渐上扬的特点，以清补、平补为原则，如身体虚弱者，可每日坚持食用鸡蛋。

下冬衣，换上春装，人的精神也为之一振。顺应一年一轮回的春生、夏长、秋收、冬藏的自然规律，又到了春令进补的大好时机。而春补不同于"以调理为主，清热排毒"的秋补，又不同于"以补元气为主，滋阴壮阳"的冬补，更确切地说，它更应是冬补的延伸与补充，虽补法不同，但万变不离其宗的是：养身健体。

春天进补应根据气候渐暖、人体阳气逐渐上扬的特点，以清补、平补为原则，选用扶助正气或补元气的食物，如人参、银耳、大枣、鸡肉、山药、何首乌、枸杞子等。身体虚弱的人，鸡蛋、牛奶、豆浆、蜂蜜、核桃等宜每日坚持食用。有些体弱的人，入春后往往感到困倦，表现为疲乏嗜睡、精神不振、食欲减退等，此时可用健脾和胃的食物，如金橘、山楂、芦柑、大枣、白萝卜、番茄、草莓等。中医认为，春季宜养肝，养肝不但益脾胃，而且可以明目。养肝食物有桂圆、香蕉、菊花、莲子、胡萝卜、红薯、甲鱼等。

春天进补要注意季节气候变化的特点。有的地方春雨连绵，气候寒湿，有的地方多风少雨，气候干燥。因此，人们的生活起居必须御风寒之邪或风热之邪。如果不根据实际情况增减衣服，合理饮食和起居，往往会感受风寒之邪或风热之邪而致病，最

多的是感冒与上呼吸道感染等症，或者是引起旧病复发。在春天，人体毛孔顺应气温逐渐升高的环境逐步舒展开，但春寒未退，乍暖还寒，就使得风寒有可乘之机，容易侵入人体肌骨，发生各种疾病，所以自古有"草芽发，百病发"之说。

现代医学也发现，春天气候多变，容易使人血压升高，出现头晕、头痛、失眠等症状；另外，老年慢性气管炎、哮喘，心、脑血管疾病也都是在春季容易发作。所以，春天应重点防范这些病症，适当进行食补。

④ 升发的季节饮食注意养阳

中医认为，人与天地相应，人的生命活动和世间万物一样，是阴阳二气互相作用的结果。人体的阳气有温暖身体，促进机体生长发育，推动血液循环，抵抗有害因子侵袭等作用。四时阴阳的消长变化是宇宙万物的根本，一切生命现象，不论植物、动物还是人都遵循这个规律。

阳气的特性是喜欢自由自在地生长活动，最怕被压抑和约束。而春季人体阳气与自然界相应，处于逐渐上升趋势，各种生理功能逐渐活跃，新陈代谢将日趋旺盛，最有利于生精血、化精气，充实人体的组织器官。另一方面，人体的皮肤腠理由致密开始变得疏松，体内的阳气开始向外开泄。所以，春天是升发的季节，应该特别注意养阳。

所谓养阳，指的是顺从阳气向上向外生长的特性，使人体的阳气得到长养和疏放。中医认为，只有养阳，才能顺应春季的变化，少生病或不发病。有阳虚症的患者，如能从春天起注意多补养阳的食物，就可以减少在冬季的发病。所以，在饮食方面，春季宜适当多吃些能温补阳气的食物。李时珍在《本草纲目》里主张"以葱、蒜、韭、蓼、蒿、芥等辛嫩之菜，杂和而食"，除了蓼、蒿等野菜现已较少食用外，葱、韭可谓是养阳的佳蔬良药。下面，我们一一进行论述。

（1）葱

葱主要有大葱、小葱之分。大葱也就是一般说的"经冬不死，夏衰冬盛"，具有耐寒性质的冬葱。立春前后，由于节气和土壤的变化，这个时候的葱是一年中营养物质最丰富，也是最嫩、最香、最好吃的时候。葱是常用辛香调味品，可增加特殊清香，

春季宜养阳的原因

人体阳气处于逐渐上升趋势，各种生理功能逐渐活跃，新陈代谢将日趋旺盛	人体的皮肤腠理由致密开始变得疏松，体内的阳气开始向外开泄

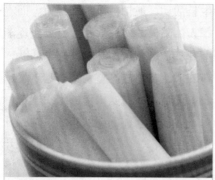

◎葱所含挥发油的主要成分是葱蒜辣素，有较强的抑菌作用。在冬春季呼吸道传染病流行时节，吃些生葱有预防作用。

除腥膻味，进食开胃，可生食，可熟食。中医学认为，葱一身都是药，其味辛、性温，叶能利五脏，消水肿；葱白可发表散寒，通阳发汗，解毒消肿；葱汁可散瘀血，止痛，解毒；葱根能治便血及消痔。

（2）春韭

韭菜四季常青，终年供人食用，但以春天吃最好，正如俗话所说："韭菜春食则香，夏食则臭。"春天气候冷暖不一，需要保养阳气，而

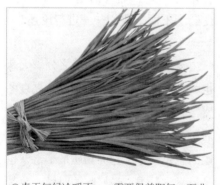

◎春天气候冷暖不一，需要保养阳气，而韭菜性温，最宜温补人体阳气。

韭菜性温，最宜温补人体阳气，故又称"起阳菜"。其质地柔嫩，气味辛香，既可以做荤菜的配料，也可以单独成菜，还是制作包子、馄饨、水饺的传统馅料。但韭菜不易消化，一次不要吃得太多。此外，阴虚有热及热性疮疡、目疾等患者忌服，亦不可与蜂蜜及牛肉同食。

韭菜味甘辛、性温，具有温中补虚、调和脏腑、益阳的功效。阳虚肾冷、阳痿或腰膝冷痛、遗精梦泄，可用韭菜250克，核桃仁60克，同香油炒熟，1日食完。照此连吃1月，有较好疗效。脾虚腹泻可取大米100克，煮成稀粥，再将鲜韭菜60克洗净切断，加入其中，调盐温服，每日1剂，连服6剂可健脾止泻。

❺ 春季适宜多吃的几种食物

春季是冬夏季风转换交替的季节，冷暖气流互相争雄，旋进旋退，时寒时暖，乍阴乍晴，天气变化无常，正如民谣所云："春天孩儿脸，一天变三变。"在这个季节里，人们不仅要合理地调整饮食，还应有目的地选择一些适合春季食用的食物，以提高身体对气候变化的适应性，下面的这几种食物可在春季适当地多吃。

（1）樱桃

樱桃肉质鲜美，甘甜爽口，色泽鲜红，营养丰富，含有蛋白质、维生

素A、维生素C、维生素E、钙、铁等。其味甘、酸，性温，有滋养肝肾、涩精止泻、益脾养胃、祛风除湿等功能，可治疗身体虚弱、遗精腰酸、四肢不仁、风湿脾痛等症。经常食用樱桃，对人的健康大有裨益。樱桃含铁较多，因其有促进血红蛋白再生的作用，所以对补肝肾颇有好处，此外还有防治贫血的作用。另外，脾胃虚寒导致的消化不良，可在饭后食用几个樱桃，效果较好。樱桃核也有一定的药用价值。樱桃核中放入适量醋，炒后研末，每次用开水送服15克，每日三次，可治疗疝气痛。

（2）荠菜

荠菜又称"报春菜"。清明节前后，荠菜茎叶鲜嫩，是采食的大好时节。荠菜含有丰富的氨基酸、蛋白质、多种维生素、糖类、无机盐类及钙、磷、钾、铁等。据分析，荠

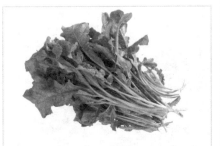

◎清明节前后，荠菜茎叶鲜嫩，是采食的大好时节。荠菜的吃法很多，既可凉拌，也可以炒、煮，吃起来皆清香可口，鲜而不俗，别有一番风味。

菜的可食部分高达80%，是理想的野菜佳品。荠菜吃法很多，既可凉拌，也可以炒、煮，吃起来皆清香可口，鲜而不俗，别有一番风味。通常在食用前去根洗净，入沸水中微焯即起，再用冷水漂净，挤去水分即成。这种吃法，不仅保持了荠菜的原味及营养成分，而且色绿喜人。民间还将荠菜剁碎制馅做包子、饺子、春饼、春卷等。荠菜入汤味佳，清香扑鼻，可增食欲而延寿，故又称"百岁羹"。中医认为，荠菜味甘淡，性微寒，能凉血止血，清肝明目，清热利尿，主治咯血、便血、妇女崩漏及泌尿系感染、高血压病等。

（3）春笋

春季正是竹笋嫩肥的时节。春笋肉中，含蛋白质、糖类、脂肪、磷、

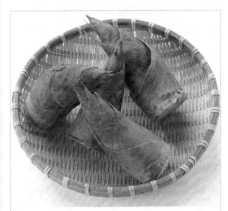

◎春季正是竹笋嫩肥的时节。春笋肉中，含有蛋白质、磷、钙、铁等多种营养成分。竹笋味甘，性微寒，春季食用可清热化痰，和中润肠。因春笋具有吸收别种食物鲜味而更加鲜美的特点，最好是与肉、禽、鱼、蛋等荤食合烹。

钙、铁，还含有B族维生素、维生素C等多种人体必需的营养成分。食用春笋的方法多种多样，但因其具有吸收别种食物鲜味而更加鲜美的特点，最好是与肉、禽、鱼、蛋等荤食合烹，也可以辅以豆制品、食用菌、叶菜类等素菜同烧。如果单独烹炒，不仅味道不鲜美，而且有涩味和麻舌感。竹笋味甘，性微寒，可清热化痰，和中润肠，对肺热痰嗽、食滞腹胀等症可作为辅助食疗。由于它属于高蛋白、低淀粉、低脂肪的天然食品，常食对肥胖症、冠心病、高血压、糖尿病、动脉硬化患者有益。但因其难于溶解的草酸钙含量较多，且性偏寒，患结石、肾炎及脾胃虚寒者最好不吃。

（4）食用菌

近来不少医学专家认为，春季可添加食用菌如黑木耳、银耳、蘑菇、香菇等作菜肴以防病保健。黑木耳富含矿物质铁、钙，还含有抗癌物质，钙对人体肌肉、心、脑等细胞的功能起主导作用，银耳的有效成分银耳多糖具有软化血管、抗肿瘤、抗炎、抗放射作用，从人工培养的鲜蘑菇中提取的多糖类对白细胞减少症、传染性肝炎有一定疗效。鲜蘑菇常作菜肴食用，对肝炎病的康复有效。另外，蘑菇对金黄色葡萄球菌、伤寒杆菌及大肠肝菌有抑制作用，常食蘑菇还可预防癌症，所以食用菌是春天的天然保健营养品。

（5）大蒜

大蒜味辛辣，性温，为烹调常用调味品，也是家庭饭食主要的辅助食品，生食、熟食皆宜，可增进食欲、开胃进食。大蒜的药用价值甚高，中医认为它可温中散寒、行气消积、解毒杀虫。现代医学研究表明，由于含有大蒜辣素的挥发油，大蒜有较强广谱抗菌作用及抗真菌、抗原虫作用。春天食用大蒜有益于抗菌防病。大蒜中的脂溶性挥发油等有效成分可激活巨噬细胞的功能，增强免疫力，因而被列为防癌食物。此外，大蒜还有降脂、降压等作用，可预防动脉硬化、高血压和心脏病。

（6）香椿

香椿营养丰富，含有蛋白质、碳水化合物、维生素A、维生素C、膳食纤维、钙、铁、磷等。中医认为，香椿性寒、无毒，有清热解毒、健胃

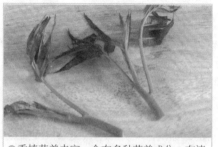

◎香椿营养丰富，含有多种营养成分，有清热解毒、健胃理气、固精止血、止泻杀虫等功能，春季食用对多种病原菌有良好的抑制作用。

理气、固精止血、止泻杀虫等功能。香椿煎剂能够抑制肺炎球菌、伤寒杆菌、弗氏痢疾杆菌、大肠杆菌等，治痢疾有时比痢特灵要好。我国民间也有不少用香椿治赤白久痢、痔疮出血、赤白带下和食欲不振等症的。《本草纲目》里也说，香椿可以"祛风、解毒"。现代药理研究证明，香椿煎服对许多病原菌有良好的抑制作用。

⑥ 春季应该少吃的食物

春季，自然界万物开始萌生、发芽，尤其是植物的萌芽泛青，到处充满了勃勃生机，人体生理机能和新陈代谢也开始活跃。饮食上应配合此时节特点，避免吃油腻生冷的东西，多吃富含B族维生素的食物和新鲜蔬菜，少吃以下这些食物。

（1）肥肉

冬季，人们为了抗御外界的严寒必须调节自身的体温，会比其他季节摄入更多含脂肪和蛋白质丰富的动物食品。但是进入春季之后，周围的气候环境日趋温暖，人体用以抵抗外界严寒的热量消耗日渐减少，此时若继续不顾一切地大吃肥肉，身体发胖是免不了的。这不仅会影响到人体的外型美，更主要的是可能引起高血压、高血脂、糖尿病等疾病。

另外，我们知道春季是肝病的高发季节，不适合多吃肥肉。这是因为肥肉中的动物油含有较多的饱和脂肪酸，在室温下多呈凝固状态，且熔点较高。研究表明，油脂的熔点高低直接影响到人体对其的吸收率，熔点在37℃以下者，吸收率可达97%～98%；熔点在37℃～50℃者，吸收率为90%；熔点超过60℃则难以吸收。动物油熔点较高，故吸收率较低。同时，肝炎患者的肝功能已受到损害，肝脏的代谢功能下降，若再食用肥肉，会出现吸收差、食欲欠佳等情况。同时，摄入过多的饱和脂肪酸可使血脂升高，对有脂肪肝倾向的患者不利，故肝炎患者不宜食用肥肉。

（2）腌制食品

立冬过后，民间有自己腌制香肠、腊肉、腊鱼之类的肉食品的习惯。为了使这些腌制品外观好看，能保持新鲜和存放一定的时间，在大批量的制作过程中，往往会加入一定比例的亚硝酸钠。过量的亚硝酸钠会使人体的血液失去携带氧的功能，导致肌体细胞组织缺氧。

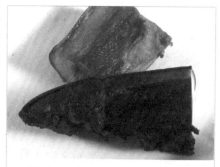

◎随着春季湿度的增加，保存不好的腌肉制品可能变质，食用对人体健康极为不利。

同时，亚硝酸钠还能在胃中与胺类物质发生化学反应，形成致癌物质——亚硝酸胺。同时，随着气温的上升，腌制食品还可能发生霉变，食用对人体健康不利。因此，腌制的肉类食品不可多食。

（3）酒

自古以来，“春”和“酒”就紧紧地联系在一起。古人甚至把酒直呼为“春”，买酒不说买酒，而称“玉壶买春”。在许多名酒中仍保留着“春”的名称，如“剑南春”“燕岭春”等都是海内外颇负盛名的佳酿，酒在医学上一向被认为是既有益又有害的饮料。

春天饮酒宜少且要因人而异。少量饮酒，有助于人体内阳气的生发，能开胃沁脾，增进食欲，还能改善血液循环，增强体力，消除疲劳，对某些慢性病也有治疗作用。但由于酒精对人的中枢神经有抑制作用，酒精浓度越高或喝酒量越多，就越容易发生酒精中毒而出现醉酒现象。春季能量消耗减少，酒是高能食品，多饮必然会使体内热蓄积，影响健康。

7 食用野菜和花的注意事项

进入春季，在田野、路边、园内、宅前屋后随处可见的野菜是人们喜爱的菜蔬。在我国常见的野菜有：荠菜、天精草、盐蒿菜、灰雕菜、苕子头、荞荞菜、野苋菜、地耳、野蕈，等等。下面我们介绍一下常见野菜的食用方法：

（1）天精草

天精草就是枸杞树的嫩茎、嫩叶，有明目、壮骨、清肺热的作用。枸杞树生长在肮脏的地方，菌毒多，因此最好能掐采雨后抽出的嫩苗叶食用；如无雨采食时，必须采短苗，在水中多洗几次，浸泡一个小时以上再洗。洗净的天精草在开水锅里煮熟捞起，用清水漂洗后挤成团，切碎拌以油、盐、酱油，加点蒜泥，即可食用。

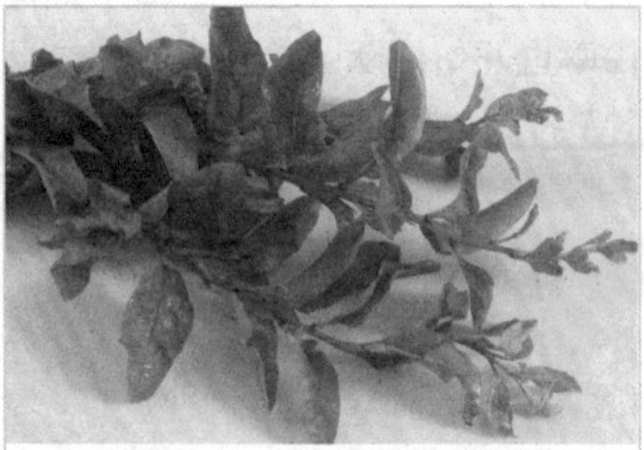

◎枸杞树生长在肮脏的地方，菌毒多，因此最好能掐采雨后抽出的嫩苗叶食用。

（2）荠菜

荠菜毒性较小，有开胃、补脾、利肝、消水肿的功效。荠菜味鲜，既可煮粥，又可炒食，还可炒熟加些配料（如茶干、虾米）做春卷馅心，饺子馅心、但要漂洗干净。荠菜全棵都可食用。

（3）马齿苋

马齿苋又名马齿菜、马齿草、五方草，一般为红褐色，叶片肥厚，象倒卵形。它含有蛋白质硫氨酸、核黄素、抗坏血酸等营养物质。由于其中含酸类物质比较多，所以吃的时候会觉得稍有些酸味。

马齿苋性寒，味甘酸，具有清热解毒、凉血止血、利水祛湿、除尘杀菌、消炎止痛等功效，主治痢疾、肠炎、肾炎、产后子宫出血、便血、乳腺炎等病症，还能降低血糖浓度、保持血糖恒定，对糖尿病有一定的作用。它的吃法有很多种，焯过之后炒食、凉拌、做馅都可以。

（4）苦菊

苦菊属菊花的一种，又名苦菜、狗牙生菜，有抗菌、解热、消炎、明目等作用，是清热祛火的美食佳品。因其味甘略苦，且有清热解暑之功效，受到人们广泛的好评。苦菊味略苦，颜色碧绿，嫩叶可采食，可炒食或凉拌。因生吃略带苦味，可用开水烫一下制熟，以祛除苦味。苦菊可炒肉、做汤，或加些大豆粉做成小豆腐吃，亦可沸水烫后蘸面酱食用。

（5）蕨菜

蕨菜又名蕨儿菜、龙头菜，是一种营养丰富兼有食用与药用价值的纯天然的野生山野菜。它性寒味甘，有清热滑肠、养阴益气、健胃固肾、利尿安神等功效。

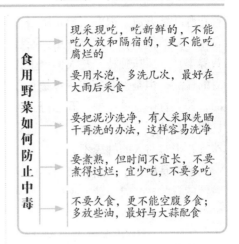

食用野菜如何防止中毒：现采现吃，吃新鲜的，不能吃久放和隔宿的，更不能吃腐烂的；要用水泡，多洗几次，最好在大雨后采食；要把泥沙洗净，有人采取先晒干再洗的办法，这样容易洗净；要煮熟，但时间不宜长，不要煮得过烂；宜少吃，不要多吃；不要久食，更不能空腹多食；多放些油，最好与大蒜配食

蕨菜吃起来鲜嫩滑爽，素有"山菜之王"的美誉。蕨菜的食法很多，炒、烧、煨、焖都可以。在现代菜谱中，用蕨菜烹调出的名菜有木须蕨菜、海米蕨菜、肉炒蕨菜、脆皮蕨菜等多种。这些菜肴素以色泽红润、质地软嫩、清香味浓而深受食客的青睐。蕨菜叶呈卷曲状时，说明它比较鲜嫩，老了后叶子就会舒展开来。

需要注意的是，绿色植物对于大气具有净化作用，不但能吸附空气中的尘埃颗粒和固体悬浮物，而且对空气和土壤中的有害气体和化学成分具有过滤作用。但现在污染严重，很少能找到纯净的野菜。人们食用了污染的野菜对身体危害很大，严重的还会引起食物中毒，特别是城市人口密集地区、工厂和居民区附近以及受污染的河流、水体附近的野菜更不能食用。

另外，春季到来，迎春、玉兰、

樱花等陆续开放，很多人拾花瓣回去食用。虽然很多花卉都可食用，而且营养丰富，风味独特，是人们养生长寿的佳品，但是也有一些花卉是有毒的，如夹竹桃、曼陀罗、五色梅、黄杜鹃、石蒜、乌头、变叶木等。这类花卉在平时对人的健康不会有多大影响，但若是误食了，则会带来不良反应；还有些花，对少数人来说会有过敏反应，如水仙花、报春花等。

所以，食用花卉时务必辨别清楚，了解其营养、医用价值。对于还不认识不了解的花卉，千万别贸然食用，以免中毒。有些花卉虽可食用，

却有一定程序，例如黄花菜，须经开水烫过或炒熟后才能食用，生吃则可能会引起呕吐、头昏等中毒症状，亦应注意。

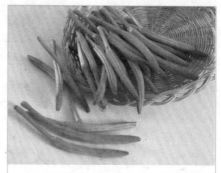

◎在食用野菜前应注意辨别、了解其食用的程序等，如黄花菜须经开水烫过或炒熟后才能食用，生吃可能会引起呕吐、头昏等中毒症状。

夏季饮食

① 夏季饮食的基本原则

在自然界的四季变迁中，由于气温周而复始的寒温变化，动植物的生长荣枯也明显具有规律性。所以在不同季节，人们生理变化所需要的饮食和所能得到的食物也不完全相同。夏天炎热而多雨，人体消耗较大，为了保持机体的健康，更须合理调配饮食。

（1）根据五味选择夏季饮食

五味是指酸、苦、甘、辛、咸五种味道，分别与肝（春天）、心（夏天）、脾（长夏）、肺（秋天）、肾（冬天）相配。中医学认为苦味的

食品能泄热，能燥湿，能止泻。由于平时人们偏于多吃肥甘可口的食品而不喜欢苦味，往往导致人体阳有余而阴不足。尤其是如今生活水平提高，许多人营养过剩，造成内热蕴积，所以一年四季均应适当增加进食苦味食品，夏季尤应如此。苦味食品所含生物碱类物质具有消炎退热、促进血液循环、舒张血管等药理作用。按中药理论，一般苦味的食品，如苦瓜、苦菜、马兰、茶等，既可清心除烦，醒脑提神，消炎祛暑，还能增进食欲，健脾燥湿。特别是夏至后一阴生，即长夏之际，湿气较重时，更应注意摄入一些苦味的食品。当然，也不能毫

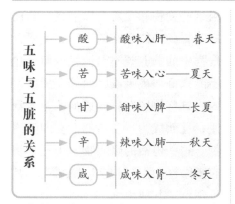

五味与五脏的关系

酸 —— 酸味入肝 —— 春天
苦 —— 苦味入心 —— 夏天
甘 —— 甜味入脾 —— 长夏
辛 —— 辣味入肺 —— 秋天
咸 —— 咸味入肾 —— 冬天

无节制地滥服苦味食品，否则反而会损伤脾胃阳气。中医学根据五行五味与五脏的关系提出的夏季饮食调养原则，提到夏季要增加辛味食品的摄入，值得引起注意。因为辛入肺，辛味的食品可以补养肺气，但辛味的食品偏于热性，顾忌夏天的炎热，许多人不敢摄入，但实际上，夏天适当吃一些辛温的食品反而会有利于散热。

另外，酸味食物能收、能涩。夏季汗多，适当食酸能敛汗，以防汗多耗气伤阴；在肠胃功能低下、易患腹泻的夏季，适当食酸还能止泻。另一方面，酸甘生津，又酸又甜的食品，如番茄、杨梅、梅子、山楂等，具有生津止渴、健胃消食之功。

《遵生八笺》在谈到夏季的饮食时说，夏季的第三个月，应增加咸味食品，减少甘味食品。咸味属肾，有利于滋补肾脏。此外，夏季出汗多，钠盐的丢失较快，故可适当吃一些咸味的食品。烹饪菜肴时味道可调得稍咸一些，及时补充钠盐，而且还可促进食欲。中医学认为，甘甜的食品如各种糖、蜂蜜、蜜饯、甜饮料等，会助湿生痰，不仅易使人发胖，还会妨碍脾胃的消化，减少食欲，故懂得养生的人都强调节制甜食。其实，一年四季都应少吃甜食，而夏季气候潮湿，脾胃功能低下，更应减少甜食的摄入。

除了上面提到的五味外，还有一

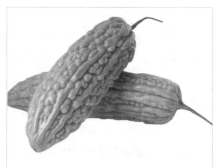

◎苦瓜既可清心除烦，醒脑提神，消炎祛暑，还能增进食欲，健脾燥湿，特别适合夏季食用。

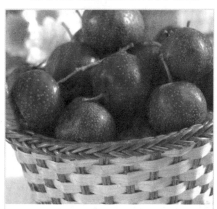

◎山楂味酸，夏季汗多，适当食用能敛汗（酸味食物能收、能涩），以防汗多耗气伤阴；在肠胃功能低下、易患腹泻的夏季，适当食酸还能止泻。

种味道很弱的淡味。中医学认为淡味食品有利水渗湿的作用，如冬瓜、空心菜、薏米等。夏季湿气重，再加上饮水多，易致水湿困脾，宜多吃淡渗利水的食物。

（2）夏宜化湿

所谓"外湿"，即由于阴雨连绵不断，气候潮湿，影响皮肤的功能，使汗出不畅，影响了血液的运行，使血液循环欠于流畅，因而使人周身困乏，甚或骨节酸痛，也有的表现为头重如裹，或昏昏欲睡。湿由外来，故在治疗上仍当驱之外出。芳香祛湿的药物就具备这一功能，常用的药物有藿香、佩兰、生薏米、陈皮、炒防风等。

在梅雨季节，受到外湿或脾虚生湿困扰的人，除了用芳香祛湿或健脾化湿的治法外，在饮食方面还宜注意，饮食应以清淡为主，少食或不食肥甘厚腻。所谓"肥甘厚腻"，是指大鱼大肉，红烧熏烤之类，还有酒酿、八宝饭、猪油年糕之类的甜食。

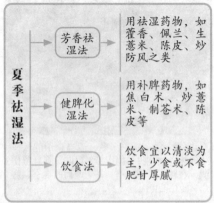

因这些食物和菜肴难以消化，从而影响胃肠功能正常的发挥，使所食食物中的营养既不易消化分解，也不能很好地被吸收，而停在胃肠道内。这些停留在胃肠道内的营养物质，反而成为胃肠功能活动的障碍物。这些停滞的障碍物，中医学将它概称为"湿"，或曰"湿滞"，其机理称"甘能生湿"，或"肥甘助湿"。脾虚体质称为"脾虚生湿"，所以不论是受外湿侵袭的还是脾虚生湿的，对肥甘厚腻食物以及含糖多的瓜果，应严格禁忌。

（3）勿令太饱

自古以来，中医就十分强调节制饮食在养生保健中的作用。谚语说：少吃一口，活到九十九。经常饱食会加重胃肠负担，使消化液出现供应不足的现象，从而引起消化不良、胃部饱胀不适，久而久之，将导致胃肠慢性疾病，影响人体对食物营养成分的吸收。夏季脾胃虚弱，消化功能低下，更应注意节食，切忌暴饮暴食，尤其晚餐不宜过饱。为了保证足够的热量和营养，在用餐次数上可多一些，否则易使胃肠受损，所谓"饮食自倍，肠胃乃伤"。

（4）三餐须定时

养生保健历来强调三餐要定时，但这一点在夏季尤其重要。三餐定时对机体能量的均衡很有好处，夏

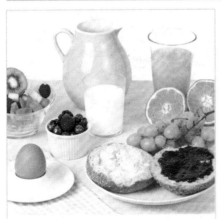

◎理想的早餐是牛奶（豆浆）、鸡蛋、全麦面包。

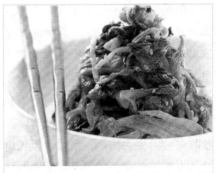

◎夏天气温高、湿度大，食物极易变质，稍有不慎，就会引发疾病。所以，夏季饭菜一定要新鲜，最好是现做现吃，如果吃不完，最好放进冰箱。

天人们早起迟睡，进餐时间应控制在早餐7:00左右，午餐12:00，晚餐18:00~19:00。因白天体力消耗较大，故特别要吃好早餐。理想的早餐是牛奶（豆浆）、鸡蛋、全麦面包。下午及晚间可适当吃点"小吃"，故有人称其为"五餐"。夏天天黑得晚，有人把晚餐放在很晚才吃，或临睡前又"大嚼"一番，这样做对健康极为不利。饱餐后很快入睡，这时胃肠蠕动减慢，导致食物长时间滞留胃中，既妨碍了正常的消化吸收，又易诱发心血管疾病和泌尿道结石，还是引起肥胖的一大原因，故应尽量避免。

（5）饮食要卫生

夏天气温高、湿度大，食物极易变质，稍有不慎就会引发疾病。据统计，每年6～7月是食物中毒的高发期，就是因为这时的气候条件特别适合细菌生长繁殖。俗话说：病从口入。夏季尤其要把好"饮食关"。具体做法是：饭菜一定要新鲜，最好是现做现吃，每天吃剩的食物，有条件的要放进冰箱，第二天吃时必须烧透。瓜果一定要洗净后方可食用，可先用自来水清洗，然后再用84消毒液浸泡，最后以冷开水冲干净。制作凉拌菜时，菜刀和砧板一定要生熟分开，蔬菜也必须烫透才吃。

❷ 夏季进补宜清淡

夏天进补是非常必要的。补得好，不仅可使你安然度夏，而且还会使机体做好换季的准备；但若不懂补的原则，方法错误，又会适得其反，成为影响健康的不利因素。那么应当如何进补呢？一般来说，夏天人的胃酸分泌减少，加之饮水较多冲淡胃酸等原因，导致机体消化功能较弱，故饮食应清淡一些，应多吃营养丰富、气味清淡的食物。

但是，清淡不等于素食。人体健康需要多种营养物质，而食物又是这些营养物质的主要来源。素菜中虽然含有多种对人体有益的维生素，可是缺乏人体必需的蛋白质，夏天长期吃素容易导致营养失衡，使身体在秋收冬藏时失去协调。所以，夏天也要适当吃些荤菜，关键是在烹调时多用清蒸、凉拌等方法，不要做得过于油腻。

此外，配菜时注意色彩搭配，并多换花样，以增加食欲。夏天蔬菜品种多，选择余地大，可充分利用色彩这个健康的"第二营养素"进行养生。若工作劳累，心身疲惫，心情不悦时，餐桌上可多加点绿色和白色的菜肴，以舒缓情绪，愉悦心情，促进消化。

有人观察发现，荤素搭配的菜肴最富有营养，故夏天应当多吃。如水饺、馄饨、包子、馅饼等各种带馅食品，其馅是由猪肉、牛肉、鱼肉、鸡蛋、虾皮、木耳、豆腐、植物油和韭菜、芹菜、冬瓜、茄子及葱姜等调味品制成，含有多种维生素和钙、磷、铁等矿物质，能够提供科学合理的营养，对健康十分有益。特别是老年人，大多有牙齿松动或缺牙等现象，咀嚼功能很差。各种馅料经过切碎加工，既细又软，容易消化吸收，尤其适合老年人食用。此外，由于各

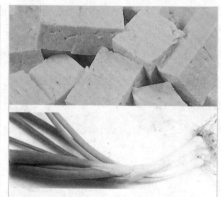

◎夏季菜肴特别注重色、香、味俱全，但有些菜不宜配在一起。如"小葱拌豆腐"，因豆腐中的钙与葱中的草酸结合会形成草酸钙，会影响人体对钙的吸收，所以二者最好不要放在一起吃。

种蔬菜是菜馅的主要原料，而蔬菜中含有大量的膳食纤维，老年人食后可明显增加胃肠蠕动，这对通便、降低血脂、防治动脉硬化以及预防各种癌症，都有重要作用。

总结来说，夏季进补可掌握以下原则：其一，夏季中的长夏时节，湿气甚重，常会影响人体的脾胃功能，故应选些具有化湿作用的清淡食物，以利脾气的运化。其二，夏暑天气酷热难当，往往出汗量较大，容易耗气伤阴，故宜多吃些有益气阴的食品，但不可过于油腻。

❸ 伏天消暑的饮食宜忌

不少人一到夏天，特别是三伏天，总觉得身体不适，头晕、头痛、疲乏无力，有时会感到胸闷气短、毫无食欲，严重的还会影响工作和学

习。是不是生病了呢？到医院去检查也查不出什么器质性病变，而到秋凉气爽之后，上述一切症状都会不药自愈。这种情况，民间俗称为"苦夏"。

为了预防或减轻"苦夏"，平时要加强体育锻炼，提高对环境的适应能力。除此之外，在饮食上也要注意。以下是一些伏天消暑的饮食宜忌，希望对你会有帮助。

（1）宜主动饮水

主动饮水是夏季科学饮水的首要环节。失水是早衰和夭寿的主要原因，而夏季尤易失水，所以应当积极补水。其关键是定时主动饮水，即口不渴时也要进行"必须的"喝水。

平时养成多喝水的习惯，还能充分发挥水对尿道的"冲洗"作用，避免细菌繁殖，预防尿路感染。有人平时不喝水，口渴了才大量饮水，这是很不科学的。大量饮水，不仅不能迅速补充身体所需水分，还会因为胃肠水太多，妨碍胸膈肌活动而影响正常呼吸。同时，大量水分子进入血液，突然加重了心肺的负担，使心肺功能异常，对心肺功能不良及年老体衰的人影响更为严重。正确的方法是，经常地、主动地、少量地饮水。

（2）宜适量补盐

盛夏酷暑，人体大量出汗，特别是当劳动强度大、工作条件差时则出汗更多，机体则需要补充大量的水分，但不能单纯喝一些清凉饮料，还应加适量的盐，以补充体内损失的盐分。

盐的主要成分为氯化钠，而氯和钠这种元素对人体都起着重要的生理作用。钠在人体内能产生渗透压，能促进机体组织细胞内外水分的流通，维持体内水分的正常分布，起到阻留水分的作用。人体内如果缺少钠，尽管大量饮水，水分也会随着汗和尿排出体外，仍起不到补充体内水分的作用。因此，在夏季饮料中加入适量的盐（加入量以0.2%～0.3%为宜），既可以消暑解渴，也有利于防止肠道系统传染病的发生。

（3）宜进食温热饮食

元代著名养生家丘处机主张夏季应"饮食温暖，不令大饱，时时进之"，也就是说，夏季的饮食要稍温热一点，不要太寒凉。这里有两层意思，一是指饮食的温度不要太冷，以

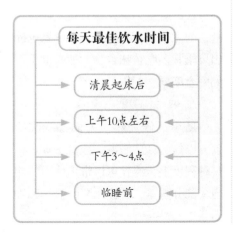

每天最佳饮水时间

清晨起床后

上午10点左右

下午3～4点

临睡前

微温为好，也不宜太热，否则会使出汗太多；二是指应适当进食温热性质的食品，如辣椒、大蒜、生姜等，可增进食欲，祛除湿气，有微微发汗的作用，利于散热。特别是夏至后，夜半一阴生，以及长夏湿重之时，更宜服一些温热的食物。性温的食品还能助长阳气，所谓辛温养阳，符合春夏养阳的原则。

（4）宜吃凉拌菜

凉拌菜清凉可口，是夏季颇受欢迎的菜肴之一，如黄瓜、番茄、空心菜、白豆腐等，都可用来凉拌冷食。制作凉拌菜的正确方法是：最好先将蔬菜入沸水锅中烫一下，以消毒杀菌；如直接凉拌，则应特别注意菜的清洗和消毒，然后再用醋、大蒜、姜、食盐、香油等调味，搅拌均匀，即可食用。大蒜和醋能解毒，可以预防疾病，尤其是肠道传染病的发生；姜可温中祛寒，能促进消化。凉拌菜

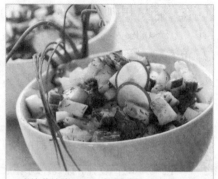

◎凉拌菜清凉可口，是夏季颇受欢迎的菜肴之一，如用黄瓜做凉拌菜，清凉爽口，营养美味。

切忌用猪油，也不宜用茶子油和菜籽油。有的人喜欢先放盐，使蔬菜内部的水分渗出很多，然后弃去水分，这种做法会损失部分营养成分，应加以避免。另外，用来凉拌的蔬菜越新鲜越好。

（5）宜以苦为补

苦味，在五味中是不受人们欢迎的，从中药的性味功能来说，凡苦味的药物都有泻火或通下的作用。苦味从分类来说属于泻药，并没有补益的作用。这里提出了"以苦为补"的原则，岂非矛盾？从表面看，这确实有些不合补益的原则。但是从另一角度看，夏季适当吃一些苦味食物是可以起到补益作用的。这种补是种间接的补。苦味食物具有泻火清暑的功能，而人在夏天心火易旺，且又汗多伤津，常吃些苦味的食物，心火平息，减少了出汗，可以保存津液。正像打仗一样，大量地消灭了敌人，就保住了自己的有生力量，这就是"以苦为补"的意义所在。现代营养学家也提出夏季宜多吃苦味食物，能有助于人们安全度夏。

（6）忌喝过冷饮料

夏季气候炎热，人们喜欢吃冷食、冷饮，如冰激淋、冰汽水等。在某种程度上，冷饮可以带走体内的相当一部分热量，补充水分、盐类和维

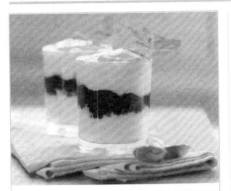

◎冷饮不像热饮能增加出汗，反而会使汗液分泌减少，故实际散热不多。而且多饮用冷饮会刺激胃部，导致消化不良。

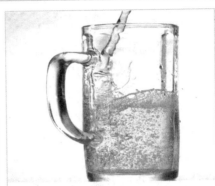

◎夏季不能用啤酒作为解暑饮料，在工作期间，特别是行车司机，更不能在热天用啤酒止渴。

生素，使人暂时觉得内外凉爽。但事实上，冷饮的解暑止渴作用并不像人们想象的那么好，冷饮不像热饮能增加出汗，反而会使汗液分泌减少，故实际散热不多。

另有研究发现，各种果汁的最佳食用温度为10℃左右，此时味道最香甜。冰棒、冰激凌等冷饮最佳食用温度是6℃～10℃，这时味道好，而且不会强烈刺激胃部，故饮料并不是越冷越好。

（7）忌多喝啤酒

每当盛夏酷暑，不管黄啤、黑啤，都倍受欢迎，有些人甚至整个夏天全用啤酒来充当饮料。据说啤酒有解渴、消暑、生津的功效，这实际是一种讹传，事实上啤酒不能用来解暑。有人随机挑选50名身强力壮的青年做了一次试验，让受试者每人空腹喝2瓶中等浓度的啤酒，然后每30分钟对受试者的身体和精神状况做一次检测。结果显示，受试者的脉搏频率增加88%，上臂反应能力下降38%，静站能力下降20%，协调性和思维能力明显下降。究其原因，就是酒精对人体影响的结果。啤酒中的酒精含量虽不多，但是为了解渴，一连喝上几杯，甚至几瓶，这样酒精总量还是相当可观的，就会对机体产生不良反应，表现为酒精中毒或醉酒，机体对各种反应能力显著下降。酒精刺激还会使人血管扩张，出汗增多，口渴加剧，常常会促使人用暴饮来解渴，造成恶性循环，增加了心脏负担，并有胃肠道黏膜的损伤，也容易在工作中出现差错或事故。因此，不能用啤酒作为解暑饮料，在工作期间，特别是行车司机更不能用啤酒止渴。可以适当饮用温开水、淡盐开水、茶水或矿泉水来消暑解渴。

❹ 夏季适宜多吃的几种食物

当进入盛夏时节，气温高且湿度大，给人以闷热难耐的感觉，这就是中医所说的长夏。长夏在五行中属土，与中医五脏之脾脏相应，而脾最恶湿喜燥，所以长夏人们多患脾胃病，出现食欲不振、腹泻等症状。可是，夏天炎热而多雨，人体消耗较大，为了保持机体的健康，更须合理调配饮食。如何选择食物，使身体能够摄取足够的营养，而且能适合夏季的人体特征，这里面很有学问。以下几种食物，大家不妨多吃。

（1）豌豆

豌豆是初夏的豆类，与蚕豆同时上市。豌豆有好多别名，如回回豆、毕豆、青小豆、青斑豆等。李时珍说："其苗柔弱宛宛，故得宛名。"

豌豆性平，或曰微寒，味甘，无毒，具有调和营卫、补中益气的功效。其营养成分有蛋白质、脂肪、

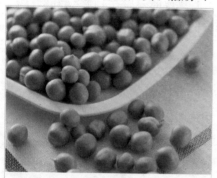

◎豌豆营养丰富，具有调和营卫、补中益气的功效，糖尿病、高血压患者可常食用。

氨基酸、钙、磷、铁、胡萝卜素和维生素B_1、维生素B_2、维生素C、赤霉素A_2、凝集素、止权素等。糖尿病、高血压患者经常食用豌豆，对病情有一定的控制作用。

（2）绿豆

绿豆性寒，味甘。用绿豆煮汤，稍加白糖，可作为夏天的饮料。《食物中药与便方》一书指出：绿豆适用于治疗中暑、烦渴，并有良好的解毒作用。轻微食物中毒、药草中毒的人，可用绿豆30克，用水浸泡后，水磨去渣取汁，不断灌服。

至于作为夏天解暑饮料的绿豆汤，煮法上还有一点讲究：取绿豆若干，淘净，下锅加水，用急火煮沸后，取其汤待冷，其色青碧，饮之有解暑之功。若煮久则色浊豆烂，成绿豆粥，没有解暑的功效了。

（3）薏米

薏米又名米仁、苡仁、菩提子、六谷米等，我国南北各地均有种植。薏米性微寒，味甘淡，具有健脾、清热、利湿的功效。薏米炒焦后服用，有止泻的功效。夏季黄梅时节，由于空气潮湿，有些人常因此身疲力乏，四肢无力，食欲差，或大便易泻等，若用薏米15～20克，炒焦黄煮汤服用，或用以煮粥食，颇具良效。

（4）甜瓜

甜瓜也叫甘瓜、果瓜、香瓜，其

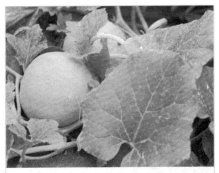

◎甜瓜性寒，为夏日解暑佳品，但因其性寒，易伤脾阳之气，注意不要过量食用。

品种较多。甜瓜内含有球蛋白、谷蛋白以及半乳聚糖、葡萄糖等。甜瓜性寒，味甘，或曰有小毒，其毒在瓜蒂，故食前必须去蒂。甜瓜为夏日解暑佳品，但其性寒，易伤脾阳之气，故不能因其甜香而多食，否则往往引起腹痛泄泻。凡贪食甜瓜而致腹胀或泄泻的，可用李时珍介绍的救治方法：取麝香少许，用凉开水送服。

（5）西瓜

西瓜是消夏解渴的佳品，古称之为"天然白虎汤""夏日瓜果之

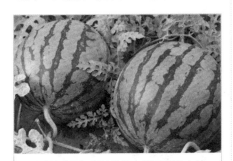

◎西瓜是消夏解渴的佳品，可以预防中暑，对暑热初起，排尿量少且呈金黄色，甚至尿道刺痛的人，适时吃些西瓜，不适的症状就会消退。

王"。俗语说：热天半个瓜，不用把药抓。可见西瓜是一种既能防病，又能治病的天然营养保健佳品。西瓜中所含的糖类、盐类、烟酸等，有改善肾炎病症的功能，对某些炎症初起、病情尚轻的肾炎、膀胱炎患者来说，适时吃些西瓜会有很好的效果。暑天人们露天工作、游泳、旅行等，很容易因为过分受阳光暴晒而中暑，如能及时吃些西瓜，则可以预防中暑。患糖尿病或醉酒的人，吃些西瓜可起到利尿解毒的功能。西瓜不但瓜瓤功效奇特，蔓、根、叶、皮、子也都有药用价值。西瓜子有降血压的作用；西瓜皮有解暑祛热、消炎降压的功效，用新鲜的西瓜皮涂擦面部，再用清水洗净，可防止面部色素沉着，使面部光滑细嫩；西瓜的根和叶煎汤内服，对腹泻、肠炎有一定疗效。

（6）杨梅

杨梅性微温，味甜酸，青时酸甚，熟则甘甜微酸。唐代孟诜在《食疗本草》中指出：（杨梅）"止渴，和五脏，能涤肠胃，除烦愦"。"烦愦"，即心烦意乱。杨梅有消食、解酒毒之功效，所以古代就用杨梅酿酒，称为"梅香酎"，是非常珍贵的名酒。现在也有杨梅酒，其制法是以鲜杨梅若干，浸入低度的白酒内，以浸没为度，密封10天后即可饮用，有良好的药用价值。在夏季，如因饮

食不洁或不节引起腹痛、吐泻，饮杨梅酒半杯（20~30毫升），有一定疗效。

（7）黄瓜

黄瓜性寒，味甘，蒂部有苦味，含有小毒，吃的时候应去掉。黄瓜清热解渴，利水道，并有一定的解毒作用。黄瓜含有多种糖、蛋白质及多种维生素，还含有挥发油等。黄瓜可以凉拌食用，因黄瓜性寒，故常与蒜泥或姜末同拌，加香油、精盐、味精，清凉香脆，可免寒中腹泻。熟食有黄瓜嵌肉，加姜、葱，然后蒸熟食用，为夏天常吃的佳肴。

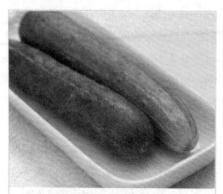

◎黄瓜清热解渴，利水道，并有一定的解毒作用，此外还有润肤作用，非常适合夏季食用。

黄瓜还有润肤作用。市售的黄瓜洗面奶，便以黄瓜提取物为主要原料。

（8）苦瓜

苦瓜又名锦荔枝、癞葡萄。其性寒，味苦，能除邪气，解劳乏，清心明目。清人王孟英在《随息居饮食

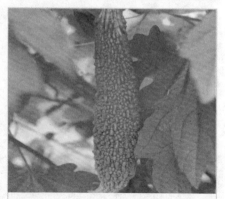

◎苦瓜性寒，味苦，夏季食用苦瓜不仅能解暑清心，还可防治痱子。

谱》中说："青者除热，明目清心。熟者养血滋肝，润脾补肾。"我们必须明确，医家所说的生熟，是指苦瓜生长时间的长短。生者，即苦瓜未成熟时皮呈青色；熟者，是指成熟之瓜。因此，食用苦瓜，若欲解暑清心，则用带青的；若用以补益，则用黄熟的。

苦瓜果实中含有苦瓜苷、葡萄苷、5-羟基色胺和多种氨基酸，所以苦瓜不仅能解暑清心，且有较高的营养价值。夏日吃苦瓜，还可防治痱子。据报道，苦瓜治疗痱子的作用，远远超过痱子水的功效，以苦瓜治痱子，是一种治本的措施，夏季易生痱子的人不妨一试。

（9）丝瓜

丝瓜有很多的药用价值，可入药者有丝瓜络、丝瓜花、丝瓜藤、丝瓜皮。丝瓜性凉，味微甘。李时珍说："煮食除热利肠。"《陆川本

草》说："生津止渴，解暑除烦。"

丝瓜其性寒凉，不宜单独煮食。清代名医张璐在其《本经逢原》中指出："丝瓜嫩者寒滑，多食泻人。"故丝瓜煮食时常配性温的韭菜，是很适宜的，既保持其解暑除烦的功用，又可消除其寒滑的副作用。

（10）鳝鱼

鳝鱼，俗称黄鳝。全国除西北地区外，几乎到处可见。鳝鱼肉质细嫩、味道鲜美，不论蒸、炒、炖或是油炸、红烧，乃至火烤，都能做成美味佳肴。鳝鱼营养丰富，所以民间有"六月鳝鱼赛人参"的谚语。

中医认为，鳝鱼肉性味甘温，无毒，主归脾、胃经，有补脾益气、除湿养血的作用。主要用于治疗劳伤气血，产后虚损，腰腿酸软，足不任地，久泻脱肛，子宫脱垂，腹中冷气肠鸣，湿热身痒等。

鳝鱼虽是一种美食佳品，但一定要买活的，吃鲜的。因为死鳝鱼体内含有较多的组胺酸和氧化三甲胺，鳝鱼一旦死亡，其体内所含的组胺酸便会在脱羧酶和细菌的作用下分解，生成有毒的组胺酸。鳝鱼死亡时间越长，其所含毒性越重。成人一次只需摄入100克有毒的鳝鱼，即可引起中毒。

（11）姜

姜又称生姜、黄姜，属姜科植物。姜按用途可分为嫩姜和老姜。嫩姜一般水分含量多，膳食纤维少，辛辣味淡薄，除作调味品外，还可炒食，制作姜糖，做酱菜等；老姜水分少，辛辣味浓，主要作调味品。

俗话说：冬吃萝卜夏吃姜，不用医生开药方。说明姜的药用价值之大，范围之广。姜虽然不能治百病，但确是一味良药，具有很好的治病保健的作用。中医学认为，生姜味辛，性微温，归肺、胃、脾经，具有散寒解表、温胃止吐、化痰止咳、解毒等功效，被誉为医家圣药，用于风寒感冒、恶寒发热、头痛鼻塞、呕吐、喘咳、胀满、泄泻等。生姜的作用，还在于调节人体的温度，尤其是皮肤与毛孔之间温度的调节。冬季气候寒冷，生姜可温暖血液，使体温上升而不怕冷。夏季气候炎热，生姜可刺激毛孔散热，使体温下降而不怕热。

⑤ 夏季应该少吃的食物

夏天天气一天天热起来，人出汗多，睡眠不足，消耗较大，最容易"上火"。这个时候，需要通过合理的饮食方式来增加机体抵抗力，保证旺盛的精力，在平时的饮食上除了要多饮水，应注意少吃下面的食物，避免上火，让你安然度夏。

（1）荔枝

荔枝含有丰富的营养成分和多种滋养功效，适用于身体虚弱、病后津液不足及贫血、胃寒痛、疝气痛等患者。但是，由于荔枝性温热，鲜荔枝的热性更强，有"一颗荔枝三把火"之说。在炎热的夏季过度食用鲜荔枝，除了会导致发热"上火"外，还有可能导致"荔枝病"，轻则恶心、出汗、四肢无力，重则头晕、昏迷。这是由于荔枝含有一种叫作次甲基丙环基甘氨酸的物质，可使血糖下降，导致中毒性低血糖昏厥。古籍中有"多食令人发虚热""鲜食过多，龈肿口痛，或衄血也"的记载，故夏季吃荔枝应特别注意节制。

（2）蛇肉

以往大多数人认为蛇肉性寒，夏天食蛇肉可以消暑解热，不生痱子。据《虫类药物临床应用》一书记载，蛇类有温、平、寒三性的不同。温性蛇有蟒蛇、蝮蛇、五步蛇、银环蛇、金环蛇、眼镜蛇、眼镜王蛇、滑鼠蛇，平性蛇有赤链蛇、锦蛇、乌梢蛇、扁尾蛇、虎斑游蛇、灰鼠蛇，寒性蛇只有水蛇。可见大多数蛇属温性，寒性蛇较少而且有毒，并不是人们认为的越毒的蛇越性凉。

阳盛高温的夏天如果食用温性蛇肉，有些人就会上火牙痛，出鼻血，生痱子、疖子等。如果是火性体质，或患有高血压、肝炎等疾病的人，病情会进一步加重。因此夏天应慎食蛇肉，尤其是温性蛇。

（3）其他动物类食品

包括各种肉、鱼、蛋类及动物内脏等，因为动物性食品不仅大多性属温热，易使人上火，又不易消化，而且更容易被细菌、寄生虫等致病生物污染，腐败变质，稍不留意就会给健康带来很大的危害。

动物类食品，如放置于温度、湿度都差不多的环境中，鱼的腐败速度比畜肉要快得多。这主要是因为鱼肉的很多肌肉群被小股疏松的结缔组织所分割，细菌很容易随疏松的结缔组织进入肌肉"安营扎寨"；另外鱼肉含糖量少，糖转化为乳酸的量就较少，而乳酸可使肉酸度增高并发生僵

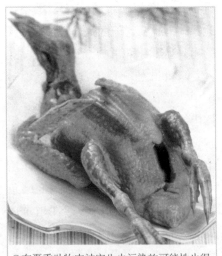

◎在夏季动物肉被寄生虫污染的可能性也很大，特别是不能吃半生不熟的动物类食品。

硬，不利于细菌繁殖，鱼肉僵直时间短，很快便进入蛋白质分解自溶阶段，使细菌迅速繁衍而致腐败。

植物性蛋白质的抗腐性相对较强，其所含的产生剧毒的氨基酸远较肉类为少，因此即使腐败，也不致像肉、鱼等那样产生剧毒，因此对人体危害程度较轻。当然这并不意味着你可放心大吃腐坏了的植物性食物。再者，在夏季动物肉被寄生虫污染的可能性也很大，特别是不能吃半生不熟的动物类食品。如有的动物肉内就含有旋毛虫、囊虫等，有的鱼含有肝吸虫等，这些都可使人感染而产生疾病。

（4）酒

中医学认为酒性湿热，长期嗜酒易伤肝脾而造成湿热内蕴，形成湿热体质，甚至引起泄泻、黄疸、肿胀等湿热病变。酒会使体表血管扩张，血流量增加，长期大量地喝烈性酒，会麻痹人的中枢神经，抑制消化功能，升高血压，损伤心、肝、肾等脏器。夏季气候又湿又热，人的气血已处于流通旺盛状态，尤其是体表气血更为充溢，而消化道等内脏功能则相对较弱，故夏季更应节制喝酒。

在端午节，民间有用雄黄泡酒喝的习俗，认为可解毒辟邪，但雄黄的毒性很强，不应提倡。雄黄的主要成分是四硫化四砷，遇热后可分解为三氧化二砷，即毒性极强的砒霜，若服用量达到5～50毫克，可引起急性砷中毒。长期服用少量雄黄酒，不仅会损害人体的肝脏，还会引起慢性中毒，轻者恶心呕吐、腹痛腹泻，重者血压下降、呼吸困难，最后因呼吸、循环衰竭而死亡。砷还是一种致癌性很强的物质，很容易被肝脏、消化道

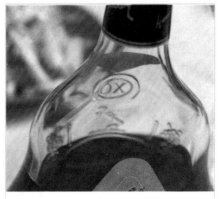

◎酒性湿热，夏季长期嗜酒易伤肝脾而造成湿热内蕴，形成湿热体质，甚至引起泄泻、黄疸、肿胀等湿热病变。

吸收，从而导致食管癌、肝癌和胃癌的发生。

（5）坚果

坚果又称壳果，多为植物种子的子实或胚乳，营养价值很高。美国《时代》杂志曾评选它为现代人的10大营养食品之一。坚果一般分两类：一是树坚果，包括杏仁、腰果、榛子、核桃、松子、板栗、白果（银杏）、开心果、夏威夷果等；二是种子，包括花生、葵花子、南瓜子、西瓜子等。

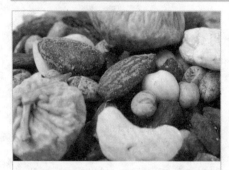

◎ 烤、炒和炸的坚果，吃了之后容易使嗓子发干，身体燥热，甚至有些人会有"上火"症状，夏天要减少食用。

坚果是植物的精华部分，一般都营养丰富，对人体生长发育、增强体质、预防疾病有极好的功效。但是现在市场上常见的坚果大部分是烤过、炒过、煎过的，经过这些处理，坚果中维生素含量会有明显下降，蛋白质的生物利用率下降，维生素E和必需脂肪酸也会有损失。在夏季，吃这类处理过的坚果比较容易让人产生干燥、烦热、嗓子有黏液、舌头疼等不舒服的感觉。且坚果中含有较高的热量，如果过量食用的话，就会使体内产生过量的内热，从而导致上火，所以夏季要尽量少食用。

另外，在食用坚果时，尽量要买没有处理过的自然状态坚果，或者只是经过轻微烤制的坚果。比如说，带皮又没有调味的核桃、没有经过调味品包裹的大杏仁、原味的带皮榛子等。花生之类适合煮食，比如五香煮花生，而不适合用来制作油炸花生米和炒花生。

（6）冰冷食物

到了夏天，很多人都会贪凉，吃大量的冷饮，如冰镇的饮料、冰镇的西瓜、冰激凌、雪糕等，虽得一时的凉爽，却不知道这样会损害健康。夏季天气炎热，冰冷食物虽可暂时缓解燥热，但会使口腔受冰冷刺激，容易造成唾液腺及舌部味觉神经、牙周神经迅速降温，有时甚至出现麻痹状态；会刺激咽喉，引起咽炎或牙痛等不良反应；同时还会刺激脾胃，使食欲减退，造成消化不良、厌食、腹部胀痛、腹泻等胃肠道疾病。

所以，即便夏天很热，也要注意让自己散散体温，再吃一点稍凉的食物，且不宜过多食用。原本脾胃就不太好的人群，不但不建议吃凉的食物，还建议吃点温补的食物。夏季可以采取热食凉吃的方式，比如红糖水，可以搁置到常温时再饮用。

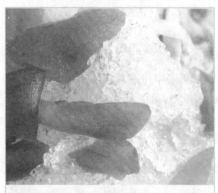

◎肠胃喜温怕凉，要保护脾胃健康，必须少吃或不吃大量的冰冷食物。

秋季饮食

1 秋季饮食的基本原则

中医历来有"药补不如食补"之说，古代养生家孙思邈说："安生之本，必资于饮食。不知食宜者，不足以存在也。"意思是说，只有懂得饮食之道的人，才能健康长寿。可见，饮食调摄与人类生活、健康长寿息息相关。秋季气候开始转凉，人们在舒爽的秋风中胃口大开，一改炎炎夏日多饮少食、消化功能低下、营养物质吸收差的情况，开始注意营养的补给，以改善炎热带来的营养不足。所以此时更应做到有养有节有方，注意保证平衡的膳食，多吃新鲜蔬菜水果，以适宜于秋季气候干燥、多风

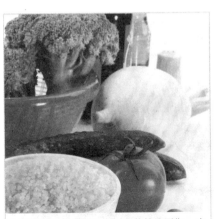

◎秋季应注意食物的多样、营养的平衡，才能补充夏季因气候炎热、食欲下降而导致的营养不足。

多尘，人体肺阴易亏、胃肠易燥、皮肤易干等特点，并注意饮食的卫生，真正保持秋季身体的健康。

（1）食物多样、营养平衡、细嚼慢咽

营养学家指出，只有食物的多样化才能供给人体全面的营养。如谷类，主要供给热能和维生素 B_1；豆及豆制品，主要供给植物蛋白质；蔬菜水果，主要供给维生素 C、无机盐和膳食纤维等。秋季更应注意饮食中食物的多样、营养的平衡，才能补充夏季因气候炎热、食欲下降而导致的营养不足，特别应多吃耐嚼富含膳食纤维的食物。进食时，应细嚼慢咽，既利于食物的充分消化和营养物质的完全吸收，又能通过纤维食物保持肠道水分和咀嚼以生津润燥，达到防治秋季咽喉干燥、肠燥便秘等不良反应的目的。

（2）多食果蔬

根据秋天气候的特点和人体的反应，秋天也宜多吃具有润肺润燥的新鲜瓜果蔬菜，水果如梨、柿、柑橘、荸荠、香蕉等，果蔬则可多食胡萝卜、冬瓜、藕、银耳等。还可以食用豆类或豆制品以及食用菌类、海带、紫菜等。在食用时，可以科学加

工，做出色、香、味俱全的美味佳肴；也可制成佐餐或饮料食用，如蜜煎银耳、各种新鲜果蔬汁液等；或加工制作成羹粉汤粥，如香菇豆腐汤、扁豆粥、藕粉羹等，既有营养，又能润燥。而且瓜果蔬菜中含有的丰富水分、维生素、膳食纤维等，对预防秋季最易出现的口鼻目干、皮肤粗糙、大便秘结等现象大有裨益。

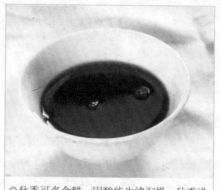
◎秋季可多食醋，因酸能生津润燥，秋季进食醋，能起到缓解秋燥引起的咽干口燥等诸多不适的作用。

（3）减辛增酸

中医对于五味有着精深的研究，认为五味是人体后天精气的化生之源，为生命活动所必需。五味对五脏有其亲和力，不同口味的饮食、药物入胃以后，各择其所喜脏腑，酸味入肝，辛味入肺。基于此，对于秋季饮食的五味选择应该减辛增酸，以养肝气。《遵生八笺》更具体说明了以五味配五行、五脏来阐明秋季饮食减辛增酸的道理。此外，辛辣食物容易使内火亢盛，易致伤阴，因而在秋季也应少食。因酸能生津润燥，秋季进食酸味食物，能起到缓解秋燥引起的咽干口燥等诸多不适的作用。

（4）甘淡滋润

古人有云："厚味伤人无所知，能甘淡薄是吾师。三千功行从此始，淡食多补信有之。"可见素、淡结合的饮食，对健康是有益处的。在五行中，脾胃属土，土生金，肺肠属金，甘味养脾，脾则使金（肺）气足。甘

味食物又有生津的功效，而咸味饮食则易使人出现口渴之象。《遵生八笺》还指出，秋季气候干燥，应适当多进食些如蜂蜜、芝麻、杏仁等性滋润、味甘淡的食品，既补脾胃，又能养肺润肠，可防治秋燥带来肺及胃肠津液不足所致常见的干咳、咽干口燥、肠燥便秘等身体不适症候或肌肤

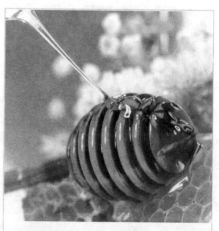
◎秋季气候干燥，还应适当食用蜂蜜、芝麻等养肺润肠的食物，以防治秋燥。

失去润泽、毛发枯槁的征象。因此，秋季饮食应以甘淡滋润为宜。

（5）禁苦

中医认为，苦性燥，苦燥之品易伤津耗气。秋季燥邪当令，肺为娇脏，与秋季燥气相通，容易感受秋燥之邪。许多慢性呼吸系统疾病往往从秋季开始复发或逐渐加重。所以，秋令饮食应忌苦燥。

❷ 秋季是养肺的季节

肺在人体胸腔的上中部，中医谓之"华盖"，意思是肺像一把很华丽的大伞遮盖着五脏六腑。肺脏位居最高，主司呼吸，上通喉咙，开窍于鼻。鼻隆起于面部中央最突出的部位，故又名"面王"，是呼吸出入的门户，首当其冲地接受外界各种气候的刺激和影响，例如寒风暑浊、烟尘弥漫、毒邪燥烈之气都可以通过鼻而吸入于肺。肺主司呼吸，以鼻窍与大气相连，以皮肤汗孔与外界相通，由于肺脏娇嫩，"喜润恶燥"，因此容易受到外来邪气的侵袭，尤其是秋冷时节的燥邪，"燥易伤肺"，进而发生咳嗽或干咳无痰、舌口干燥等症。肺津伤则见口干、舌燥、咽痛、目涩、鼻衄、干咳少痰、皮肤粗糙、大便干结等症状。所以，秋令时节应注意滋养肺脏，防止秋燥伤肺，使肺气得清，呼吸平和。

具有滋阴润肺作用的食物有许多，特别是各种水果丰收的秋季，有选择地多食瓜果蔬菜，对秋季的养生以及防治肺燥诸症大有益处。

（1）梨

梨能清热润肺生津、润燥化痰，可治疗伤津热病、心烦口渴、肺热咳嗽、精神不安等症，生食、榨汁、煎汤、蒸食、熬膏均可，若与荸荠、蜂蜜、甘蔗等同食，效果更佳。

（2）柿子

柿子能润肺化痰、生津止渴，生食可治疗燥热咳嗽、烦渴口干等。柿饼功效相同。

（3）荸荠

荸荠能清热生津、化痰凉血，可治疗伤津热病、烦热口渴、痰热咳嗽、咽喉肿痛等症，除鲜食、煎汤、绞汁外，还可浸酒，干燥研末备用，食用时也可与莲藕等搭配。

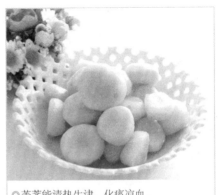

◎荸荠能清热生津、化痰凉血。

（4）橄榄

橄榄能清肺利咽、生津止渴、解毒，可治疗肺热、咽喉肿痛、咳嗽吐血等，可绞汁、煎汤饮，也可噙含。

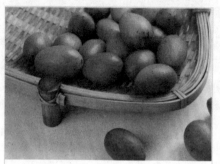

◎橄榄性凉，味甘，有清肺利咽、生津止渴、解毒的功效。

（5）胡萝卜

胡萝卜能清热解毒、健脾消食、下气止咳、补肝明目，无论生食、熟食或煮汤，均可治疗肺热咳嗽、食积胀满、肝虚目暗。

（6）百合

百合能滋阴、润肺、止咳、清心安神、养脾健胃，可治疗肺热咳嗽、失眠惊悸、神经衰弱等，宜与梨、荸荠、冰糖等同食。

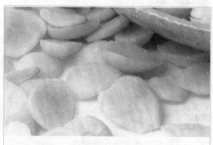

◎百合能滋阴、润肺、止咳、清心安神、养脾健胃。

（7）花生

花生能补脾益气、润肺化痰，生食熟食均可，能治疗肺虚久咳或肺燥咳嗽等。

（8）银耳

银耳能润肺化痰、养阴生津，做菜肴或炖煮食用，可治疗阴虚肺燥、干咳无痰或痰黏稠、咽干口渴等症，食用银耳百合羹效果更佳。

❸ 滋阴润燥的饮食要点

秋在四季气候中突出的特点是"燥"。初秋既有夏之暑热稽留，又有秋令燥热之邪，因而有"秋老虎"之称；深秋，秋风瑟瑟，秋燥肃杀，一片"秋风扫落叶"的"燥"情意境……秋季昼夜温差较大，风凉气燥，人们常常会因感受这个季节中的燥热之邪而患一些急性外感热病，出现发热、恶寒、头痛、干咳或少痰、咽干鼻燥、口干唇裂、皮肤皱而不润等病症，甚至还会出现高热、抽搐等重症，老幼、阴虚体弱者易罹患感冒、呼吸道疾病及阴伤生燥的病症。所以，秋季饮食切不可忽视防燥。

（1）以润防外燥

燥为秋季的王气。秋季天高气爽，其气清肃。气候干燥，缺少水分，空气湿度低，因此人易感燥邪而致燥病。燥邪使人致病，有温燥、凉燥之分。初秋尚有夏季余热，燥热结合，侵害人体，致人温燥，使人产生口渴、咽干、鼻燥、干咳无痰等症状；深秋天气渐凉接近冬季，则燥邪易与寒邪结合侵害人体，多致人凉燥病症，主要表现为鼻塞咽干、口唇干燥、咳嗽少痰等。而整个秋季则主要为燥邪对人的影响，致人损伤。

因此，秋季进补应多食甘润的食物或药物等，以增强人体抗燥邪的能力，从而防止机体为外燥所伤，减少疾病的发生。这些甘润的食物主要包括梨、柿子、甘蔗等，一来这些食物本身所含水分较多，可以给人体补充水分；二来这些食物和用于秋季进补的药物大多味甘性凉，具有清肺润燥的功能。

（2）以滋阴防内燥

秋天气候干燥，容易伤人津液，当津伤达到一定程度，便会津伤化燥转成内燥。由于津液的亏少，内不足以灌溉脏腑，外不足以濡润腠理孔窍，导致燥热由内而生，出现一系列的症状。内燥的一般症状为肌肤干燥不润、脱屑、皲裂、唇焦、口燥、咽干，舌红无津等。秋天燥邪所伤，引起的内燥主要发生在肺，引起肺燥，其症状主要为干咳、无痰、咯血等，严重者或病久者还可引起肠燥，导致大便秘结和小便短赤等。

进入秋季后，如果进食一些甘润的食物或药物，可以防止被燥邪所伤。当机体受到燥邪伤害尚不严重时，服用一些生津清热、补养肺阴的食物和药物，对防止肺内燥的发生有较好的作用。所谓生津也就是滋生津液。生津药物和食物性味大多甘寒，适用于口渴多饮、咽燥及消渴症等。根据其药性不同，有清热生津和养阴生津之分。养阴生津药或食物能滋养肺胃之阴，主要有燕窝、石斛、麦冬、南沙参、北沙参、玉竹、百合等。它们一方面能用来治疗肺胃阴伤，一方面可以用来防止津液不足而产生的内燥。

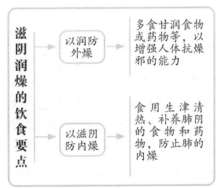

④ 秋季适宜多吃的几种食物

经过漫长而炎热的夏季，身体能量消耗大而进食较少，因而在气温渐低的秋天，就有必要调养一下身体，也为寒冬的到来积蓄能量。人们常常会因快节奏的生活而忽视对日常饮食的要求，很多人仅仅满足于单纯的吃饱就好，忽视了营养的合理搭配。在这个时候，我们要多吃下列食品：

（1）山药

中医认为山药味甘、性平，入肺、脾、肾经，不燥不腻，具有健脾补肺、益胃补肾、固肾益精、聪耳明目、助五脏、强筋骨、长志安神、延年益寿的功效，主治脾胃虚弱、倦怠无力、肺气虚燥、痰喘咳嗽、肾气亏耗、消渴尿频、遗精早泄、带下白浊、皮肤赤肿、肥胖等病症。

山药可以充饥，又可入药。在秋季采集，用于秋季进补正当其时。山药的食用方法很多，可煮粥，亦可做汤羹食用，还可制成菜肴。

（2）猪肺

猪肺，其性甘平，具有补肺的功效。秋季气候干燥，燥邪容易伤肺，服用猪肺，可以说对于养肺、补肺是十分有效的。中医学尤其是食疗学说，历来主张以脏补脏，认为动物内脏与人体内脏在形态、组织结构、脏腑功能作用上都十分相似。某些特定的季节，脏腑容易受到伤害，此时服食一些相应的动物脏腑，可达到增强人体功能、调理补养脏腑的效果。秋气通肺，则可以猪肺、牛肺进行补养。

（3）鸭肉

鸭肉为鸭科动物家鸭的肉，又名鹜肉，我国大部分地区都有饲养。鸭的血、头、胆、胃内壁（鸭肫衣、鸭肫皮）、脂肪、鸭卵、口涎等均可供药用。

鸭肉性平，味甘咸，入肺、肾二经，具有滋阴养胃、利水消肿的作用，经常食用可治痨热骨蒸、咳嗽、水肿等症。秋季食鸭肉，能滋阴润肺。鸭肉既作菜肴，又可进补，一举两得。

（4）银鱼

银鱼，又称银条鱼、面条鱼、大银鱼、脍残鱼。银鱼体细长，近圆筒形，后段略侧扁，体长约12厘米，头部极扁平，眼大，口亦大，吻长而尖，呈三角形，体柔软无鳞，全身透明，死后体呈乳白色。

银鱼味甘、性平、无毒，入脾、胃二经，有补虚、健胃、益肺、利水等作用。

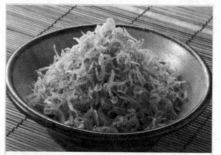

◎银鱼味甘、性平、无毒，入脾、胃二经，有补虚、健胃、益肺、利水等作用，秋季食用对肺部有益。

（5）牛奶

牛奶，现今食用已相当普遍了。牛奶中含有丰富的水分、蛋白质、脂肪、碳水化合物、钙、胡萝卜素、生物素、叶酸等营养素，牛奶的蛋白质主要是含磷蛋白质，也含白蛋白和球

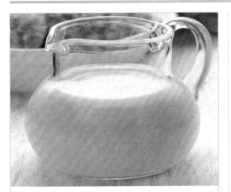

◎牛奶营养丰富，有补虚损、益肺生津、润肠等作用，秋季利用牛奶进补，方便又实惠。

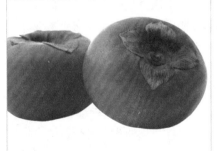

◎柿子营养丰富，味道甜美，鲜柿丰腴多汁。柿子采摘于秋季，用于秋季进补价廉物美，效果较好。

蛋白。三种蛋白质都含人体必需氨基酸，尤以植物蛋白质所缺乏的蛋氨酸和赖氨酸更为丰富。牛奶所含的糖为乳糖。乳糖是由一个葡萄糖分子和一个半乳糖分子构成的。半乳糖是最容易被人体所吸收的单糖类，对脑髓和神经有形成发育的重要作用，还有利于人体对钙的吸收。

中医学认为，牛奶性微温，味甘，入心、肺二经，有补虚损、益肺生津、润肠等作用。秋季利用牛奶进补，方便又实惠。

（6）柿子

柿子营养丰富，味道甜美，鲜柿丰腴多汁，苏轼称赞它"色胜金衣美，甘逾玉液清"。柿子不光可作水果食用，同时也是一种营养价值很高的粮食。在民间，柿子晒干后和干枣及其他杂粮混合后碾磨制成炒面，不仅可以充饥，而且营养还很丰富。因此，柿子又有"铁杆庄稼"的美称。

柿子采摘于秋季，用于秋季进补价廉物美，效果较好。

柿子性寒，味甘涩，入心、肺、大肠经，具清热、润肺、止渴的功效，可以用来治疗热渴、咳嗽、吐血、口疮等。

现代研究发现：柿子有润肺生津、化痰止咳、清热消炎、降压止血等作用。由于其富含碘，因此可以用来治疗由于缺碘所引起的疾患，如地方性甲状腺肿等。柿子不仅果实入药，而且叶、蒂及制成柿饼所产生的柿霜，都有较好的药用价值。

（7）核桃

核桃亦称胡桃，味甘性温，具有补养气血、补肾固精健脑、温肺定喘、润燥化痰的功效。常吃核桃，不但血中胆固醇不会升高，还能减少肠道对胆固醇的吸收，很适合动脉硬化、高血压和冠心病病人食用。核桃仁也是制甜食如月饼、糕点等的重要配料。但因其质腻滑利，因此痰火积热或阴虚火旺的人应少吃或不吃。

（8）甘蔗

甘蔗，性寒味甘，《中药大辞典》记载，甘蔗"入肺、胃经，有清热、生津、下气、润燥"的作用，用于治疗热病津伤，心烦口渴，反胃呕吐，肺燥咳嗽，大便秘结，并解酒毒。《本草纲目》也载，"甘蔗汁一升半，青粱米四合，煮粥，日食二次，极润心肺"。

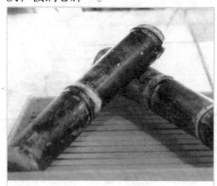

◎甘蔗是甘凉的滋养品，非常适合秋季食用。

（9）银耳

银耳营养丰富，其所含的蛋白质中有17种氨基酸，对人体十分有益。尤其是银耳中所含的酸性异多糖，能提高人体免疫力，起到扶正固本的作用，对老年性慢性支气管炎、肺气肿、肺源性心脏病等有显著的医疗保健作用。银耳不仅对内脏有较好的保健作用，对人的皮肤也有较为明显的保健作用。

银耳性平，味甘淡，能滋阴润肺，养胃生津，常用以治疗虚劳咳嗽，痰中带血，虚热口渴，肺热肺燥，衄血咯血，痰中带血，口干肺痛，痰郁咳逆等。银耳能润肺滋阴，营养十分丰富，用其秋令进补十分适宜。在食用方法上，可以熬汤，又可煮粥，还可以蒸服，亦可做菜肴，十分方便。

⑤ 秋季饮食禁忌

秋季是气候由暖转寒的转变期，"人与天地相应"，气候变化必然影响到人体，使人发生相应改变，因此秋季饮食有的放矢地调理定会胜于服药。专家认为，秋季天高气爽，空气干燥，气温逐渐降低，湿度逐渐减少，天气忽冷忽热，变化急剧，因此，饮食保健要以润燥益气为主。总之，秋天因其自身的特点，不得不让我们特别注意与之相适应的一些养生保健问题。

（1）根据体质选食水果，忌贪凉过量

秋季燥气当令，人体易出现肺燥津亏的征象，宜多吃瓜果蔬菜。但瓜果也和药物一样，应根据个人体质需要的不同选择食用，切不可贪凉过量。如苹果和葡萄性热，内热痰湿重者宜少食。俗话说"秋瓜坏肚"，夏秋瓜果多，但在立秋后，气候转凉，习惯上不吃西瓜、菜瓜、香瓜等瓜类水果蔬菜，即使食用，也不宜贪凉多食，否则易损伤脾胃。特

别是体虚多病的老年人，虽吃瓜果有益，但切记须适量，并选择适合个人体质、有利于病体康复及营养丰富的瓜果为宜。

（2）辛辣、烧烤上火之品应慎食

辛辣之品主要包括辣椒、花椒、桂皮、生姜、葱、酒等。烧烤一般以鸡肉、牛肉、羊肉等为原料，置于明火或微波炉内烧烤。这些食品一是本身性温，二是烹饪时食物的水分散失较多，进食的过程中需要较多的唾液来参与消化，食入后容易上火，加重秋燥的症状。因此，秋季最好要慎食这些食物。当然，少量的葱、姜、蒜作为调味品，或以性温的一些肉、禽类食物烧汤，并佐以一些银耳之类滋阴润燥的食物，是不会加重秋燥的。这里要特别说的是生姜。

人们一般认为经常吃姜是有好处的，照理应当一年四季都吃姜。其实不然，秋天天气干燥，燥气伤肺，再吃辛温发散的生姜，则肺津更伤，干燥更甚。养生传统又有"秋天食姜，夭人天年"之说，有些书上还提出"一年之内，秋不食姜""一日之内，夜不食姜"的说法。秋天吃生姜或其他一些性辛温的食物，对人抵御秋燥、防止燥邪所伤是十分不利的。

（3）秋季疾病的饮食禁忌

秋令是呼吸系统、胃肠道疾病好发的季节，且病人多有口渴的征象，因此在给病人进行饮食调理时，不宜太咸，应以清淡饮食为佳，并注意忌食煎炒炙烤、辛辣燥烈及生冷饮食。

另外，还要根据病人所患疾病及个体体质的不同，进行五味的调和和选择，以免加重病情。中医也指出，肺主金，应西方，应秋令，为娇脏，秋季易发肺系疾患，而肺脏有病也易在秋季发作或加重，且与膳食有密切的关系。《景岳全书》主张应不饮过热之酒，不食过寒之味，才能保养肺之娇脏，秋令不病。过食油腻可导致脂肪肝、肥胖症、心脑血管病，还会诱发胆囊炎、胆石症及胰腺炎。

因此，秋季饮食应以滋润为宜，不要过食辛辣腥膻化燥或苦燥的食物。此外，也不宜过量饮用冷饮或饮料，虽然这类饮品能起到一定的解渴作用，但容易降低胃肠道温度，进而出现不规律的收缩和痉挛，诱发腹

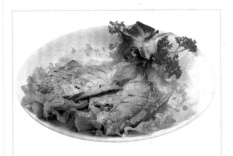

◎秋天吃烧烤类食物及生姜一类的辛辣食物，对人抵御秋燥、防止燥邪所伤是十分不利的。

痛，导致胃肠道功能紊乱，更加重或诱发秋季胃肠道疾病。

❻ 秋季饮食防腹泻

秋三月，特别是"十月小阳春"的时候，蚊蝇肆虐，是胃肠道疾病的好发季节，其中以肠道感染为最常见，如肠炎、痢疾、疟疾及其他胃肠道过敏性疾病，小儿和体质虚弱的人容易得。秋季腹泻主要是由轮状病毒引起的。这种病毒多寄生于常见的食物中，若遇饮食不洁，又加之初秋之际，暑湿未退，秋阳又起，湿热交蒸，人体的抵抗力下降，胃肠道功能失调，极易发生秋季腹泻。临床以起病急，发热高，常伴有呕吐、腹痛、大便次数增多，甚则一天几十次的水样大便、喷射状排便为表现特征，严重的还可出现不同程度的脱水现象及电解质紊乱，甚至并发脑炎、肠出血等而危及生命。由此可见，积极防治秋季腹泻具有极其重要的意义。

对于腹泻患者来说，除了药物治疗和必要的休息外，饮食疗法也是非常重要的一项治疗措施。总的来说，患腹泻时，无论其发病原因如何，都不可避免地存在胃肠道消化吸收功能紊乱，所以应选用容易消化、含水分多、对胃肠道没有刺激性的食物，同时应注意少吃多餐。

急性腹泻的病人应吃清淡少渣的饮食，可以吃米汤、姜汤、稀饭、藕粉等流质或半流质食物。荤腥油腻的

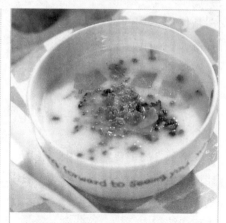

◎患腹泻时，应以易消化、含水分多的食物为主。

食物和生冷的食品会加重腹泻，牛奶、乳制品和豆制品亦会加重腹胀和腹泻，是饮食的禁忌，各种蔬果、油煎的和辛辣的食物亦应尽量避免。哺乳的小儿应减少哺乳的次数，喂养的小儿可以吃米汤、稀释牛奶等食物。严重腹泻者可以短期禁食，并给予葡萄糖溶液静脉滴注。慢性腹泻的病人，饮食原则与急性腹泻相似，根据病情可吃半流质或软食，要求食物容易被消化。

当然，秋季腹泻的防治应以预防为主。在秋季应特别注意饮食卫生，不喝生水，不吃腐败和污染的食物，以防"病从口入"。立秋之后天气转凉，尤其对于脾胃虚的人，不可再贪凉饮冷，以免损伤脾胃，有脘腹冷痛、大便溏薄的人也应少吃生冷食物。同时，要注意搞好环境卫生，彻底消灭蚊虫，消除疾病传染源。

冬季饮食

① 冬季饮食的基本原则

严冬季节，寒气逼人，人体的生理活动需要更多的热能来维持。中医学认为，冬季应是人体阳气潜藏的时候，也就是说，人体的生理活动因冬季气候特点的影响而有所收敛，并将一定能量贮存于体内，以便为来年的"春生夏长"做好准备。与此同时，又要有足够的能量来维持冬季热能的更多支出，提高机体的抗病能力。

现代营养学研究证实，在低温条件下，人体热能消耗有明显增加，主要是由基础代谢增强，出现寒战及其他不随意运动、防寒服装负担及其限制活动所引起的能代谢率上升所致，这些都已得到生化代谢方面的证明，如甲状腺功能增强，去甲肾上腺素与肾上腺素分泌增加而提高氧的摄取量等。热能消耗增高的幅度则常因实际曝寒情况而有较大出入。专家们认为，冬季膳食的营养特点应该是：增加热量，保证充足的与其曝寒和劳动强度相适应的热能。产热营养素的适宜比例，蛋白质、脂肪和碳水化合物以分别占13%～15%、25%～35%和60%～70%为宜。也就是说，蛋白质供应量限制在常温下的需要量水平，热量增加部分应以提高碳水化合物和脂肪的供应量来保证。无机盐类供应量，应比常温下需要量略高一些。维生素的供应，应特别注意增加维生素C的需要量。摄入足够的动物性食品和植物性食品（如大豆），以保证优质蛋白质的供应；适当增加油脂，其中植物油最好增加一半以上；保证蔬菜、水果和奶类供给充足。

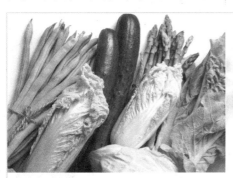
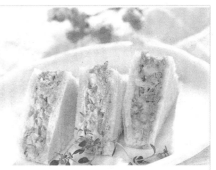

◎冬季除了需保证蛋白质、脂肪、碳水化合物的供应量外，还需要特别注意增加维生素C的摄入，所以要保证蔬菜、水果的供给充足。

② 严寒时节饮食的御寒要领

寒冷的冬天，北风呼啸，雨雪纷飞，给人们的衣食住行带来了极大的不便。增添保暖的衣物虽然能起到保暖御寒的作用，但衣物只是挡住人体的部分热量不向外泄散而已。若能合理地选择食物，则能调节人体的机能，在体内增加产热机制，抗御寒冷的效果会更好。

（1）富含铁质的食物

试验证实：贫血妇女的体温较血色素正常的妇女低0.7℃，产热量低13%，新陈代谢明显降低。当补足铁质，体内铁含量恢复正常后，上述差异就会消失。因此，那些比较怕冷的人，特别是妇女，有可能身体里面缺铁了。冬天多吃些动物血、蛋黄、菠菜等含铁丰富的食物，有助于抗寒。

（2）富含热量的食物

在蛋白质、脂肪、碳水化合物三种成分中，脂肪产热最高，相当于其他两种的两倍多。狗肉、牛肉、羊肉

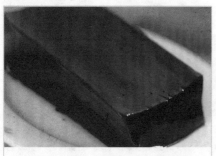

◎妇女一般比较怕冷，冬天多吃些含铁丰富的食物，如动物血，有助于抗寒。

等畜肉就是这样富含热量的食物，可适当多吃一些。

（3）富含碘的食物

人脖子前正中的甲状腺分泌一种叫作甲状腺素的激素，这种激素具有产热效应。它能加快组织细胞的氧化过程，提高人体基础代谢，增加热量，并使皮肤血液循环加快，产生暖和感觉，多吃些海带、鱼虾、牡蛎等含碘丰富的食物，是提高御寒能力的窍门之一。

（4）富含矿物质的食物

菠菜、胡萝卜等蔬菜的根、皮部分含有大量矿物质，这些矿物质是维持人体健康、增强御寒能力的珍品。例如，人体缺锌就产生冷感，因此食用蔬菜时不要削皮，可在锅里慢火煮，然后连汤一起食用，以尽其保健的功能。

另外，北方人往往喜欢以酒御寒，这种做法是不对的。人在饮酒

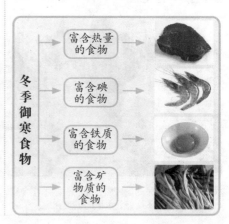

后，身体确有热乎乎的感觉，这是因为酒精在体内氧化时可以产生部分热量，但远不是酒后感到发热的原因。酒后自觉暖和的原因还在于酒精能加速心跳，促进血管扩张和血液循环，使得身体内部的热量易于散发到身体表面，所以饮酒后就有一种暖和的感觉。这种感觉只是短暂的，当酒的作用过后，身体因散失了很多的热量会觉得更加寒冷。所以，饮酒御寒是不可取的。冬季经常在野外作业的人，平时宜进食一些营养丰富的食物，以补充野外工作时较多的热量消耗。

❸ 冬季是养肾的季节

中医认为，人体存在五脏，即肝、心、脾、肺、肾，分别对应的五行是木、火、土、金、水，而与五行相对应的五季是春、夏、长夏、秋、冬。不同季节所需重点保养的脏器也有所不同，即春养肝，夏养心，长夏养脾，秋养肺，而冬季就应当以保养肾脏为主。

这里的"肾"是中医学的概念，

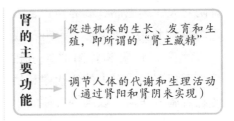

它与现代医学中的肾脏既有联系，但又不完全相同。在形态上，中医所指的肾和现代医学的肾没有什么不一样，但在功能方面，中医的肾则有其特殊的含义。中医认为肾的功能主要有两个：一是促进机体的生长、发育和生殖，即所谓的"肾主藏精"；二是调节人体的代谢和生理活动，这一功能是通过肾阳和肾阴来实现的。肾阳主要有促进机体的温煦、运动、兴奋和化气的功能。为强调肾阳的重要性，古代医家称其为"真阳""元阳"或"真火"，并常以太阳来比喻肾阳。如果肾阳不足，则全身的新陈代谢降低、产热减少，多感到畏寒、肢冷、精神萎靡、反应迟钝等，人们常把这种情况叫作"火力不足"。

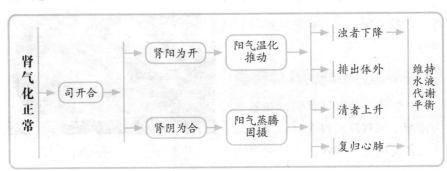

肾阴对人体起滋润、濡养作用，古代医家称其为"真阴""元阴"或"真水"，肾阴和肾阳的作用相反，互相制约，对人体的代谢和功能起着调节作用，以维持人体的正常生理活动。此外，中医还认为，肾主水液代谢，"肾阳为开""肾阴为合"；阴阳平衡，尿液排出适量正常；阴阳失衡，开合失调，导致人体排尿失常，冬季寒盛阳虚，则见尿液增多。

故冬季对肾的养护要围绕"水"字，以滋肾水为保健中心。在饮食调养方面，中医认为应少食咸，多吃点苦味的食物，道理是冬季为肾经旺盛之时，而肾主咸，心主苦，从中医五行理论来说，咸胜苦，肾水克心火。若咸味吃多了，就会使本来就偏亢的肾水更亢，从而使心阳的力量减弱，所以应多吃些苦味的食物，如莴笋、生菜、芹菜、茴香、香菜、苦瓜、萝卜叶、苦菜、荸荠、杏仁、胡柚、荞麦、莜麦、咖啡、黄连、茶、橘子皮等，以助心阳，这样就能抗御过亢的肾水。

④ 冬季适宜多吃的几种食物

中医养生学告诉我们，在冬季人体遭受寒气冷风侵袭时，寒邪最易入肾而引起多种疾患，这时要注重温肾抑阴护阳，不仅能使身体更强壮，还可以起到很好的御寒作用。这个季节里，人的热量消耗会比其他季节里多，许多注重养生的人士都爱选择一些温热补益的食物来滋养五脏、扶正固本、培育元气，促使体内阳气升发。现在，为大家推荐几种冬季最适宜的食物，你不妨试试。

（1）花生

花生的营养价值不但比粮食类高得多，就连动物性食物如牛奶、鸡蛋、肉类等也不得不甘拜下风。花生含有丰富的优质蛋白质，所含的精氨酸和组氨酸更多，且与鸡蛋的蛋白质相仿，极易被人体吸收。

花生是味道很好的滋补佳品，也是很好的治病良药。中医认为，花生生者甘平，熟则味香性温，对营养不良、贫血萎黄、脾胃失调、咳嗽痰喘、肠燥便秘、乳汁缺乏等症有一定的治疗作用；对慢性肾炎、腹水、白带、声音嘶哑等也能辅助治疗。

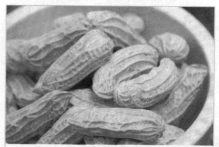

◎花生是味道很好的滋补佳品，也是很好的治病良药，是冬补的一道好食材。

（2）糯米

糯米全部是支链淀粉，黏性很强，较难消化吸收，只有在冬季人的脾胃功能健旺时方适宜食用。有人解释糯米的名字，说其性极柔黏濡润，故名糯米。按中医药学的分析，糯米是大米中具有较好温补、强壮之功的谷食补品，适宜于冬令温补之需。

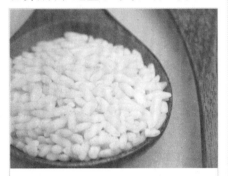

◎糯米黏性很强，较难消化吸收，只有在冬季人的脾胃功能健旺时方适宜食用。

（3）芝麻

芝麻主要有黑、白两种，也有黄色、棕红色的品种。黑芝麻的补益功效尤佳，为公认的滋补强壮品，味甘性平，有滋补肝肾、补

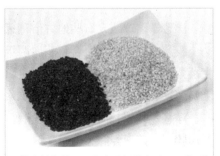

◎芝麻性润补阴，与冬令温补相配，可起到阴阳平衡，监佐温补之燥热。

血生津、润肠通便、乌发美容的功效。芝麻的这些功用已被现代医药理论和实践所证实。

冬补时选食芝麻，还不仅仅是因为它能补肝肾、益精髓，还因为芝麻性润补阴，与冬令温补相配，则可起到阴阳平衡，监佐温补之燥热，适应冬令环境的干燥。就其补益作用而言，其补肾精、益脑髓、长智力的功效尤其令人称颂。

（4）羊肉

羊肉性热、味甘，是冬令温阳祛寒的佳品。中医本草著作上记载，羊肉能助元阳、补精血、疗肺虚、益劳损，是一种滋补强壮药。特别是冬令时节，肾阳不足所致的阳痿、腰膝酸软冷痛，脾胃虚寒所致的反胃、体瘦、畏寒，产后血虚经寒之腹中冷痛，再如慢性支气管炎的虚寒咳喘等一切虚寒症，吃羊肉、喝羊肉汤最是有益。一般的风寒咳嗽症、气管炎，到了冬春两季，只需炖羊肉，吃肉饮汤，就可减轻或痊愈。可以说，自古

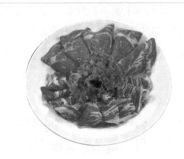

◎羊肉性热、味甘，是冬令温阳祛寒的佳品。

至今人们都公认羊肉是防寒、大补之品。

除羊肉外，羊肝、羊肾、羊心、羊血、羊骨等亦可用作冬补。

（5）白菜

冬令补品中的蔬菜不多，白菜算是一味。医药界、营养学界的专家们对白菜的营养保健、滋补强壮作用早已有所认识。

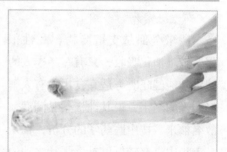

◎大葱所含的苹果酸和磷酸糖等，有兴奋神经系统、刺激血液循环、促使消化液分泌的作用。

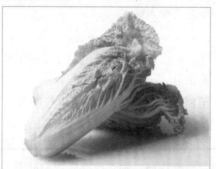

◎白菜的营养价值虽然不算高，却是冬令食补的佳蔬之一，因为白菜中含有较为丰富的维生素。

据测定，白菜除去水分外，含有90%以上的膳食纤维。因此，白菜烧肉虽是极其寻常的家常菜，但却是古今老少皆宜的进补佳肴。据分析，白菜烧肉的好处还不止于此，因为白菜含有较多的维生素，与肉类同食，能够减少致癌物质亚硝酸胺的产生。

（6）大葱

大葱是我国居民最常用的调味品之一，民间有句俗话叫"无葱不炒菜"。但大葱是否能够作为冬补之物，恐怕不是所有人都能赞同的。中国人吃大葱，还很重视它的药用保健作用。根据本草著作的记载，大葱有辛散发汗、祛风解表、消肿解毒的功效。大葱最常用于治疗感冒，"葱豉汤"至今仍是很有名的治疗感冒的良方。大葱表皮中含有的挥发油有特殊的香辣味，可杀灭和抑制多种致病菌。据报道：大葱有杀灭和抑制白喉杆菌、痢疾杆菌、结核杆菌、葡萄球菌和链球菌等作用。大葱所含的苹果酸和磷酸糖等，有兴奋神经系统、刺激血液循环、促使消化液分泌的作用。

（7）洋葱

洋葱学名球葱，有些地方俗称葱头、玉葱、回葱，属百合科葱属两年生蔬菜，与原产于我国的大葱在科属上是"远房兄弟"。

洋葱性味辛甘而温，可以发散，开启腠理，疏通经脉，温阳祛寒，利尿、祛痰。洋葱中含有一种能够降低血压、预防因高血脂食物引起胆固醇升高的物质，这种物质可使纤维蛋白溶解度下降，从而起到预防动脉硬化症的作用。

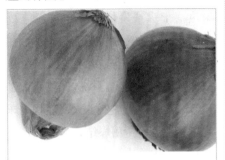

◎洋葱中所含的刺激性物质经人体吸收后，能提高胃肠道的张力，增加胃肠分泌，增进食欲，对身体健康大有益处。冬季胃口不佳，可适量吃些洋葱，有助增进食欲。

⑤ 冬季应该少吃的食物

腊月寒冬，北风呼呼，天寒地冻。由于寒冷的刺激，人的甲状腺素、去甲肾上腺素和肾上腺素的分泌增加，加之基础代谢也升高，都可造成机体产热的增加。人体为了保持一定的热量，就必须增加体内糖、脂肪和蛋白质的分解，以产生更多的热量，适应机体的需要，人体就要增加以热能为主的营养，人体机能所需自动调节使胃口大开。但是，有些食物最好要少吃，免得影响身体健康。

（1）糖

糖是人体不可缺少的营养物质，也是人体能量的重要来源。所以，进入冬季后，人们的吃糖量就会明显增

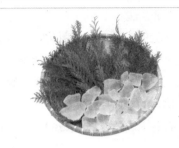

◎入冬之后最好不要多吃糖，尤其是中老年人更不宜多吃糖。因为，吃糖过多不仅会大量消耗体内的钙，还会使人缺乏维生素B_2，造成血脂增多、血糖升高、脂肪堆积、身体发胖。

多。其实，入冬之后最好不要多吃糖，尤其是中老年人更不宜多吃糖。

为什么呢？这是因为糖进入人体后，会使人的血液呈酸性，而健康人的血液必须呈弱碱性才行。肌体为了保持正常的生理功能，就要动用体内的血清或肝脏、脾脏中储存的碱性物质——钙来进行调节。因此，糖吃多了会大量消耗体内的钙，而老年人钙质原本就偏少，如果吃糖过多，会使身体原来就不够用的钙质进一步流失，更易发生骨质疏松等退行性病变，加快衰老的速度。

糖吃得过多，还会使人体缺乏维生素B_2，造成血脂增多、血糖升高、脂肪堆积、身体发胖。过于肥胖会导致一系列疾病的发生，甚至引起心脑血管疾病的发生或加重病情。总之，要切记：即使是在冬季，也不要多吃糖。

（2）盐

食盐的主要成分是氯化钠，人们吃盐是为了吸取钠离子，钠能维持人体内正常的渗透压和酸碱平衡，缺钠会使体内的电解质平衡失调。

有些人喜欢吃味偏咸的食品，食盐摄入过多，钠离子就会积蓄、潴留在身体内，进入血管壁，使血管壁肿大，失去弹性而发生高血压。钠离子增多后水分也随之增多，从而使血浆容量相对增多，小动脉就容易产生痉挛，使心脏负担增加，这也是造成高血压、心脏病、肾功能衰退等疾病的一个原因。

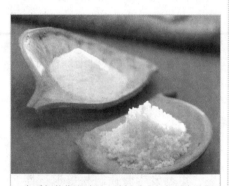

◎冬季机体代谢减缓，消耗减少，如果食盐摄入过多，钠离子就会积蓄、潴留在身体内，进入血管壁，使血管壁肿大，失去弹性而发生高血压。所以，冬季盐的摄入应该减少。

另外，冬季为肾经旺盛之时，而肾主咸，心主苦，而咸胜苦，肾水克心火。若咸味吃多了，就会使本来就偏亢的肾水更亢，从而使心阳的力量减弱，所以，应多吃些苦味的食物以助心阳，这样就能抵御过亢的肾水。

（3）黏硬、生冷食物

冬季饮食切忌黏硬、生冷食物，因为此类食物属阴，易使脾胃之阳受损。但在一些情况下，如脏腑热盛上火或发烧时，也可以吃一些冷食。例如，上焦蕴热上火，症状为舌尖红赤、苔黄，多见于风热型感冒、咽喉炎、扁桃腺炎或心火上升等情况；中焦热盛上火，症状为尿黄赤、量少，便秘燥结，喜冷饮，苔黄厚；下焦热盛化火，多见于患有肾盂肾炎、膀胱炎、尿道炎等泌尿系统感染，症状为舌根部质红、苔黄厚。在上述情况下，均可适当进食冷食。但须注意的是，每次吃冷食不宜过多，以防损伤脾胃。

6 冬季进补的注意事项

冬季进补是我国几千年来用以防病强身的传统方法。在寒冷的冬季，人体如同自然界的动植物一样，均处于收藏蛰伏的状态，皮肤

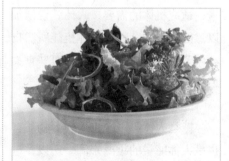

◎冬季饮食切忌黏硬、生冷食物，因为此类食物属阴，易使脾胃之阳受损。

肌腠比较致密，汗出较少，摄入的营养物质和具有强壮作用的补品也容易被吸收而贮藏起来，于是冬三月成为公认的养精蓄锐的大好时期。民间俗语"三九进补，开春打虎""三九补一冬，来年无病痛"，这不仅表明老百姓知道要冬补，而且还知道为什么要冬补，冬补不只是为了冬天的健康，而更主要的是为了来年的健康打下基础。

（1）辨证进补

其实，补和泻都是中医的治法，若身体有虚症，进补是需要的（"虚则补之"）；若身体有实症，就不能补，而需要泻（"实则泻之"）。所以只有"虚"的人才需要补，你若不"虚"，就不要赶时髦、追潮流了。对补的科学态度应是：不无故进补，因人进补，因时进补和对症进补。无病体健的人，若贸然进补反易导致机体充血、阴阳平衡失调，不仅无益，反而有害。那么，怎样知道自己虚不虚呢？可以凭自己的感觉自测，但不准确。为了做到心中有数，最好找个有经验的中医师诊断一下，再决定补不补或怎样补。下面提供的自测资料供参考。"虚"有四种：气虚、血虚、阴虚和阳虚，故需辨证进补，主要指标是：

补气

症状：呼吸气短、语声低微、疲倦无力、食欲不振、自汗、尿频或失禁、舌淡苔少、脉虚无力等为气虚症，补品可选用以下几种：

人参，党参，黄芪，山药，白

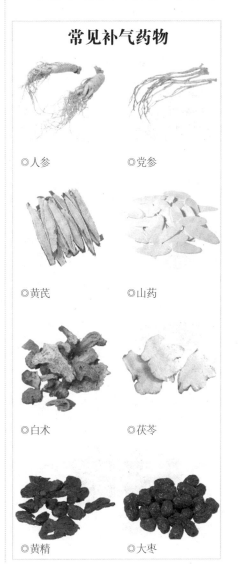

常见补气药物

◎人参　　　　◎党参

◎黄芪　　　　◎山药

◎白术　　　　◎茯苓

◎黄精　　　　◎大枣

术，茯苓，黄精，大枣。

补血

症状：面色苍白或萎黄、口唇淡白、头晕眼花、心悸失眠、手足发麻、舌质淡、脉细无力等为血虚症，补品可选用以下几种：

熟地，当归，何首乌，紫河车，阿胶，白芍，桂圆。

补阳

症状：畏寒肢冷、口不渴、面白自汗、食欲不振、虚喘、五更泄或溏泄、尿清长、阳痿早泄、遗精遗尿、腰腿酸软、舌淡苔白、脉细无力等为阳虚症，补品可选用以下几种：

附子，肉桂，鹿茸，鹿角胶，仙茅，肉苁蓉，冬虫夏草。

常见补血药物

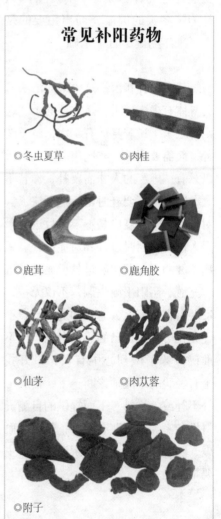

◎熟地　　　◎当归

◎何首乌　　◎紫河车

◎阿胶　　　◎白芍

◎桂圆

常见补阳药物

◎冬虫夏草　◎肉桂

◎鹿茸　　　◎鹿角胶

◎仙茅　　　◎肉苁蓉

◎附子

补阴

症状：午后潮热、手足心热、心烦不眠、颧红盗汗、口干咽燥、尿少色黄、大便秘结、舌红少苔或无苔、脉细数等为阴虚症，补品可选用以下几种：

天冬，枸杞，沙参，玉竹，银耳，百合。

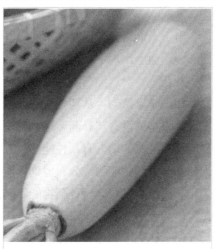

◎民间广泛流行"冬吃萝卜夏吃姜，不劳医生开药方"的说法，冬季应常吃萝卜。

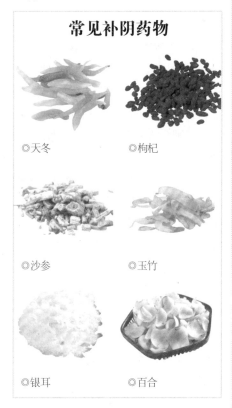

常见补阴药物

◎天冬　　　　◎枸杞

◎沙参　　　　◎玉竹

◎银耳　　　　◎百合

（2）冬季食补更重要

不要以为唯有补药才是补，对大多数人来说，冬季食补更为重要。为适应冬季"藏"的特点，选用有营养价值的天然食物，有病治病，无病健身。"药食同源"，许多食品在冬季便具有药疗功效。冬季宜作食补的滋补性食品很多，不易腐败，人体的吸收、利用功能也好，因此期望以"食"健身的人越来越多。滋补性食品大多性平，没有副作用。萝卜的营养价值相当高，是佳肴，也是良药，民间广泛流行"冬吃萝卜夏吃姜，不劳医生开药方"的说法。冬季应常吃萝卜。其他如白菜、木耳、银耳、梨、葡萄、柿子、香蕉等时新蔬菜瓜果也要经常吃些，但食补也不宜过量。冬季同时还要适量增加糖、脂肪、蛋白质的摄入量，以提高身体的御寒能力，常吃些动物内脏、瘦肉、鸡蛋、鱼、乳类、豆制品、藕等。老人冬季常食粥也大有好处。

（3）以药养生不足取

出于人们对营养保健需求的日益高涨，市面上出现了不少"营养药"或"补药"，对这类药物该如何看待呢？药理学家认为：从药理学的角度来看，根本就没有"补药"这一说。有的药品虽然的确含有某种能够改善人体某一方面功能的成分，但到目前为止，还没有发现哪一种药物能够满足人体的全面需要，也没有哪一种药物能够全面改善或提高人体的功能。所谓营养药物，是否真能起到营养保健作用，尚需研究，过分宣扬药物的营养作用很容易导致滥补，滥补的后果是导致营养失衡，严重时还会带来药源性疾病。

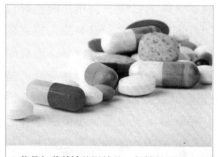

◎药品与营养性的滋补品、保健品不同，药品有严格的剂量限制，所以把药品当补品就不科学了。

（4）冬补应先补脾胃

冬季进补的食物，很多都比较滋腻，难消化，有些又有点偏温热。对于一些脾胃功能差的人，建议先调好脾胃，再进补。

脾胃乃后天之本，脾胃不好，运

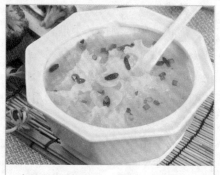

◎冬补应从脾胃入手，可用一些性质平和之物来调理脾胃，如银耳百合羹。

化功能不能发挥，吃进去的东西不能被身体消化吸收，无法转化为身体所需的营养物质，不仅浪费补品，甚至还可能起到反作用。因此，冬补应从脾胃入手，否则会欲速而不达。脾胃健旺才能消化吸收，达到进补的目的，俗称"引补"，亦称"底补"。用一些性质平和的东西来调理脾胃，如百合银耳羹、薏米山药粥、茯苓饼、红枣炖肘子等，这些平补、缓补的东西使脾胃功能逐渐健旺起来，然后再根据气、血、阴、阳的偏虚程度，有针对性地选择补品，方可收到良效。

此外，除了根据身体的偏虚程度，根据症状也能找到最佳补脾胃的圣品：大便稀的人，健脾最佳选择为怀山、莲子；大便干的人，尤其是容易便秘的人，健脾就不适宜用怀山、莲子，可用玉竹煲汤或煲粥，以达到润肠通便的作用，或者用党参、黄芪健脾补气；睡眠不好的人，用茯神、红枣健脾，同时也能安神。

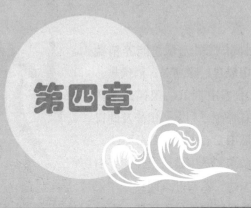

第四章

食物相克

●食物相克是指营养物质在吸收代谢过程中发生拮抗作用互相排斥，使一方阻碍另一方的吸收或存留，如钙与磷、钙与锌、草酸与铁等，又如豆腐不宜与菠菜同吃。我们了解了食物相克的一般情况，以及各种食物之间可能存在的一些制约关系，有利于在家庭日常食物采购中趋利避害，科学合理地安排膳食。

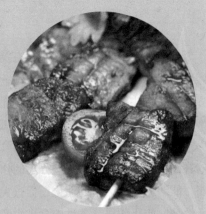

蔬菜与蔬菜相克

① 芹菜与黄瓜

芹菜性味甘平无毒，能养精益气，祛头中风热，除烦渴，消伏热，保血脉，治崩中带下。现代药学认为，芹菜有降压、利尿、镇静及健胃作用。黄瓜中含有维生素C分解酶，由于黄瓜做菜多是生食或凉拌，其中的酶并未失活，若与芹菜同食，芹菜中的维生素C将会被分解破坏，因而营养价值大大降低。

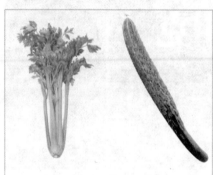

◎芹菜与黄瓜同食会降低营养价值。

② 黄瓜与辣椒

辣椒的果皮及胎座组织中含有辣椒素及维生素A、维生素C等多种营养物质，维生素C含量尤为丰富，能增强人的体力，缓解因工作、生活压力造成的疲劳。其特有的味道和所含的辣椒素有刺激唾液和胃液分泌的作用，能增进食欲，帮助消化，促进大肠蠕动，防止便秘。黄瓜中含维生素

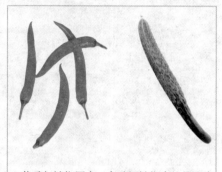

◎黄瓜与辣椒同食，会破坏辣椒中的维生素C，降低其营养价值。

C分解酶，黄瓜生食此酶不失活性，二者同食，则辣椒中的维生素C被破坏，降低了营养价值。

③ 黄瓜与番茄

番茄含有丰富的钙、磷、铁、胡萝卜素及B族维生素和维生素C，生熟皆能食用，味微酸适口，能生津止渴、健胃消食，故对口渴、食欲不振有很好的辅助治疗作用。由于番茄富含维生素C，每100克番茄中约含维生素C 20～33毫克，为保护其中的维

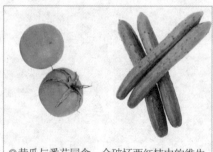

◎黄瓜与番茄同食，会破坏西红柿中的维生素C。

生素C，亦不宜与黄瓜配食或同炒，因黄瓜中的分解酶可将番茄中的维生素C破坏掉。

④ 黄瓜与菠菜、小白菜

黄瓜又名胡瓜，含蛋白质，并有多种游离氨基酸、糖类、苷类、维生素（A、B₁、B₂）、矿物质（钙、磷、铁等）。此外，黄瓜尚含维生素C分解酶，此酶遇酸或热则减弱或失去活力。菠菜中维生素C含量为每100克中含90毫克，小白菜为每100克中含60毫克，皆不宜与黄瓜配食，否则将降低营养价值。

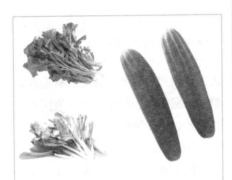

◎黄瓜与菠菜、小白菜同食，会降低它们的营养价值。

⑤ 黄瓜与菜花

菜花的维生素C含量极高，每100克约含88毫克，不但有利于人的生长发育，更重要的是能提高人体免疫功能，促进肝脏解毒，增强人的体质，增强抗病能力。尤其是在防治胃癌、乳腺癌方面效果尤佳。但若将菜

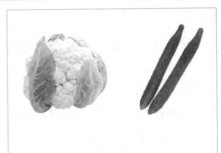

◎黄瓜与菜花同食，会破坏菜花中的维生素C。

花与黄瓜同食，菜花中的维生素C将被黄瓜中的维生素C分解酶破坏，故不宜配炒或同吃。

⑥ 辣椒与胡萝卜

胡萝卜营养丰富，含较多的胡萝卜素、糖、钙等营养物质，对人体具有多方面的保健功能，因此被誉为"小人参"。胡萝卜除含大量胡萝卜素外，还含有维生素C分解酶，而辣椒含有丰富的维生素C，所以胡萝卜不宜与辣椒同食，否则会降低辣椒的营养价值。

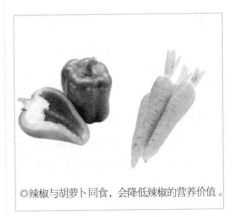

◎辣椒与胡萝卜同食，会降低辣椒的营养价值。

❼ 土豆与番茄

土豆含有大量的淀粉以及蛋白质、B族维生素、膳食纤维等，能促进脾胃的消化功能，防止便秘，预防肠道疾病的发生；番茄含有丰富的钙、磷、铁、番茄红素及B族维生素和维生素C。土豆在人体胃肠中会产生大量的盐酸，番茄在较强的酸性环境中会产生不溶于水的沉淀物，导致食欲不佳，消化不良，因此不宜同食。

🍖 蔬菜与肉禽蛋相克

❶ 南瓜与羊肉

南瓜味甘，性温，有补中益气、温中止泻之功效，能调整糖代谢、增强肌体免疫力，还能防止动脉硬化，具有防癌功效；羊肉味甘、苦，性热，有益气补虚，温中暖下之功效。两补同食，令人肠胃气壅。同食久食，则导致胸闷腹胀，壅塞不舒。

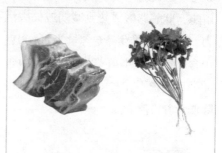

◎猪肉与香菜同食，会对身体有损无益。

味苦，微寒，入脾、肾经，有滋养脏腑、滑润肌肤、补中益气、滋阴养胃之功效。由于猪肉滋腻，助湿热而生痰，而香菜耗气，于猪肉无补，所以二者搭配食用对身体有损无益。

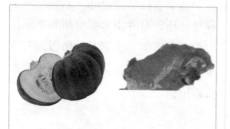

◎南瓜与羊肉同食，会导致胸闷腹胀，壅塞不舒。

❷ 猪肉与香菜

香菜又名芫荽、胡荽、香荽等，可做调料去腥膻气味。香菜味辛，性平，有消谷利气、透疹的功效，主要用于治疗麻疹初期透出不畅、食物积滞、胃口不开、脱肛等病症。猪肉

❸ 猪肝与富含维生素C的食物

猪肝炒食或做汤不宜配番茄、辣椒、毛豆、豆芽、香菜等富含维生素C的蔬菜。维生素在受热受光时易被破坏，在酸性溶液（pH＜4）中较为稳定，在中性及碱性溶液中极不稳定。特别在有微量金属离子（如铜离子、铁离子等）存在时更易被氧化分

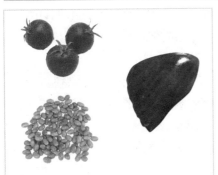

◎猪肝与富含维生素C的食物同食，会破坏维生素C。

解，即使是微量的铜离子也能使维生素C氧化速度加快1000倍。猪肝中含铜、铁元素丰富，每100克猪肝中含铜2.5毫克，铁25毫克，能使维生素C氧化为脱氢维生素C而失去原来的功能。

④ 猪肝与菜花

猪肝味甘，性温，入肝经，有补血健脾、养肝明目的功效。猪肝中铁的含量是猪肉的18倍，人体的吸收利用率也很高，是天然的补血妙品，对于贫血、头昏、目眩、视力模糊、两目干涩、夜盲及目赤等均有较好的效

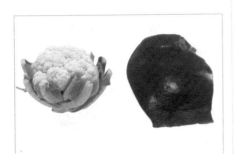

◎猪肝与菜花同食，会降低人体对营养的吸收。

果。炒猪肝不宜配菜花，菜花中含有大量膳食纤维，膳食纤维中的醛糖酸残基可与猪肝中的铁、铜、锌等微量元素形成螯合物，从而降低人体对这些元素的吸收。

⑤ 牛肝与富含维生素C的食物

维生素C是一种己糖衍生物，具有很强的还原性，很容易被氧化剂氧化而失去生理活性，特别是在有微量金属离子如铜离子、铁离子等存在时，极易被氧化分解。牛肝中铜、铁离子含量丰富，极易使维生素C氧化为脱氢维生素C而失去原有的功能，所以，牛肝不宜与富含维生素C的食物相搭配。

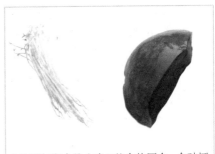

◎牛肝与富含维生素C的食物同食，会破坏维生素。

⑥ 羊肝与富含维生素C的食物

羊肝中钙、铁、磷等元素含量丰富，这些元素能使维生素C氧化为脱氢维生素C，从而失去了维生素C原有的功能。所以，羊肝不宜搭配富含

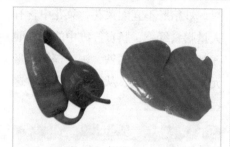

◎羊肝与含维生素C的食物同食，会破坏维生素C。

维生素C的食物，如辣椒、豆芽、番茄等一起食用。辣椒中富含维生素C（每100克含维生素C达198毫克），

而羊肝内含的金属离子可将其中的维生素C破坏殆尽，削弱了其应有的营养价值。

日常饮食中，我们强调荤素搭配，注重营养平衡，但是我们却也不能忽视肉禽蛋类和蔬菜之间相克对人体的危害，以上列出来的在日常生活中就最好不要二者一起配炒，可以用别的来代替。毕竟，追求饮食健康，目的是为了身体健康。

蔬菜与水产相克

❶ 南瓜与虾

南瓜又称金瓜，性寒，味甘，能润肺燥、下气平喘；虾肉性温，味甘、咸，具有补肾壮阳、健胃补气、祛痰抗癌等功效。二者性味功效相左，不宜同食。此外，由于它们生化成分复杂，若二者混合配食，会产生一些生化反应，影响身体健康。

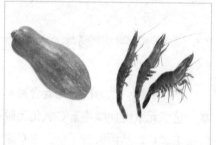

◎南瓜与虾同食会影响身体健康。

❷ 南瓜与蟹

南瓜性寒，味甘，有补中益气、消炎止痛、解毒杀虫、降糖止渴的功效；蟹肉味咸，性寒，有微毒，有清热解毒、补骨添髓、养筋活血、利肢节、滋肝阴、充胃液之功效。二者都属寒凉之物，如果一同进食，会损害人体肠胃功能，甚至引起腹泻、腹痛

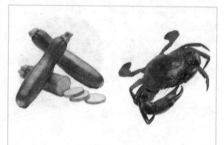

◎南瓜与蟹同食会引起腹泻、腹痛等症状。

等症状，对人体健康不利。

③ 南瓜与黑鱼

黑鱼又称乌鳢、乌鱼、蛇皮鱼、食人鱼、火头鱼，此鱼性味甘寒，能补脾利水、壮阳益阴、养心补肾、养血补虚、补气血、益精髓，而南瓜性味甘寒。二者同属寒性，不宜同食，否则伤肠胃，损正气。此外，南瓜与黑鱼都含有复杂的生物活性物质与酶类，若二者同食，可产生不利于人体健康的生化反应。

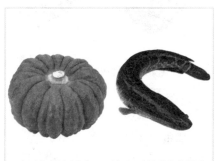

◎南瓜与黑鱼同食，可产生不利于人体健康的生化反应。

④ 南瓜与黄鳝

黄鳝性温，味甘，具有补气养血、温阳益脾、滋补肝肾、祛风通络等功效；而南瓜甘寒下气，二者功用大不相同。若将南瓜搭配黄鳝同食，则功用互相抵消，无益于健康。另外，二者生化成分复杂，可能产生不利于人体的生化反应，也可影响人体健康。

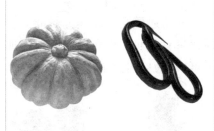

◎南瓜与黄鳝同食，可产生不利人体的生化反应，影响人体健康。

⑤ 芹菜与蟹

螃蟹含有丰富的蛋白质、微量元素等营养，对身体有很好的滋补作用；芹菜含有大量的膳食纤维，可刺激胃肠蠕动，促进排便。但是，蟹与芹菜不可同食，因为芹菜中富含的膳食纤维会影响人体对蛋白质的吸收。

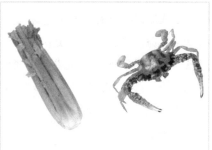

◎芹菜与蟹同食，会影响人体对蛋白质的吸收。

⑥ 芹菜与蛤贝

芹菜含有丰富的维生素B_1，而蛤贝体内皆含维生素B_1分解酶，此酶加热后虽然也会失效。但是，人们在食用海鲜时，喜欢生吃或只用开水烫一烫，这些蛤贝体内的维生素B_1分解酶并未失效，若与芹菜同食，可将其中的维生素B_1全部破坏。此酶遇酸会减弱其分解能力，所以进食蛤贝、生鱼等时，适当加醋可以保护维生素B_1。

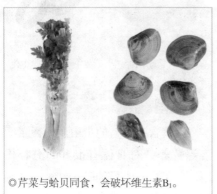

◎芹菜与蛤贝同食，会破坏维生素B_1。

❼ 芹菜与甲鱼

芹菜有止血养精、保血脉、益气、令人肥健、祛热、利肠之功效，对女子有益。现代医学研究认为，芹菜富含铁，是缺铁性贫血患者的理想食品；甲鱼肉味甘，性平，无毒，主治伤中益气、热气湿痹、腹中激热。芹菜与甲鱼不可同食，否则会中毒，可以用橄榄汁解毒。

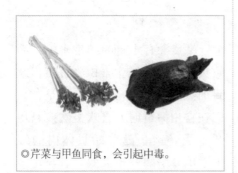

◎芹菜与甲鱼同食，会引起中毒。

❽ 茄子与毛蟹

毛蟹又称河蟹、清水大闸蟹，营养丰富，每100克毛蟹可食部分含蛋白质17.5克、脂肪2.8克、磷182毫克、钙126毫克、铁2.8毫克。毛蟹壳除含丰富的钙外，还含有蟹红素、蟹黄素等。茄子与毛蟹不可同食，否则会中毒，可以用藕汁治疗。

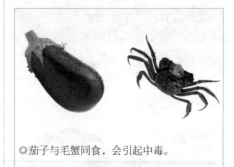

◎茄子与毛蟹同食，会引起中毒。

❾ 芥菜与鲫鱼

鲫鱼肉性味甘、平、温、无毒，主入胃、肾二经，有和中补虚、除湿利水、温胃进食、温中下气的作用。鲫鱼的功能之一是消水肿，解热毒，但与芥菜同食反而会引发水肿。这是

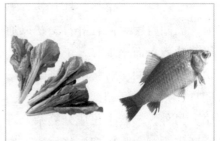

◎芥菜与鲫鱼同食，可加重水肿患者、肾功能不全者的病情。

因为芥菜的食物药性属辛辣，加上人们一般都是将芥菜腌制后食用，腌菜盐重味咸，水肿患者、肾功能不全者，过食则易加重病情。

⑩ 菠菜与鳝鱼

中医认为，黄鳝肉性味甘温、无毒，主归脾、胃经，有补脾益气、除湿养血的作用。而菠菜性甘冷而滑，下气润燥，据《本草纲目》记载，菠菜可以"通肠胃热"。由此可见，二者食物药性功能皆不相协调。而且鳝鱼油煎多脂，菠菜冷滑，同食也容易导致腹泻，所以二者不宜同食。

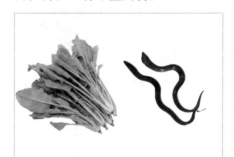

◎菠菜与鳝鱼同食，容易导致腹泻。

⑪ 毛豆与鱼

毛豆含有蛋白质、钙、铁及多种维生素，营养丰富；鱼的蛋白质含量为猪肉的两倍，且属于优质蛋白，人体吸收率高。鱼肉中富含丰富的硫胺素、维生素B_1、维生素B_2、维生素D和一定量的钙、磷、

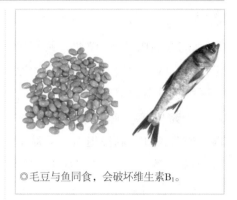

◎毛豆与鱼同食，会破坏维生素B_1。

铁等矿物质。毛豆与鱼搭配，会破坏维生素B_1，所以不宜将毛豆与鱼搭配同食。

⑫ 螃蟹与茄子

茄子味甘，性凉，有清热活血、止痛消肿、祛风、通络、消炎的功效。中医典籍记载，"茄性寒利，多食必腹痛下利"。螃蟹性寒，味咸，有清热解毒、补骨添髓、养筋接骨、活血祛痰、利湿退黄、利肢节、滋肝阴、充胃液之功效。茄子和蟹肉都属寒凉之性，同食易伤肠胃。

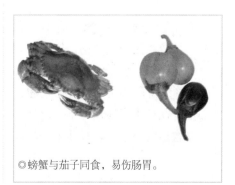

◎螃蟹与茄子同食，易伤肠胃。

⑬ 番茄和毛蟹

番茄性甘、酸，微寒，具有生津止渴、健胃消食、清热解毒、凉血平肝、补血养血和增进食欲的功效；毛蟹性寒，味咸，有清热解毒、养筋接骨、利湿退黄、利肢节等功效。番茄和毛蟹同属寒凉食物，搭配食用会引起腹泻，可以用藕汁止泻。

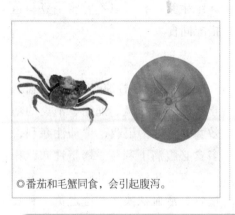

◎番茄和毛蟹同食，会引起腹泻。

⑭ 虾与富含维生素C的蔬菜

虾分淡水虾和海虾。虾肉含蛋白质、脂肪、维生素及磷、砷等多种矿物质。维生素C是烯醇式结构物质，虾肉所含的砷是五价砷，遇到维生素C，就会还原为具有剧毒的三价砷。所以，虾不宜与番茄等富含维生素C的蔬菜同食。

平时的饮食中一定要注意，不要想当然地就把相克的两样食物一起配炒，否则会引起身体的不适。

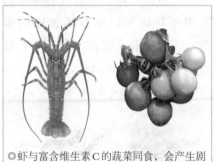

◎虾与富含维生素C的蔬菜同食，会产生剧毒，引起中毒。

蔬菜与水果相克

❶ 苹果与萝卜

苹果营养丰富，含有糖类、有机酸、果胶、蛋白质、钙、铬、磷、铁、钾、锌和维生素A、B族维生素、维生素C、膳食纤维、另含苹果酸、酒石酸、胡萝卜素等营养素。此外，苹果富含植物色素，若与萝卜一起食用，经胃、肠道的分解可产生抑制甲状腺功能的物质，诱发甲状腺肿。

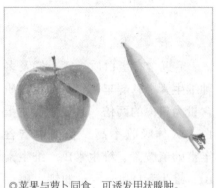

◎苹果与萝卜同食，可诱发甲状腺肿。

② 杨梅与黄瓜

杨梅含丰富的维生素C、葡萄糖、果糖、柠檬酸、苹果酸等，而黄瓜中含有维生素C分解酶。若将二者同时食用，杨梅中的维生素C会遭到破坏，失去原有的营养价值，所以不宜将杨梅与黄瓜搭配食用。

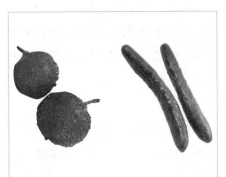

◎杨梅与黄瓜同食，会破坏杨梅中的维生素C。

③ 杨梅与萝卜

萝卜含有能诱导人体自身产生干扰素的多种微量元素，可增强机体免疫力，并能抑制癌细胞的生

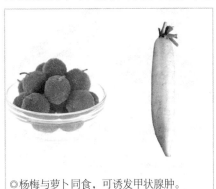

◎杨梅与萝卜同食，可诱发甲状腺肿。

长，对防癌、抗癌有重要意义。但是杨梅含有丰富的植物色素，若将其与萝卜一起食用，经胃肠道的消化分解，可产生抑制甲状腺功能的物质，诱发甲状腺肿。

④ 荔枝与黄瓜

荔枝肉含维生素B_1、维生素B_2、维生素C、葡萄糖、蔗糖、蛋白质、脂肪、胡萝卜素、叶酸、柠檬酸等成分，黄瓜中含有维生素C分解酶。若二者同时食用，荔枝中的维生素C会遭到破坏，失去原有的营养价值，所以，不宜将荔枝与黄瓜搭配食用。

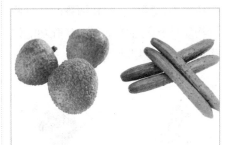

◎荔枝与黄瓜同食，会破坏荔枝中的维生素C。

⑤ 荔枝与胡萝卜

胡萝卜中含有一种维生素C酵酶，若与荔枝搭配食用，会破坏荔枝中的维生素C，降低原有的营养价值。所以，在日常饮食中，不宜将荔枝搭配胡萝卜食用。

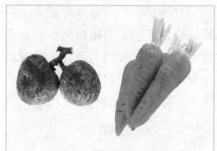

◎荔枝与胡萝卜同食，会破坏荔枝中的维生素C。

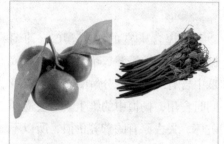

◎柑橘与龙须菜同食，会使龙须菜中的蛋白质凝结，影响消化吸收。

⑥ 菠萝与萝卜

　　菠萝中含有丰富的维生素C；萝卜含有维生素C酵酶，可破坏食物中的维生素C。若两者一同食用，不但破坏菠萝中的维生素C，降低其营养价值，还会促使菠萝所含的类黄酮物质转化为二羟苯甲酸和阿魏酸，这两种物质具有很强的抑制甲状腺功能的作用，会诱发甲状腺肿。

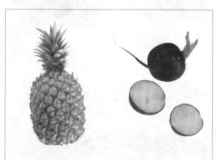

◎菠萝与萝卜同食，会诱发甲状腺肿。

⑦ 柑橘与龙须菜

　　龙须菜所含蛋白质、碳水化合物、多种维生素和微量元素的质量优于普通蔬菜。因柑橘中含有较多的果酸，龙须菜含有丰富的蛋白质，若将

　　柑橘搭配龙须菜同时食用，柑橘中的果酸会使龙须菜中的蛋白质凝结，影响消化吸收。

⑧ 黄瓜与柑橘

　　柑橘含有丰富的糖类（葡萄糖、果糖、蔗糖）、维生素、苹果酸、柠檬酸、蛋白质、脂肪、膳食纤维以及多种矿物质等。若将黄瓜搭配柑橘同食，柑橘中的维生素C会被黄瓜中的分解酶破坏，降低营养价值，所以，最好不要一同食用黄瓜与柑橘。

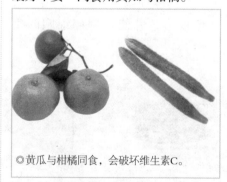

◎黄瓜与柑橘同食，会破坏维生素C。

⑨ 枇杷与胡萝卜

　　枇杷果实营养十分丰富，不仅富含糖类、蛋白质、脂肪、膳食纤

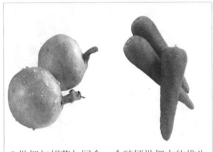

◎枇杷与胡萝卜同食，会破坏枇杷中的维生素C。

维、果胶、胡萝卜素、鞣质、苹果酸，还富含维生素C，而胡萝卜中含有一种维生素C酵酶，可以破坏枇杷中的维生素C，降低原有的营养价值，所以，枇杷不宜与胡萝卜同食。

⑩ 枇杷与黄瓜

枇杷果实营养十分丰富，有清肺止咳、和胃降逆的功效。由于黄瓜中含有维生素C分解酶，若二者同时食用，枇杷中的维生素C会遭到破坏，失去应有的营养价值，所以，最好不要将枇杷搭配黄瓜一同食用。

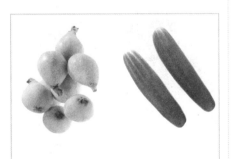

◎枇杷与黄瓜同食，会破坏枇杷中的维生素C。

⑪ 猕猴桃与胡萝卜

猕猴桃不仅甘甜爽口，而且富含维生素C，营养价值极高，每100克鲜果中含维生素100～420毫克，被称为"维C之王"。胡萝卜含有一种可以破坏维生素C的酵酶，若二者同时食用，会降低各自原有的营养价值。

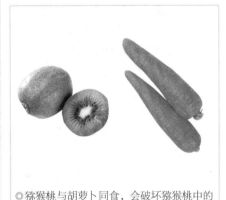

◎猕猴桃与胡萝卜同食，会破坏猕猴桃中的维生素C。

⑫ 猕猴桃与黄瓜

猕猴桃中维生素C的含量在水果中是最高的，它还含有丰富的蛋白质、碳水化合物、多种氨基酸和矿物

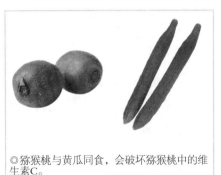

◎猕猴桃与黄瓜同食，会破坏猕猴桃中的维生素C。

质元素，都为人体所必需。黄瓜中含有维生素C分解酶，这种酶可破坏食物的维生素C，因此，不能同食这两种食物。

⑬ 樱桃与黄瓜

樱桃营养丰富，含有丰富的维生素C和铁元素，具有促进血红蛋白再生的功效，对贫血患者有一定的补益作用。而黄瓜中含有维生素C分解酶，可以破坏食物中的维生素C。若将二者同时食用，则樱桃中的维生素C会遭到破坏，失去应有的营养价值。

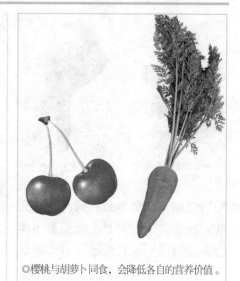

◎樱桃与胡萝卜同食，会降低各自的营养价值。

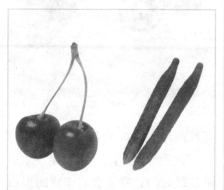

◎樱桃与黄瓜同食，会破坏樱桃中的维生素C。

⑭ 樱桃与胡萝卜

樱桃含糖、柠檬酸、酒石酸、胡萝卜素、维生素C、铁、钙、磷等成分；胡萝卜含有维生素C酵酶，这种酶可以破坏维生素C。若将二者同时食用，会降低各自原有

的营养价值。

⑮ 大枣与胡萝卜

大枣含有丰富的维生素C，特别是新鲜的大枣，胡萝卜含有维生素C酵酶，这种物质可以破坏维生素C，因此，不能同食这两种食物。

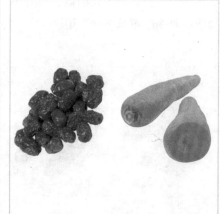

◎大枣与胡萝卜同食，会降低各自的营养价值。

肉禽蛋与肉禽蛋相克

① 猪肉与羊肝

猪肉有补肾养血、滋阴润燥之功效，主治热病伤津、消渴羸瘦、肾虚体弱、产后血虚、燥咳、便秘等症。羊肝养肝，明目，补血，清虚热。羊肝有膻气，与猪肉同烹易生怪味。从烹调角度讲也不宜搭配。《金匮要略》记载："猪肉共羊肝和食之，令人生闷。"《饮食正要》也记载："羊肝不可与猪肉同食。"

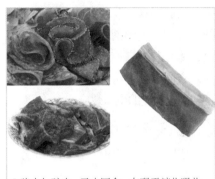

◎猪肉与驴肉、马肉同食，有碍于消化吸收，易致腹泻。

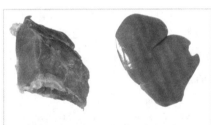

◎猪肉与羊肝同食易生怪味，令人生闷。

② 猪肉与驴肉、马肉

《金匮要略》记载："驴马肉合猪肉食之成霍乱。"并对此做出解释："诸肉杂食，恐难消化，乱于肠胃，故成霍乱。"《日华子诸家本草》记载："马肉只堪煮食，余食难消。"即除煮食外，其他烹调方法如炒、熘等，皆难以消化。驴肉性味甘凉，马肉性苦冷，皆属凉性，而猪肉肥腻。若共食，有碍于消化吸收，易致腹泻，不利于健康。

③ 猪肉与牛肉

《本草纲目》记载："猪肉合牛肉食生虫。"《金匮要略》记载："牛肉共猪肉食作寸白虫。"《饮膳正要》记载："猪肉不可与牛肉同食。"猪肉酸冷，微寒，有滋腻阴寒之性。而牛肉则性温，味甘，具有暖中补气、补肾壮阳、健脾补胃、滋养御寒、益筋骨、增体力之功效。二者一温一寒，一补中健脾，一滋腻碍消化，其性味和功效有所抵触，故不宜同食。

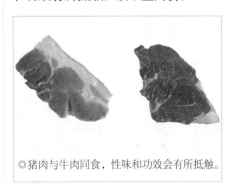

◎猪肉与牛肉同食，性味和功效会有所抵触。

❹ 猪肝与野鸡

《饮膳正要》记载："野鸡不可与猪肝同食。"野鸡味酸微寒，能补中益气，止泻痢，除消渴，猪肝性温，味甘苦，它们性味有温寒之别。如二者同煮食，将不利于身体健康，甚至引起不良的生理效应。

❺ 猪肝与鹌鹑

猪肝与鹌鹑肉混合烹调，其各自所含的酶及其他生物营养素、微量元素之间可能发生复杂的化学反应（酶加热到一定温度后失活），干扰微量元素（如铁、铜）的代谢，影响某些酶的形成与激活，或破坏一些必需的维生素，产生一些不利于人体健康的物质，引起不良的生理效应，产生色素沉着。

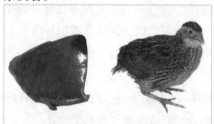

◎猪肝与鹌鹑同食，会引起不良的生理效应，产生色素沉着。

❻ 鹿肉与野鸡

《本草纲目》记载："鹿肉不可同雉肉、菰蒲、鲍鱼、虾食，发恶疮。"野鸡肉酸而微寒，《日华本草》记载："雉性平，微毒，秋冬益，春夏毒，有痢人不可食。"李

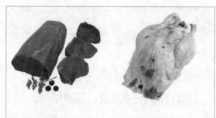

◎鹿肉与野鸡同食，会产生某些生化反应，对健康不利。

时珍说："春夏不可食者，为其食虫蚁，有毒也。"鹿肉甘温补阳，与野鸡的食物药性相克。另外，二者同食后会产生某些生化反应，对健康不利。

❼ 兔肉与鸡肉

鸡肉性味甘温或酸温，属于温热之性，温中补虚为其主要功能；兔肉甘寒酸冷，凉血解热，属于凉性。二者同食，一冷一热，冷热杂进，很容易导致泄泻。此外，兔肉与鸡肉各含激素与酶类，进入人体后的生化反应复杂，可产生不良作用的化合物，刺激胃肠道，导致腹泻。

❽ 兔肉与鸡蛋

兔肉有补中益气、凉血解毒之功；鸡蛋能补阴益血、除烦安神、补脾和胃。《本草纲目》中说："鸡蛋同兔肉食成泻痢。"兔肉性味甘寒酸冷，鸡蛋甘平微寒，二者各有一些生物活性物质，若同炒共食，则易产生刺激胃肠道的物质而引起腹泻，所以不宜同食。

肉禽蛋与水产相克

① 猪肉与田螺

田螺味甘、咸，性寒，入膀胱、肠、胃、肝、脾经，含蛋白质、脂肪、碳水化合物、钙、磷、铁、B族维生素，能清热利水、退黄、止血。田螺与酸冷寒腻的猪肉同属凉性，且滋腻易伤肠胃，故不宜同食。

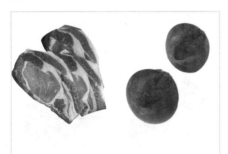

◎猪肉与田螺同食，会伤肠胃。

② 猪肉与鳖肉

猪肉的肥肉主要含有脂肪，并含少量蛋白质、磷、钙、铁等，瘦肉主要含蛋白质、脂肪、维生素B_1、维生素B_2、钙、铁等。鳖肉有滋阴凉血、益气升提之效。因猪肉和鳖肉都属于寒性食物，若将二者同食，容易引起肠胃不适，有损健康。

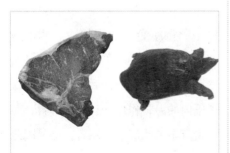

◎猪肉与鳖肉同食，会易引起肠胃不适，有损健康。

③ 猪肝与鲫鱼

鲫鱼性味甘温，含大量蛋白质、少量脂肪、糖类、维生素及钙、磷、铁等多种微量元素，具有益气健脾、清热解毒、利水消肿、通脉下乳之功效。猪肝与鲫鱼不合，如将二者混合烹调或配炒，会产生一些不利因子，食用后会引起一些不良反应，比如容易产生痈疽等。

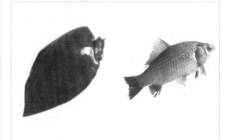

◎猪肝与鲫鱼同食，会引起一些不良反应。

④ 牛肝与鲇鱼

鲇鱼肉含蛋白质、脂肪、糖类、钙、磷、铁以及复杂的生物化学成分；而牛肝中含蛋白质、脂肪、维生素B_1、维生素B_2及钙、铁等微量元素。牛肝与鲇鱼同食，可产生不良的反应，对人体健康不利。

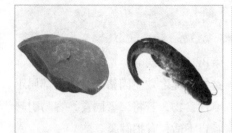

◎牛肝与鲇鱼同食，可产生不良的生化反应，对人体健康不利。

⑤ 牛肝与鳗鱼

牛肝性平味甘，有补血、养肝、明目之功效。牛肝中含有丰富的维生素及铁、锌等微量元素，对缺铁性贫血、性功能低下等病症有一定疗效。鳗鱼富含维生素A和维生素E，还含有丰富的磷脂。《本草纲目》中说鳗鱼肉有毒，主要是指其中某些生物活性物质会对人体产生一定的不良作用。牛肝营养丰富，所含生物活性物质极为复杂，与鳗鱼同食更易产生不利于人体的生化反应。

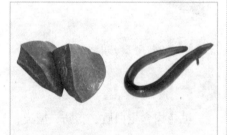

◎牛肝与鳗鱼同食，易产生不利于人体的生化反应。

⑥ 羊肉与鱼脍

鱼脍又称生鱼片、鱼生，是以新鲜的鱼类生切成片，蘸调味料（姜、蒜、醋）食用的食物总称。羊肉与生鱼脍不宜同食，因为羊肉本身为大热之品，而姜、蒜、醋等都是辛热的东西，二者相配易助热生火。而鱼脍是生鱼切割而成，其酶未失活性，二者同食会产生复杂的生化反应，容易产生不良反应，不利于健康。另外，羊肉有较浓的膻味，鱼脍带有浓厚的腥味，二味混合会产生一种令人厌恶的怪味。

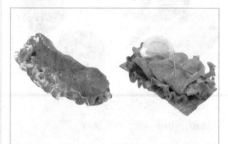

◎羊肉与鱼脍同食会产生怪味，且易助热生火，产生不良反应。

⑦ 羊肉与螃蟹

中医认为，羊肉味甘，性温热，无毒，入脾、肾、心经，主治肾虚腰疼、阳痿精衰、形瘦怕冷、病后虚寒、产后出血等。羊肉性味甘热，而螃蟹性寒，二者同食后不仅大大降低了羊肉的温补作用，且有碍脾胃，对于素有阳虚或脾虚的患者，极易因此而引起脾胃功能失常，进而影响人体健康。

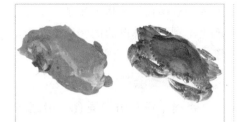

◎羊肉与螃蟹同食，会降低羊肉的温补作用，有碍脾胃健康。

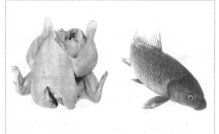

◎鸡肉与鲤鱼同食，会对人体健康不利。

⑧ 鹿肉与鲇鱼

鹿肉性温和，有补脾益气、温肾壮阳的功效。鲇鱼营养丰富，含丰富蛋白质，并含有多种矿物质和微量元素，特别适合体弱虚损、营养不良的人食用。因鹿肉含有某些酶类和激素，鲇鱼含有丰富的酶类和其他生物活性物质，二者相遇易发生不良的生化反应，不利于身体健康，甚至会影响到周围神经系统，以致令人筋甲缩。

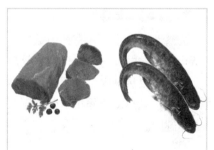

◎鹿肉与鲇鱼同食易，会发生不良的生化反应，不利于身体健康。

⑨ 鸡肉与鲤鱼

鸡肉味甘，性微温，能温中补脾、益气养血、补肾益精；鲤鱼味甘，性平，能补脾健胃、利水消肿、通乳、清热解毒、止嗽下气。鸡肉与鲤鱼性味不反但功能叠加，不宜同煮、同煎炒。现今生活中的饮食习惯，亦罕见鸡、鱼同烹的现象，另外，鱼类皆含丰富蛋白质、微量元素、酶类及各种生物活性物质，鸡肉成分亦极复杂，同烹或同食，其生化反应极为复杂，对人体健康不利。

⑩ 猪肉与虾

淡水虾（如青虾），性味甘温，功能补肾壮阳，通乳；海虾，性味甘咸温，可温肾壮阳、兴奋性机能。而猪肉助湿热而动火，如将二者相配食用，则会耗人阴精，导致阴虚火旺，不利于身体健康，所以，猪肉和虾不宜同食。

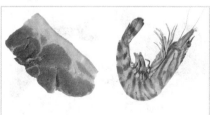

◎猪肉与虾同食，会导致阴虚火旺，不利于身体健康。

⑪ 鸡蛋与鲤鱼

鸡蛋含有丰富的蛋白质、脂肪、维生素和铁、钙、钾等人体所需要的矿物质，蛋白质为优质蛋白，对肝脏组织损伤有修复作用。但鸡蛋不宜与鲤鱼共食，因为鱼类有腥气，与鸡蛋同烧易生异味。另外，怀孕妇女对此更应特别注意，中医典籍认为，怀孕妇女将鸡蛋与鲤鱼配食，会使胎儿生疮。

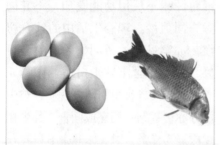

◎鸡蛋与鲤鱼同食易生异味，会使胎儿生疮。

⑫ 狗肉与鲤鱼

鲤鱼味甘，性平，入脾、肾经，含蛋白质、脂肪、糖类、钙、磷、铁，并含19种游离氨基酸、维生素及组织蛋白酶。鲤鱼与狗肉同食，不仅二者营养功能不同，而且

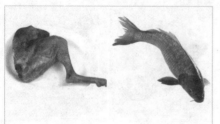

◎狗肉与鲤鱼同食，可能产生不利于人体健康的物质。

因为二者生化反应极为复杂，可能产生不利于人体健康的物质，所以不宜共食，更不宜同烹。

⑬ 鸭肉与鳖

鸭肉不可与鳖肉同食。中医认为，鸭子吃的食物多为水生物，故其肉性味甘寒，有滋阴养胃、利水消肿等功效。鳖肉甘平无毒，鳖甲咸平。"鳖性冷，发水病"，而鸭肉也属凉性，所以鸭肉不宜与鳖肉同食，久食令人阳盛阴虚，水肿泄泻。

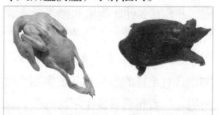

◎鸭肉与鳖同食，久食令人阳盛阴虚，水肿泄泻。

⑭ 鳝鱼与狗肉

黄鳝性温，味甘，有补中益气、强精止血、滋补肝肾、祛风通络等功效。狗肉有温热助火、助阳之性，与黄鳝同食，温热助火作用更强，不利于人体健康。

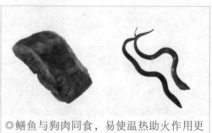

◎鳝鱼与狗肉同食，易使温热助火作用更强，且易产生怪味。

肉禽蛋与果品相克

❶ 牛肉与栗子

牛肉甘温，安中益气，补脾胃、壮腰脚；栗子甘咸而温，益气厚肠胃，补肾气。从营养成分看，栗子除含蛋白质、糖、淀粉、脂肪外，还富含维生素C，每100克中高达40毫克。此外，栗子还富含胡萝卜素、B族维生素和脂肪酶。栗子中的维生素C易与牛肉中的微量元素发生反应，削弱栗子的营养价值。而且，二者不易消化，同炖共炒都不相宜。同时，有人还发现牛肉与栗子同吃会引起呕吐。

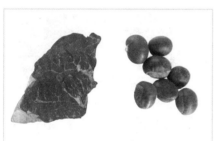

◎牛肉与栗子同食不易消化，引起呕吐。

❷ 羊肚与梅子

《饮膳正要》中记载："羊肚不可与小豆、梅子同食，伤人。"梅子味酸性平，《日华子诸家本草》记载："多食损齿伤筋，蚀脾胃，令人膈上痰热。"羊肚性味甘温，如配以葱、辣椒、茴香之类香料调味则属热性。如混杂食用，可助热生火，对健康不利。

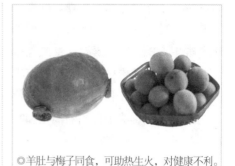

◎羊肚与梅子同食，可助热生火，对健康不利。

❸ 鸡肉与李子

鸡肉中蛋白质含量较高，且容易吸收，有增强体力、强壮身体的作用。栗子能促进胃酸和胃消化酶的分泌，有增加肠胃蠕动的作用。陶弘景说："鸡肉不可合葫、蒜、芥、李食。"李子为热性之物，具有生津利水、清肝涤热、活血化瘀、益肝坚肾之功效；鸡肉乃温补之品。若将二者同食，恐助火热，无益于健康。

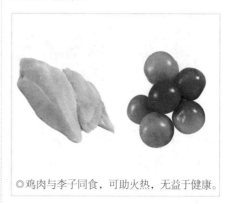

◎鸡肉与李子同食，可助火热，无益于健康。

❹ 鸡蛋与橘子

橘子是一种营养丰富的水果，果肉和果汁中含葡萄糖、果糖、蔗糖、苹果酸、柠檬酸、胡萝卜素、维生素 B_1、维生素 B_2、维生素 C、烟酸等。鸡蛋含有丰富的蛋白质，若和含有丰富果酸的橘子同时食用，果酸会使蛋白质凝固，影响蛋白质的消化和吸收，甚至产生不良症状。

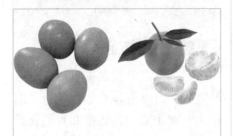

◎鸡蛋与橘子同食，会影响蛋白质的消化和吸收。

❺ 兔肉与橘子

橘子其性味甘酸而温，多食生热。兔肉营养价值丰富，含脂肪和胆固醇低，肌纤维细嫩，适合现代

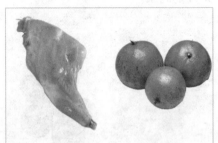

◎兔肉与橘子同食，会使脾胃虚寒，引起腹泻。

生活对肉质的要求。但是，吃兔肉后不宜马上吃橘子，因为兔肉中富含蛋白质，一遇橘子的果酸就会影响消化吸收。

❻ 鸭肉与李子

鸭肉性寒，味甘、咸，归脾、胃、肺、肾经。鸭肉适于滋补，是各种美味名菜的主要原料。鸭肉蛋白质含量比畜肉含量高得多，脂肪含量适中且分布较均匀，脂肪酸熔点低，易于消化。李子味甘、酸，性凉，能促进胃酸和胃消化酶的分泌，有增加肠胃蠕动的作用。性寒的鸭肉和性凉的李子同食，会损伤五脏，对于体寒者可引起中毒反应。

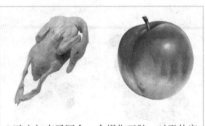

◎鸭肉与李子同食，会损伤五脏，对于体寒者可引起中毒反应。

❼ 鸭肉与杨梅

鸭肉营养丰富，特别适宜夏秋季节食用，既能补充过度消耗的营养，又可祛除暑热给人体带来的不适。杨梅有生津止渴、健脾开胃之功效，多食不仅无伤脾胃，还能解毒祛寒。由于杨梅性温热，与鸭肉同食会产生有害于人体的物质，过量食用容易引起中毒。

水产与果品相克

① 鲳鱼与含鞣酸多的水果

鲳鱼也叫平鱼，含有丰富的蛋白质和钙元素。葡萄、柿子、山楂、石榴、青果等水果含较多鞣酸，如与鲳鱼同时食用，会生成新的不容易消化的鞣酸蛋白等物质，使蛋白质失去原有的营养价值，甚至可引起呕吐、恶心、腹痛等症状。

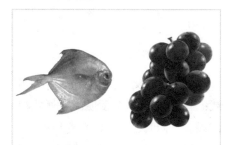

◎鲳鱼与含鞣酸多的水果同食，会使蛋白质失去原有的营养价值。

② 鳝鱼与含鞣酸多的水果

鳝鱼与含鞣酸多的水果不宜同食，因为鳝鱼中富含蛋白质和钙等营

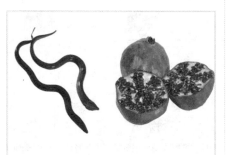

◎鳝鱼与含鞣酸多的水果同食，会降低营养价值。

养成分，如果与含有较多鞣酸的葡萄、柿子、山楂、石榴、青果等水果同时食用，蛋白质和鞣酸结合可以生成鞣酸蛋白，降低了蛋白质的营养价值。此外，鳝鱼中的钙还可以与鞣酸结合，生成一种新的不容易消化的物质，使鳝鱼原有的营养价值降低。

③ 鳗鱼与银杏

银杏即白果，性味微甘，苦涩，温平，有毒，并归经于肺、胃经，其功用是敛肺气、定喘嗽、止带浊、缩小便，主治哮喘、痰嗽、白带、白浊、遗精、淋病、小便频数等。鳗鱼有"水中人参"之称，性平，味甘，具有补虚羸、祛风湿的作用。二者均有较复杂的生物活性物质，同食可产生不利于人体的生化反应。

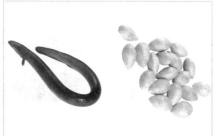

◎鳗鱼与银杏同食，可产生不利于人体的生化反应。

④ 鳖肉与橘子

鳖肉与橘子不可同时食用，因为鳖肉含有丰富的蛋白质，而橘子含果

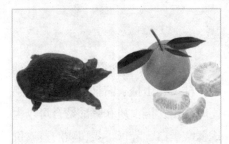

◎鳖肉与橘子同食，会影响鳖肉蛋白质的消化吸收。

酸较多，若同时食用，橘子中的果酸可使蛋白质凝固，影响蛋白质的消化吸收。

❺ 螃蟹与柿子

螃蟹与柿子不可同时食用，因为柿子中含的鞣酸会使蟹肉中富含的蛋白凝固为鞣酸蛋白，不易吸收，且妨碍消化，使食物滞留于肠内发酵，出现呕吐、腹痛、腹泻等症状。此外，柿子和蟹皆为寒性食物，二者同食，寒凉之性加倍，会伤害脾胃，体质虚寒者尤应忌之。

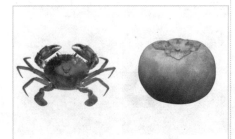

◎螃蟹与柿子同食，会伤害脾胃。

❻ 螃蟹与猕猴桃

螃蟹含有五价砷的化合物，本来对人体无害，但若和含有丰富维生素

C的猕猴桃一起食用，则五价砷与维生素C相遇，使五价砷转化为三价砷，即含剧毒的砒霜。若长期一起食用，随着毒物的积累，可致痉挛、反胃等中毒症状。

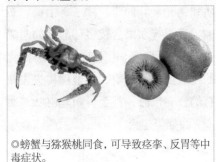

◎螃蟹与猕猴桃同食，可导致痉挛、反胃等中毒症状。

❼ 螃蟹与梨

梨味甘微酸性寒，《名医别录》记载："梨性冷利，多食损人，故俗谓之快果。"同时，在民间有食梨喝开水可致腹泻之说。由于梨性寒凉，蟹亦冷利，二者同食，伤人肠胃。

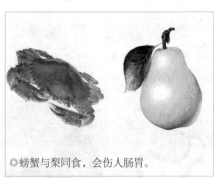

◎螃蟹与梨同食，会伤人肠胃。

❽ 螃蟹与花生仁

从食物药性上看，花生仁性味甘平，油腻之物遇冷利之物极易导致腹泻，所以螃蟹与花生仁不宜同时进食。

调料与其他食物相克

① 牛肉与韭菜、薤、生姜

牛肉不宜与生姜、韭菜、薤等大辛大温的食物同时烹调食用，否则容易助热生火，以致引发口疮、肿痛、口腔炎症等。

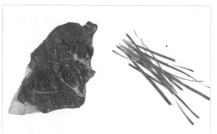

◎牛肉与韭菜、薤、生姜同食，会引发口疮、肿痛、口腔炎症等。

② 羊肉与豆浆

羊肉性质温热，是动物性的蛋白；豆浆性质偏凉，是植物性的蛋白。同时服用这两种高蛋白食物，可能会导致消化不良、腹胀。一般情况下，建议隔一个小时比较好。

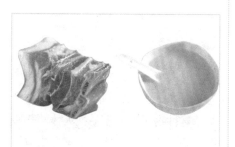

◎羊肉与豆浆同食，可能导致消化不良、腹胀。

③ 羊肉与醋

醋中含乙酸、乳酸、丙酮酸、草酸、琥珀酸等有机酸及高级醇类、糖类、氨基酸、维生素和微量元素等，醋中的曲霉分泌蛋白酶，将原料中的蛋白质分解为各种氨基酸。醋性酸温，有消毒杀菌、增进食欲、扩张血管、降低血脂的作用。醋宜与寒性食物如蟹等配合，而羊肉大热，所以不宜配醋。

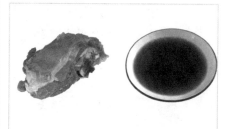

◎羊肉与醋功能相反，不宜同食。

④ 马肉与姜

姜含挥发油，主要是姜烯、姜醇、水芹烯等，能加速血液循环，防寒保暖；促进胃液分泌，增进食欲；降低血脂，稀释血液等。马肉中蛋白质含量高、脂肪含量低，适合现代人对高蛋白、低脂肪肉食品的要求。不过，从中医上讲，姜性味辛温解表，马肉除热下气，二者性味相反，功用亦不协同，故二者不宜共食。

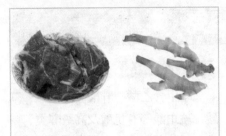

◎马肉与姜性味相反，功用不协同，不宜同食。

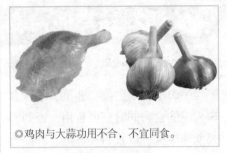

◎鸡肉与大蒜功用不合，不宜同食。

⑤ 鸡肉与芥末

芥末性温，能温中利窍、通肺豁痰、利膈开胃。芥末味苦，辛辣芳香，对口舌有强烈刺激，味道十分独特。鸡肉与芥末同食会伤元气。因为芥末是热性之物，鸡属温补之品，两者共食，恐助火热，无益于健康。

⑦ 鸡蛋与葱、蒜

葱、蒜都是辛温之品，并且都有特殊气味。葱、蒜含有挥发性物质，有刺激性，能使局部血管扩张，故其性热。鸡蛋甘平性凉，有滋阴润燥、养心安神的作用。葱、蒜与鸡蛋在性味与功能上皆不相合，故不宜同食。

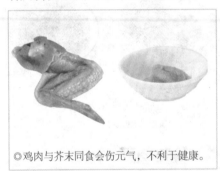

◎鸡肉与芥末同食会伤元气，不利于健康。

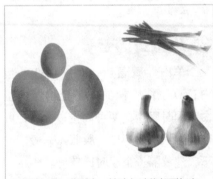

◎鸡蛋与葱、蒜同食，性味与功能都不相合。

⑥ 鸡肉与大蒜

大蒜味辛，性温，有归五脏、散痈肿、杀菌止痢、健脾除湿的功效。而鸡肉味甘，性微温，能温中补脾、益气养血、补肾益精。二者功用不合，且蒜气熏臭，从调味角度讲，也与鸡不合，《金匮要略》中就有"鸡不可合葫、蒜食之，滞气"的记载。

⑧ 鸡蛋与白糖

鸡蛋与白糖同煮，会使蛋白质中的氨基酸形成果糖基赖氨酸的结合物。这种物质不但不易被人体消化吸收，而且还会对人体产生不良影响，不利于健康。所以鸡蛋不宜与白糖同煮，但可在鸡蛋煮熟后，再加点白糖

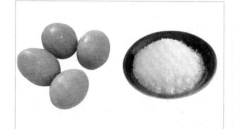

◎鸡蛋与白糖同食，会产生不利人体消化吸收的果糖赖氨酸的结合物。

予以调味。

9 鸡蛋与味精

鸡蛋与味精都含有谷氨酸。炒鸡蛋的时候放入味精，不但浪费了味精，而且还会破坏和掩盖鸡蛋原有的鲜味。

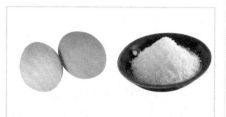

◎鸡蛋与味精同食，会破坏和掩盖鸡蛋原有的鲜味。

10 兔肉与芥末

芥末粉是我国传统的调味品，其主要化学成分是脂肪、蛋白质、碳水化合物，大量的钙、磷、铁和多种维生素，并含有特殊成分芥子苷、芥子碱、芥子酶等。发制好的芥末粉具有独特的刺激性和特殊的辛辣味，起帮助消化和通窍的作用，可刺激胃液分泌、增进食欲。中医认为，芥末性味

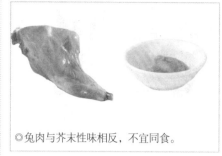

◎兔肉与芥末性味相反，不宜同食。

辛温，兔肉酸冷性寒，兔肉与芥末性味相反，不宜同食。

11 兔肉与姜

烹调兔肉时不宜加姜，这是因为兔肉酸寒，性冷，干姜、生姜辛辣性热。二者味性相反，寒热同食，易致腹泻。

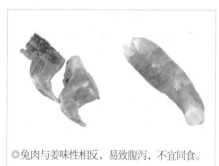

◎兔肉与姜味性相反，易致腹泻，不宜同食。

12 狗肉与葱

狗肉性温味咸，含有丰富的蛋白质、脂肪、嘌呤类、肌肽、钾、钠、氯等化合物及多种氨基酸。但是，在烹调狗肉的时候不要配以葱做调料。因为狗肉性热，具有补血脉、厚肠胃、暖腰背、补虚劳之功效；葱性辛温发散，利窍通阳。如将二者配在一

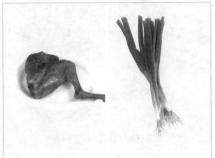

◎狗肉与葱同食，会益增火热。

起食用，益增火热，有鼻出血症状的人更应特别注意。

⑬ 狗肉与大蒜

　　大蒜含有水分、碳水化合物、蛋白质、维生素、脂肪以及挥发油、多种氨基酸、钙、铁等营养物质。此外，大蒜中还含有大蒜素，它是由蒜氨酸经蒜氨酸酶的作用而形成的一种挥发性硫化物，具有特殊辛辣味，可增进食欲，并有抑菌和杀菌的作用。狗肉性热，大蒜辛温有刺激性，狗肉温补，大蒜熏烈，同食助火，容易损人，尤其是对于火热阳盛体质的人，更应忌食。

⑭ 鳖肉与芥子

　　鳖肉不宜与芥子同时食用，因为芥子气味辛热，能温中利气，白芥子辛烈更甚。鳖肉味甘，性平，可滋阴凉血，益气升提。鳖肉与芥子同食，冷热相反，于健康不利。

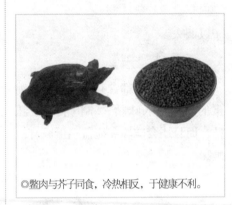

◎鳖肉与芥子同食，冷热相反，于健康不利。

⑮ 食盐与红豆

　　红豆不仅是一种粮食，还有一定的药物作用，能促进心脏活化，并有利尿消肿的功效。但是，红豆制品只能做甜食，如果加上盐，其药物作用就会减半。

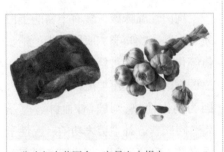

◎狗肉与大蒜同食，容易上火损人。

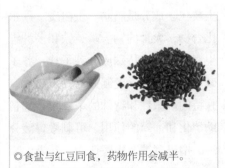

◎食盐与红豆同食，药物作用会减半。

食物与药物相克

① 链霉素与辛热肥腻食物

链霉素不宜与鱼、蛋、乳制品等辛热肥腻食物同时服用，因为链霉素在碱性环境中作用较强，辛热肥腻食物可酸化尿液，降低链霉素的疗效。

② 红霉素与富含钙、磷、镁的食物

红霉素不宜与牛奶、豆类、豆制品、骨头汤、黑木耳、海带、紫菜、黄花菜等富含钙、磷、镁的食物同时服用，因为这样会延缓药效或减少药物的吸收，降低药物的灭菌作用。

③ 红霉素与酸性食物和饮料

红霉素不宜与酸味水果、醋制食品、酸梅汤、橘子汁、柠檬汁等酸性食物及酸性饮料同时服用，因为这样会降低药物疗效。

④ 红霉素与酒类

红霉素不宜与酒类同时服用，因为红霉素对肝脏的毒性较强，饮酒可使毒性更为强烈，对肝脏的损害加重。

⑤ 阿司匹林与富含糖的水果

阿司匹林不宜与椰子、甜石榴、桃、葡萄、香蕉等含糖多的食品同时服用，因为这样容易形成复合体，从而减少初期药物的吸收速率。

⑥ 阿司匹林与咸鸭蛋

阿司匹林等解热、镇痛药不宜与咸鸭蛋同时服用，因为阿司匹林可与咸鸭蛋中的亚硝基化合物生成有致癌作用的亚硝胺，容易诱发癌症。

⑦ 阿司匹林与酸性食物

阿司匹林不宜与醋、酸菜、咸肉、鱼、山楂、杨梅等酸性食物同时服用，因为阿司匹林对胃黏膜有直接刺激作用，同服可增加对胃的刺激。

⑧ 阿司匹林与果汁

阿司匹林不宜与含果酸丰富的果汁或清凉饮料同时服用，因为果酸容易导致阿司匹林提前分解或溶化，不利于药物在小肠内的吸收而降低药效。另外，阿司匹林本来就对胃黏膜有刺激作用，果酸则更加剧了阿司匹林对胃壁的刺激，甚至可造成胃黏膜出血。

⑨ 胃蛋白酶与动物肝

胃蛋白酶不宜与动物肝同时服用，否则会降低药物的疗效，因为动物肝中所含的铜元素能与胃蛋白酶中的蛋白质、氨基酸分子结构上的酸性基团形成不溶性沉淀物。

⑩ 甲硝唑与含钙高的食物

甲硝唑不宜与牛奶等含钙离子丰富的食品同时服用，因为甲硝唑可和钙离子结合生成不溶性的沉淀物，既破坏食物的营养，又降低药物的疗效。

⑪ 呋喃唑酮与酒或醇类制剂

呋喃唑酮不宜与酒或醇类制剂同时服用，否则会出现面部潮红、心跳过速、腹痛、恶心、呕吐、头痛等症状，这是因为呋喃唑酮的代谢产物有抑制单胺氧化酶的作用，连服4～5天可阻碍酒类中所含酪胺的代谢。另外，呋喃唑酮还可抑制酒精的氧化分解，使其代谢的中间产物——乙醛降解受阻，因而易使乙醛聚积，引起中毒反应。

⑫ 呋喃唑酮与含酪胺的食物

呋喃唑酮不宜与牛奶、豆腐、酒类、酱油、菠萝、巧克力等富含酪胺的食物同时服用，因为这些食物进入人体后，会使单胺氧化酶受到抑制，造成酪胺蓄积，导致机体释放内源性去甲肾上腺素，而引起血压升高，如果是高血压患者，则会发生危险。

⑬ 氢氯噻嗪与胡萝卜

氢氯噻嗪不宜与胡萝卜同时服用，否则会出现全身无力、烦躁不安、胃部不适等症状。因为氢氯噻嗪为中效利尿药，服药后可使尿中排钾明显增多，应食用含钾的食物。而胡萝卜中所含的琥珀酸钾盐的成分具有排钾作用，二者同用，可导致低血钾症。

⑭ 甲状腺素与绿色蔬菜

甲状腺素不宜与大豆、豌豆、芦笋、卷心菜、菠菜等绿色蔬菜同时服用，因为绿色蔬菜中含有使甲状腺肿胀的物质，可使甲状腺素本来不足的患者病情加重。

⑮ 甲状腺素与黑豆

甲状腺素药物不宜与黑豆同时服用，因为豆类食品能抑制甲状腺素的产生。

⑯ 利血平与动物脂肪

降压药及降血脂药物不宜与动物脂肪类食物同时服用，因为这样会降低药物的疗效。

⑰ 利血平与含酪胺的食物

利血平不宜与奶酪、青鱼、蚕豆、鸡肝、葡萄酒等含酪胺的食物同时服用，因为这样会使利血平的降压作用减弱。

⑱ 洋地黄与酒类

服用洋地黄前后喝酒会导致严重后果，因为洋地黄大多都有剧毒且溶于醇类，酒中的乙醇会加强这些药物的毒性。

⑲ 地塞米松与糖类食物

地塞米松不宜与甘蔗、藕粉、西瓜、甘薯、山药等含糖量高的食品同时服用，因为这样会导致血糖升高和出现一些不良反应，所以服用地塞米松时，要限制糖的摄入。

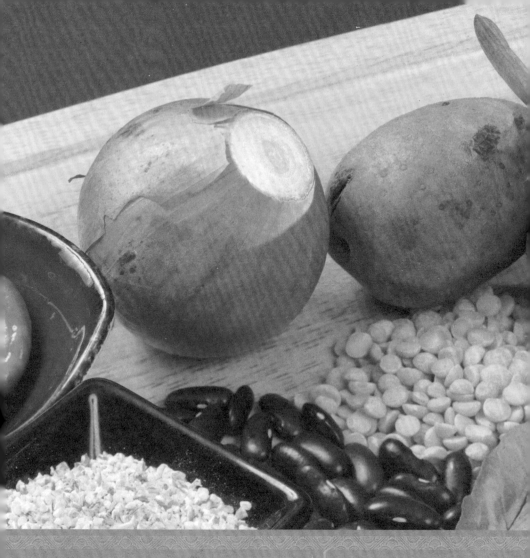

下　篇

不同人群的营养膳食指南

第一章

孕期妇女膳食指南

●妇女在孕期需摄取足够的食物，以获得足够的营养素来维持其身体的需要，同时也为胎儿提供足够的营养。当孕妇的膳食不能够提供充足的营养素满足胎儿需要时，胎儿将利用母亲自身的营养贮备，这将会增加母亲患病的危险性，也影响胎儿的生长。

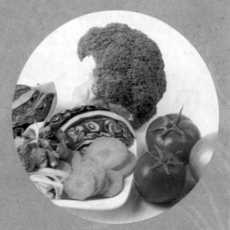

孕妇的营养供给与平衡膳食

在整个妊娠期，为了满足胎儿生长发育的需要，并为今后分娩和喂奶时的消耗做好准备，孕妇在生理上必然会出现一系列变化，如月经停止、子宫逐渐增大、乳腺组织增生、血浆和红细胞增加、基础代谢率增高、血液循环和心脏负担增加，等等。这些变化都会给孕妇的营养需求带来很大程度的影响。一般来说，孕妇比一般女性有更多的营养需求，也有着很大不同的营养结构，因此需要有针对性的膳食调配制度。

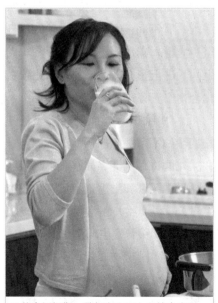

◎整个妊娠期，孕妇在生理上必然会出现一系列变化，这些变化都会给孕妇的营养需求带来很大程度的影响，对此，孕妇需要有针对性的膳食调配制度。

孕妇的营养供给是同时为自身和即将到来的新生儿所需要的。如果孕妇不能及时得到必需的营养物质的补充，胎儿就会"抢走"母体中的蛋白质、钙、铁等营养素，使母体健康受影响，严重时甚至可能出现骨质软化症、贫血、抵抗力下降、营养不良等症状。而孕妇营养不良，不仅直接影响自身的健康，反过来也会影响胎儿的身体和智力状况，还会使产后乳汁分泌不足，使婴儿得不到理想的喂养。所以，在怀孕期间注意合理的营养是非常重要的。

❶ 孕妇营养需求

总体来说，孕期基础代谢增加，体重增加，活动时所需热能也相应增多，还要满足胎儿的热能需求，因此，孕妇需要比一般女性补充更多的蛋白质、碳水化合物和脂肪。当然，在矿物质、维生素和水的供给方面，孕妇也有不同的需求。

（1）蛋白质。孕妇必须摄入足够的蛋白质以满足自身消耗及胎儿正常生长发育需要。现代医学科学研究证明，孕妇缺乏蛋白质，除了容易造成流产外，还会影响胎儿脑细胞的正常发育，造成婴儿发育障碍。蛋白质供应充足，还可以避免或减轻妊娠贫血、营养性水肿及妊娠高血压的发生。世界卫生组织建议，妇女妊娠后半期应该每日至少增加9克优质蛋白质营养，相当于300毫克的牛奶，如果以植物性食物为主，则需要增加15克蛋白质，相当于大豆40克，豆腐干75克或主粮200克。可见，孕妇在妊娠中、后期应尽可能多吃瘦肉、禽、鱼、蛋等富含蛋白质的动物类食物，如经济条件有限，则需要多吃大豆类制品。

（2）脂肪。由于孕妇的总热量

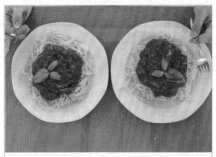

◎由于孕妇的总热量需求增加，机体主要供能者——脂肪也必然要增加。而且脂肪中含有的脂肪酸是胎儿神经系统的重要组成成分，所以孕妇在妊娠期可适当摄入含脂肪类食物。

需求增加，机体主要供能者——脂肪也必然要增加。孕妇在妊娠期一般都会增加2～4千克脂肪，胎儿储备的脂肪约为其体重的10%左右。此外，脂肪中含有的脂肪酸是胎儿神经系统的重要组成成分，一旦缺乏将严重影响

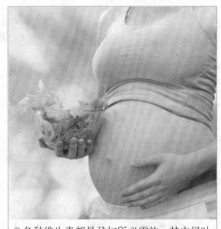

◎各种维生素都是孕妇所必需的，其中绿叶蔬菜中含有多种维生素，孕妇可常食用。

胎儿发育，尤其是智力发育。

（3）碳水化合物。胎儿需要利用母体的葡萄糖以供本身代谢的需要。不同体重的孕妇对碳水化合物的需求略有不同，中等体重的孕妇每日至少应摄入碳水化合物在200～250克之间。由于孕妇易患便秘，因此碳水化合物中应有一定量的膳食纤维。

（4）维生素。维生素同样是妊娠期孕妇不可缺少的物质，孕妇自身和胎儿的许多病症，如妊娠中毒症、胎盘早剥等都和维生素不足有关。维生素A能帮助胎儿正常生长发育，防止胎儿眼和头骨发生畸形；维生素B_{12}缺乏可能引起孕妇恶性贫血和神经疾患，也可能引发胎儿心血管和生殖畸形等病症；缺乏维生素C，则可能引起黏膜、牙龈和消化道出血等症，也使身体抵抗力下降，容易感染疾

病；而叶酸则是妊娠早期蛋白质的综合、吸收以及血液和细胞的形成不可缺少的物质。总之，各种维生素都是孕妇所必需的，应该及时、充分补充。

（5）矿物质：①钙。孕妇如果缺钙，一般可能感到腰腿疼痛、牙齿疼痛、肌肉痉挛，而严重的则可能有骨质软化症和牙齿松动等病症，并直接影响胎儿的骨骼及全身发育。一般来说，为了保证母体的自身贮备和供胎儿骨组织生长发育，孕妇每天大约需要补充约1500毫克钙。②铁。在孕妇分娩时出血、产后恢复以及母乳分泌时，铁均非常重要。此外，因为母乳中含铁量少，婴儿在出生前就已经开始从母体吸收贮备，以满足出生后2～3个月内对铁的需求。妊娠期铁不足，会导致缺铁性贫血，也可能诱发心肌肥大、浮肿等合并症。和非妊娠期相比，根据妊娠时期的不同，孕妇每天要多摄取3～8毫克铁。因此，孕妇应多食肉类、豆类以及鱼、蛋、蔬菜等食物。③钠。孕妇在钠的供应上要特别注意过剩的问题。为了预防妊娠高血压综合征，饮食最好较淡，不宜吃咸菜、咸鱼、辣椒等咸辣食品。除了上述元素外，妊娠期对其他多种矿物质，如锌、镁、碘等也都适当增加，否则容易影响胎儿的生长发育和母体健康。

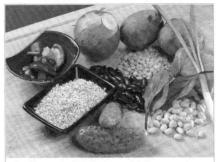

◎孕妇应多食用肉类、豆类以及鱼、蛋、蔬菜等食物，为身体补充充足的矿物质。

❷ 孕妇膳食平衡

孕期的饮食是要利用平衡的膳食制度，满足孕期的营养需要，以达到保证母体需要和胎儿正常发育的目的。一方面，孕期饮食要达到妊娠不同时期孕妇营养供给与需要之间的平衡，在数量和质量上全面满足母体和胎儿对营养的特殊需要。而另一方面，则要维持各种营养素之间的平衡，尽量规避因膳食结构比例失调给母体和胎儿造成的不良影响。

❸ 忌含有防腐剂、色素、香精的罐头食品

市场上销售的罐头食品丰富多样，这些罐头食品均含有防腐剂、色素、香精。孕妇大量吃进这些物质以后，可通过脐带的血液进入胎儿体内，易引起胎儿畸形，并可造成流产或早产。

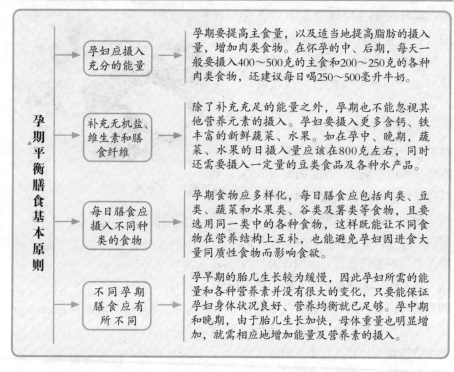

孕期平衡膳食基本原则	孕妇应摄入充分的能量	孕期要提高主食量，以及适当地提高脂肪的摄入量，增加肉类食物。在怀孕的中、后期，每天一般要摄入400～500克的主食和200～250克的各种肉类食物，还建议每日喝250～500毫升牛奶。
	补充无机盐、维生素和膳食纤维	除了补充充足的能量之外，孕期也不能忽视其他营养元素的摄入。孕妇要摄入更多含钙、铁丰富的新鲜蔬菜、水果。如在孕中、晚期，蔬菜、水果的日摄入量应该在800克左右，同时还需要摄入一定量的豆类食品及各种水产品。
	每日膳食应摄入不同种类的食物	孕期食物应多样化，每日膳食应包括肉类、豆类、蔬菜和水果类、谷类及薯类等食物，且要选用同一类中的各种食物，这样既能让不同食物在营养结构上互补，也能避免孕妇因进食大量同质性食物而影响食欲。
	不同孕期膳食应有所不同	孕早期的胎儿生长较为缓慢，因此孕妇所需的能量和各种营养素并没有很大的变化，只要能保证孕妇身体状况良好、营养均衡就已足够。孕中期和晚期，由于胎儿生长加快，母体重量也明显增加，就需相应地增加能量及营养素的摄入。

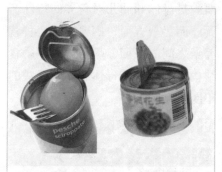

◎罐头食品均含有防腐剂、色素、香精，孕妇大量食用，可引起胎儿畸形，并可造成流产或早产。

❹ 忌高糖、高脂肪的食品

　　高糖、高脂肪的食品容易使人发胖，如奶油、肥肉、巧克力、糖果等，孕妇应尽量少吃。如果孕妇

吃过多的高脂肪食物，不利于胎儿下丘脑腺体的正常发育。而如果孕妇血糖过高则会加重孕妇的肾脏负担，可能造成妊娠高血压，不利孕期保健。

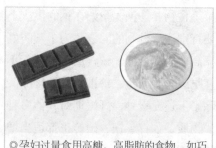

◎孕妇过量食用高糖、高脂肪的食物，如巧克力、奶油，将不利于孕期保健。

⑤ 忌腌熏食品

　　孕期不宜食用腌熏食品，如腌肉、熏鱼、香肠等。因这类食品中含有亚硝胺，可致胎儿畸形。腌熏食品在制作过程中大量使用盐，孕妈妈长期摄入过多盐分会导致高血压和水肿，而且亚硝酸钠食用过量还会造成食物中毒。

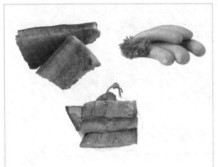

◎腌熏食品含有大量的亚硝酸钠和亚硝胺，孕妇食用会导致高血压和水肿，或导致胎儿畸形。

⑥ 忌滋补食品

　　孕期不宜食用人参、薏苡仁、桂圆、鹿茸、荔枝等滋补食品。如桂圆，性味甘温，而孕妇大多阴血偏虚，滋生内热，常有大便干结、小便短赤、口苦咽燥等现象，孕期食用后，不仅不能补益，反而增加内热，有损胎气，可引起流产和早产，因而孕期应忌食。

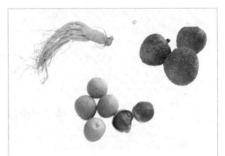

◎孕期食用过于滋补的食品，不仅不能补益，反而增加内热，有损胎气，可引起流产和早产。

孕初期妇女膳食指南

孕初期时间
怀孕早期3个月

　　孕初期胎儿生长缓慢，每天体重平均只增加1克。由于怀孕是正常的生理现象，所以没有必要在饮食上进行限制。只是有些孕妇刚怀孕时，有恶心、呕吐等反应，可以在饮食方面吃些易消化、清淡、油腻少的食物，要少吃多餐，妊娠反应短时期内就会自然消失。因此在不妨碍身体健康的原则下，尽量适应孕初期孕妇的胃口，想吃什么就吃什么。但对不良的饮食嗜好，如吃生米、生面以及抽烟、喝酒等，应当予以劝阻。

　　另一方面，由于妊娠反应的缘故，进食量较少，影响了孕妇自身营养的吸收。这时需适当补充一些营养价值高的食物。在膳食烹调方面，要注意饭菜做得爽口，减少油腻。酸味的食物能增加食欲，但不要吃有强刺激的辛辣、生冷的食物。呕吐特别严重时，可选择吃一些含微碱性的食物，如面食类，还需要补充大量的B族维生素和叶酸。

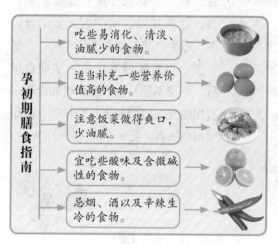

孕初期膳食指南

吃些易消化、清淡、油腻少的食物。

适当补充一些营养价值高的食物。

注意饭菜做得爽口，少油腻。

宜吃些酸味及含微碱性的食物。

忌烟、酒以及辛辣生冷的食物。

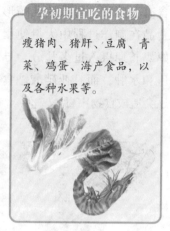

孕初期宜吃的食物

瘦猪肉、猪肝、豆腐、青菜、鸡蛋、海产食品，以及各种水果等。

孕初期的饮食原则

1.膳食以清淡、易消化吸收为宜。
2.孕妇可以适当选择自己喜欢的食物，以提高食欲。
3.孕妇需要适当补充奶类、蛋类、豆类、坚果类食物，以保证摄入足够的蛋白质。
4.维生素尤其是B族维生素的供给要充足，如有需要可在医生建议下补充综合维生素片。
5.注意摄入叶酸，妊娠期的前四周是胎儿神经系统发展的重要时期。
6.在保证正常饮食的前提下，最好适当摄入富含相应元素的食物。

孕中期妇女膳食指南

孕中期时间
怀孕后4~7个月

孕中期，孕妇的食欲大大增加，胎儿生长也加快，每天平均增加10克。因此，各种营养素的需要量也随之增加。

首先，要给孕妇增加蛋白质，因胎儿需要蛋白质来构成身体组织，孕妇也需要蛋白质来供给子宫、乳房和胎盘的发育。孕妇可通过富含蛋白质的食物摄取身体所需的蛋白质。

孕中期还要增加无机盐。比如钙和磷是构成胎儿骨骼和牙齿不可缺少的元素，如果怀孕中期孕妇摄入的钙、磷不足，不但胎儿出生后会得佝偻病，孕妇本身也会得骨质软化症，使牙齿疏松、骨盆变形，增加难产的概率。所以孕妇的钙要供给充足，每天需钙1.5克。铁是供给胎儿血液和组织细胞的重要元素。除了胎儿每天的生长需要铁之外，还要储存一部分铁在胎儿的肝脏里，留着出生后半年内用。所以在怀孕六个月以后就要开始补充铁质。另外孕妇本身也要储存铁质，以备对分娩时出血的补充。一般来说，怀孕中期每天需要铁15毫克。怀孕中期，胎儿和孕妇的新陈代谢加快，孕妇还应增加含碘的食物，比如多吃海带、紫菜等。另外，由于子宫的不断增大，肠道受到挤压，为了防止便秘的发生，孕妇一方面要多喝开水，另一方面饮食中要注意供给含膳食纤维和果胶的食物，如新鲜蔬菜和水果等。

妊娠中期，胎儿生长迅速，还要注意各种营养食物的均衡。例如，主食中粗细粮搭配食用，副食品要多样化。

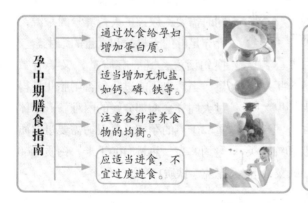

孕中期膳食指南

- 通过饮食给孕妇增加蛋白质。
- 适当增加无机盐，如钙、磷、铁等。
- 注意各种营养食物的均衡。
- 应适当进食，不宜过度进食。

富含各种营养的食物

蛋白质：鱼、瘦肉、鸡蛋、猪肝、乳类、豆类、谷类及豆制品等。

钙：蛋黄、乳类、虾皮、蛤蜊、豆类、豆制品及绿叶蔬菜等。

铁：猪肝、蛋黄、瘦肉和绿叶蔬菜等。

碘：海带、紫菜、海鱼等。

孕中期的饮食原则

1. 食物种类尽量多样化，尽量做到荤素兼备、粗细搭配。

2. 不要偏食，要特别注意矿物质及微量元素的缺乏。

3. 避免进食过量油炸、油腻的食物和甜食等，以防止孕妇体重增加过快。

孕晚期妇女膳食指南

孕晚期时间
怀孕后8个月到孩子出生

孕晚期胎儿生长更快，胎儿及孕妇体内贮存的营养素也最多。因此，饮食中必须含有丰富的各种营养素，以保证胎儿迅速生长发育和孕妇本身的需要。

蛋白质在怀孕晚期更为重要，假如这个时期缺乏蛋白质，就会使孕妇发生营养缺乏性浮肿，胎儿的大脑发育就会受到影响，今后的智力就会迟钝、低下。另外，在这个时期孕妇本身还要贮存一定量的蛋白质，以备补充分娩时出血的消耗。因此，蛋白质的摄入量要增加到每天80～85克，比正常人多10～15克。

这一时期，脂肪、淀粉和纯糖类食物要少吃点，如肥肉、糖菜，粮食每天最好只吃500克左右，以免胎儿长得过大，增加分娩时的困难。另外，膳食做到多样化，少用精米白面，要粗细搭配，不偏食，少吃或不吃有刺激性的食物。这样，孕妇的营养不仅能满足自己和胎儿的需要，而且为孕妇的身体健康及胎儿的正常发育打下良好基础。

随着胎儿的生长，孕妇胃肠道的容积空间都减小了，因此孕妇的饮食最好采取少吃多餐的方式。在选食时要考虑到胎儿正常生长和体内贮存的同时需要，应该扩大营养素的来源，补充足够的无机盐和大量的维生素。换句话说，既要有质量，又要有数量，当然也不能过分，否则胎儿长得过大同样会增加分娩的困难。一个体重55千克的孕妇，每天约需要蛋白质量约95克，热量3400千卡，钙质2000毫克，铁质15毫。

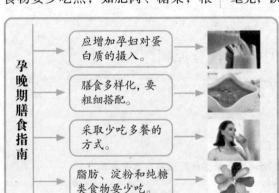

孕晚期膳食指南

应增加孕妇对蛋白质的摄入。

膳食多样化，要粗细搭配。

采取少吃多餐的方式。

脂肪、淀粉和纯糖类食物要少吃。

孕晚期宜吃的食物

胡萝卜、茼蒿、雪里蕻、丝瓜、绿豆芽、香菇、鸽肉、鹌鹑蛋、鲤鱼、蛤蜊、干贝、桑葚、核桃、红豆、绿豆、小米、牛奶、酸奶等。

孕晚期的饮食原则

1.尽量使饮食质量更高、品种更全，可以适当增加体积小、营养价值高的食物，如动物性食品。
2.适当增加热能、蛋白质和脂肪酸的摄入，但要适当限制碳水化合物和脂肪的摄入，以防止胎儿长得过大，影响正常分娩。
3.适当增加钙和铁的摄入，并注意控制盐分和水分的摄入量，此外还要少吃热量过高的食物。

♥ 孕妇妊娠反应过重的平衡膳食

孕期是宝宝一生中生长、发育最快的时期，所以需要很多的营养物质，而这些养分都来自妈妈。妈妈为了确保孩子的健康成长，必须确保子宫、胎盘、羊水及乳腺等方面的营养需要，因此，孕妇从准备怀孕开始，就需要补充额外的营养。如果孕妇本身营养摄入不足，宝宝就不能从妈妈的日常饮食中摄取到足够的营养。

妊娠早期，孕卵在子宫腔里一坐胎（着床），子宫便向大脑发出信号，报告"胎儿来临"，大脑中枢神经随即发出信号，为适应胎儿生长发育的需要，使母体各系统发生一连串的变化。

妊娠期自主神经很不稳定，孕妇易于激动、嗜睡、头晕和择食，加上唾液分泌增加，发生流涎、恶心、呕吐等等。一般孕妇在怀孕约6周左右的时候，如出现上述轻度的恶心、呕吐、头晕、困倦、择食

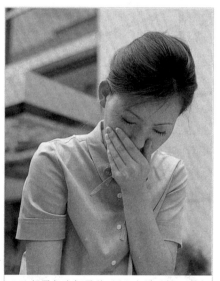

◎一般孕妇在怀孕约6周左右的时候，会出现早孕反应或妊娠呕吐。到怀孕3个月（12周左右）后，恶心呕吐会自然消失。

等现象，对生活和工作影响不大。这是由于妊娠，孕妇身体各系统生理变化的一种适应性表现，称早孕反应或妊娠呕吐，俗称"害口"，不必害怕，也不需特殊治疗。但是应当注意调整饮食，少吃多餐，爱

吃什么选什么,不需忌口,应少吃油腻和刺激性食物。一般应吃营养丰富、维生素含量较高、容易消化而含有适量蛋白质的食品,如烤馒头片、饼干、青菜、水果、蒸蛋或鸡蛋汤、藕粉、豆浆、牛奶等。同时注意休息,不干重活,保持大便通畅。到怀孕三个月(12周左右)后,恶心呕吐会自然消失。

如果孕妇呕吐严重,如每天呕吐不止、影响进食、失眠头晕、全身无力、尿少、口渴等,这时妊娠反应已超出生理变化范围,称为妊娠剧吐。这是病理变化的表现,若不及时采取对策,病情继续发展,会给孕妇健康和胎儿的生长发育带来不良影响。因为严重的妊娠反应会使孕妇摄取不到足够的营养,而胎儿逐渐长大,需要的营养越来越多,母体只有利用自己身体里贮存的蛋白质、脂肪等来补充,导致体重下降,消瘦,抵抗力减低,容易感染疾病。反应特别严重的,还容易发生脱水或者酸中毒,甚至威胁孕妇和胎儿的生命。

如果发生妊娠剧吐现象,应积极采取综合措施加以治疗,包括完全停止工作,卧床休息,口服维生素$B_6$10～20毫克,维生素$B_1$10～20毫克,维生素C100～200毫克,每天3次,也可口服镇静止吐药。

除了上述综合措施以外,一定要注意妊娠反应过重期的平衡膳食。如不能妥善地调理营养,会使孕妇的机体营养失衡,严重者则影响胎儿的正常发育。

膳食调理的目的是保证孕妇在妊娠早期的营养,使孕妇安全度过妊娠反应期。孕吐膳食应以简单、清淡、易消化为原则,供给充足的糖类、优质蛋白及丰富的维生素、微量元素等。

妊娠反应过重,食欲骤降,因此菜谱要做到色、香、味俱全,少吃多餐,少油多淡,避免在呕吐时进餐。可选择清淡可口的食品,如新鲜蔬菜和水果、绿豆粥、红豆粥、牛奶、芝麻、红枣汤等。应少食多餐。一般孕吐在晨起较重,起床前可吃些干的食

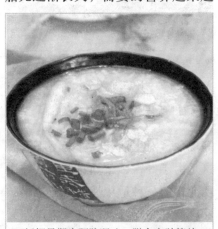

◎ 妊娠早期为预防呕吐,膳食应以简单、清淡、易消化为原则,但需保证营养的充足供给。

品，如烤馒头片、面包干、饼干等。

如午后呕吐减轻可加一餐。孕妇还应适当补充水分，这一点很重要。不要怕吐，吐了以后再喝，饮料里可加少许食盐，以防呕吐造成低钠现象。晚餐可吃得丰富些，睡前应加餐，以满足孕妇与胎儿的营养需要。如果妊娠呕吐过频，不能进食进水，应到医院检查，输一些营养品，如葡萄糖、生理盐水、维生素等，以防发生酸中毒。如果是清晨呕吐，可在晚餐吃丰富些，临睡前也可吃些食物；如果是晚间呕吐，则在午餐、早餐吃丰富一些。

为了使孕妇减轻呕吐，尽可能得到营养的补充，下面这个食疗方具有独特的止吐效果，不妨试试。

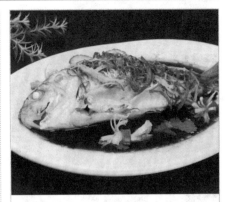

砂仁鲫鱼

原材料 鲫鱼60克，精盐4克，砂仁6克。

调味料 料酒、姜、葱、蒜少许。

做法 ①将鲫鱼去鳞、腮、肠，洗净沥干。②将砂仁捣碎成粉末状，葱、姜、蒜切成末待用。③将料酒抹在鱼腹内外，再将砂仁粉、盐、葱、姜、蒜均匀抹在鱼腹内外。④用碗扣鱼盘，入锅蒸熟即可食用。

孕妇患了妊娠中毒症的平衡膳食

妊娠中毒症是孕产妇特有的疾病，常发生在妊娠20周以后，属于我国传统医学"产惊""妊娠风痰"或"妊娠中风"的范畴。

妊娠中毒症在初产妇、双胎和羊水过多的孕妇中易发生。中医学认为，此病多因热甚生风、肝风夹痰内动或阴血亏虚、血痰生风所致。在此病发生之前，孕妇多有高血压、水肿、蛋白尿、头昏腰痛、眼花、胃脘闷、恶心等症状，发病时轻则出现阵发性抽搐，甚至不省人事。此病若不及时治疗可导致远期后遗症，长期影响妇女的健康，也是引起早产和胎儿、新生儿死亡的重要原因之一。

除了在生活上安静休养以外，安排合理的饮食是预防和治疗妊娠中毒症的根本原则。下表是根据妊娠中毒症的轻重程度而决定的营养需要量。

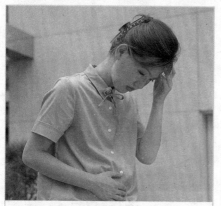

◎妊娠中毒症发生之前，孕妇多有高血压、水肿、蛋白尿、头昏腰痛、眼花、胃脘闷、恶心等症状。

患妊娠中毒症的孕妇，不论临床表现如何，对她的饮食都要限制含钠量，每日限用食盐2～4克，酱油、腌制的食物以及用碱或苏打制作的食物必须禁用。这些基本的措施都是为了减轻水钠潴留，控制向高危妊娠转化（即常称的"子痫"）。高危妊娠对孕妇、胎儿都有较高的危险性，它可使孕妇在妊娠后期发生胎儿在宫内死亡的危险，对高危妊娠病人，更须注意平衡膳食。

妊娠中毒症者每日部分营养量统计表（妊娠期通用）

营养成分＼病情	轻症	中等症	重症
蛋白质（克）	2000	1800	1700
动物蛋白（克）	85	80	70
脂肪（克）	40～45	40	35
食盐（克）	6～10	3～6	0～3
水分	饭后和吃饭时分别喝一杯茶水，可喝一点咸茶。水果可吃约200克	饭后喝一杯茶水，不能喝咸茶，水果可吃100克左右	吃药时喝水，其余时间均要控制水分，不能吃水果

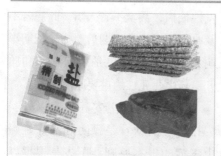

◎患妊娠中毒症的孕妇，要限制钠的摄取量，每日限用食盐2～4克，酱油、腌制的食物以及用碱或苏打制作的食物必须禁用。

以下是控制妊娠中毒症平衡膳食的基本要点：

❶ 营养的摄取

（1）蛋白质。从预防和治疗方面来看，动物蛋白质丰富的肝脏、鱼、肉、牛乳和蛋类等在饮食中是必不可少的，大豆和豆制品等含丰富的植物蛋白，可大量食用。

（2）糖和脂肪。妊娠中毒症利用糖的能力薄弱，糖分多会变成脂肪储藏，危及肝脏。

（3）热能。由于需要清静，运动量减少，不需要太多的热能。

（4）维生素、矿物质。两者都是胎儿成长和母体健康必不可少的物质，摄入量与健康时一样。

❷ 盐分的摄取

（1）大米、蔬菜、芋头等天然食物也含有一定的盐分，因此即便是所谓"无盐食物"，实际上也含有1~2克的盐分。医生允许的盐分量如果是包括食物的含有量，那么调味料就应减去1~2克的盐分。

（2）容许量少时，每餐盐分集中在一份菜中。与其每样菜都不咸不淡，倒不如集中有限的盐分于一份菜中，这样起码也可享受到一份美味可口的菜。

（3）同样是1克的盐分，与其用食盐倒不如用酱油调味，这样会更可口些。（5毫升酱油等于1克盐）

（4）把容许量内的盐或酱油先准备好，副食菜以无盐调理好，在吃之前撒上盐或淋上酱油，食物的口感会更好。

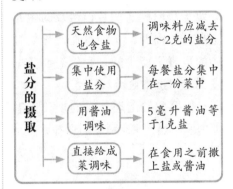

孕妇生理性贫血的平衡膳食

为了满足胎儿生长发育，以及不断增大的子宫的需要，孕妇体内养料和氧气的运输线——血液循环势必增加工作量。从怀孕两个半月起，孕妇体内血容量就开始增加，在怀孕8个月左右时达到高峰，并一直维持到妊娠末期。总的来说，孕期总血容量较原来增加了大约30%，而血浆的增加比红细胞多，使得血液中的流体部分多，而细胞相对比较少，这就使得血液被稀释了。这种相对的贫血现象，被称为

"妊娠期生理性贫血"。

妊娠期生理性贫血随着妊娠的进程而加重，至妊娠8～9个月最显著，约于产后4周恢复正常。尽管孕妇生理性贫血并不属于"凶症恶疾"，但仍然会影响母子的健康，尤其当情况严重时，更加不容忽视。研究证明，孕妇贫血可能造成孕妇子宫、胎盘的血液供应不良，会使孕妇对失血的耐受性差而发生休克；会使孕妇的免疫力下降，比正常孕妇更加容易感染疾病；也可能使产妇宫缩无力，更易出现产程延长，产后出血；严重时甚至可能导致子宫内胎儿发育迟缓及新生儿窒息等。因而，孕妇贫血对母婴健康的危害不能小觑，我们需要及早发现与纠正贫血。

如果孕妇出现贫血的现象，需要遵照医嘱，采用科学的食补方法，来达到治疗贫血的目的，如果贫血严重的话，可能还需要吃一些补血的药物。就食补来说，生理性贫血的孕妇最好经常食用一些富含叶酸和铁的食物，因为叶酸在人体内的主要功能是辅助产生红细胞，防止红细胞变形，铁质则是制造血红蛋白的基本微量元素。实际上，在没有剧烈的妊娠反应的前提下，通过膳食进行食补，比吃各种补血药更好，因为大多数这类药都会有一定程度的胃肠道副作用。

对于有生理性贫血的孕妇来说，每周吃1～2次动物内脏，如肝、心等，还有红色的瘦肉，如牛、猪、兔肉等非常有益。这些食物不但含铁量高，而且其主要成分是与人体相应成分接近的血红素铁或肌红素铁，最易被吸收。蔬菜方面，则要注意多吃一些含维生素较多的深色蔬菜，特别是含叶酸、维生素B_{12}较高的蔬菜，如

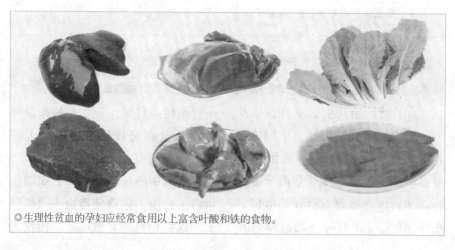

◎生理性贫血的孕妇应经常食用以上富含叶酸和铁的食物。

青菜、卷心菜等。当然，并不是所有的蔬菜都有利于预防贫血，笋类、茭白、草头、空心菜等就最好少吃。

以下是几个防治孕妇生理性贫血的膳食良方，可以根据实际条件选择烹饪：

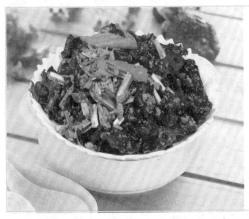

木耳炒鸡肝

原材料 鸡肝150克，黑木耳80克。

调味料 姜丝、黄酒、盐、味精各适量。

做 法 ①将鸡肝洗净，切片；黑木耳温水泡发，洗净，切丝。②旺火起锅下油，先放姜丝爆香，再放鸡肝片炒匀，随后放黑木耳丝、黄酒和盐，翻炒5分钟，加少许水，盖上锅盖，稍焖片刻，下味精调匀即可。

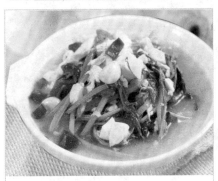

猪肝菠菜汤

原材料 熟猪肝200克，菠菜200克。

调味料 盐、味精、酱油、花椒水、猪油各适量。

做 法 ①将熟猪肝切成小薄片，菠菜洗净切成段。②锅置火上，加水烧开，放入猪肝、酱油、盐、花椒水、菠菜，汤开时将猪肝、菠菜捞出装碗，撇去浮沫，加味精，淋少许猪油，装碗即成，食菜喝汤。

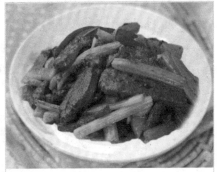

芹菜炒猪肝

原材料 芹菜300克，猪肝300克。

调味料 生抽、酒、生粉、生姜汁、盐各适量。

做 法 ①将猪肝洗净，切成1厘米厚的小块，用开水焯一下，加适量生抽、酒、生粉、生姜汁进行腌渍浸泡。②芹菜洗净，切成长段，用开水烫一下即捞出，沥出水分。③烧热锅，下入油，以猛火烧热，下猪肝煸炒，再加芹菜段继续炒，加入盐、和生姜汁炒匀即可食用。

第二章

哺乳期妇女膳食指南

●哺乳期妇女的膳食，最重要的一条原则是要注意科学搭配，做到食物的多样化和营养均衡。多吃易消化、营养丰富的食物；注意荤素搭配，膳食中应该有新鲜的肉类、鱼类、海藻类、蔬菜和水果的搭配；适量吃红糖、鸡蛋；多吃流食或半流食。

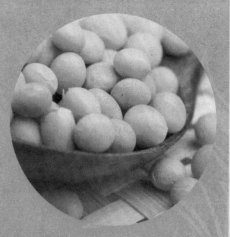

♥ 产妇如何合理营养

由于产妇分娩时体力消耗大，出血量多，产后较长一段时间都处于一种虚弱的状态，此时必须保证充足的营养，以补充分娩时的消耗。此外，绝大多数家庭选择母乳喂养，妇女产

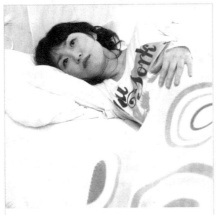

◎由于产妇分娩时体力消耗大，出血量多，产后较长一段时间都处于一种虚弱的状态。

后立即进入了哺乳期，更加需要充分的营养，以使孕妇乳汁充足，保证婴儿的健康。

产后一月每日部分营养及热量统计表	
热量	32000千卡
蛋白质	90～100克
维生素A	3900国际单位
维生素B$_1$	1.6毫克
维生素B$_2$	1.6毫克
维生素C	150毫克
烟酸	16微克
钙	2000毫克
铁	15克
脂肪	每千克体重摄入1克

总的来说，产妇饮食一定要保证营养丰富，质量高，数量足。研究表明，产后一月中，产妇对蛋白质、钙、铁等营养素的需求较高，这些均应从产妇一天的饮食中摄入。其中尤其重要的是热量和脂肪的摄入。一方面，孕期和分娩时消耗了母体内的绝大部分能量，另一方面，进入哺乳期的产妇不但要供给乳汁本身所含的热量，而且还要供给乳汁分泌活动过程中所消耗的能量，因此产妇需要补充大量能量。此外，由于生产时产妇机体损失了大量脂肪，因此还需要补充大量脂肪。如果产妇摄取脂肪不足，机体就会动用体内储备的脂肪，从

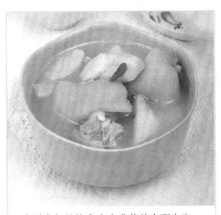

◎产后产妇的饮食应力求营养全面丰富，可多进食猪蹄汤、牛肉汤等汤饮，以促进乳汁分泌。

而影响母体内的营养平衡，发生各种疾病。一般情况下，产妇脂肪的摄取量以每千克体重摄入1克为宜。

产妇饮食要力求品种齐全，营养全面而丰富，做到干稀搭配，荤素搭配。可以适当多食一些汤类，如牛肉汤、猪蹄汤等，以保证乳汁充足，喝汤时连肉一起吃，还能补充蛋白质。鸡蛋营养丰富，且易于被人体吸收利用，有助于产妇保持身体健康和乳汁的分泌，每日可吃4～6个左右。挂面汤中加1～2个鸡蛋，既容易消化又有营养，很适合产妇。为了避免花样单一，可以用细切面、薄面片与挂面轮流。如果产后失血较多，可以多选用红糖、牛奶、鱼、蛋等含铁丰富的食物，防止贫血。小米中膳食纤维、铁、维生素B_1含量均高于大米，所以产后适当地喝一些小米粥对产妇很有好处。新鲜的水果蔬菜不仅能增强食欲，还能帮助消化和促进排泄，防止产妇便秘，是产妇非常理想的食物。

绝大多数产妇气血俱虚，抵抗力低，脾胃功能弱，而机体对营养素的需要量又很大，所以饮食应该易于消化而营养丰富，勿食生冷坚硬、肥腻厚味，忌辛辣和烟酒。生产第一天多喝汤，多吃些流食；第二天可吃稀、软、清淡可口的半流质食品，如挂面汤、小米粥、水冲鸡蛋等；3天以后就可以吃一般的食物。进食量应逐渐增加，少量多次，一日可进4～5餐。产后2～3日内尽量少食盐，以免影响乳汁的分泌。产后最好先吃些清淡且易消化的食物，以后逐渐增加含有丰富蛋白质、碳水化合物以及适量脂肪的食物。

分娩后可能出现一部分特殊情况，这些产妇的营养供给有一定程度的特殊要求。如分娩后会阴裂伤的产妇，如1、2度撕裂伤并有缝合，能自行解便的，可先吃半流食后改普食；3度撕裂伤缝合后，应少固体饮食5～6天，避免成形硬便通过肛门再度撕伤被缝合的肛门括约肌，给病人造成痛苦；剖宫产手术的产妇，术后胃肠功能已恢复，采用流食1天，避免牛奶、豆浆、大量蔗糖等产气食物，如情况好转，可改用半流食1～2天，再改为普通饮食；患妊娠高血压综合征的产妇则应控制盐的摄入；贫血产妇，要多摄入蛋白质、动物血、肝、鸡蛋、蔬菜水果和含铁多的食物；便秘产妇，则可多吃含膳食纤维多的粗粮、蔬菜、水果、蜂蜜，清晨可喝冷牛奶、酸奶，吃果冻等。

需要注意的是，产后滋补也不应过量。滋补过量容易使产妇过于肥胖而不易恢复身材，也会使脂肪和糖的代谢失调，引发各种疾病。而且产妇营养太丰富，必然使奶水中的脂肪含量增多，使婴儿易患肥胖等疾病；若婴儿消化能力较差，不能充分吸收，就会出现脂肪泻，长期慢性腹泻会造成营养不良。

产妇一日摄取的食物量	
牛奶	250～500毫升
瘦肉类（包括鸡、鱼、虾）	200～300克
鸡蛋	4～6个
豆制品	50～100克
绿叶蔬菜	500～750克
谷类（粗细搭配）	500～750克
水果	250～500克

♥ 产后膳食宜注意科学搭配

产后的营养好坏，直接关系到产妇的身体康复及新生儿的健康成长。产后补充营养，最重要的一条原则是要注意科学搭配，只有这样，才能保证产后的营养供给。产后膳食应该尽量做到平衡，主副食科学搭配；不但要注意食材的选择，而且要注重食物烹煮方式多样化；在选取正确主食的前提下，也不忽视其他食品的摄入。以下一些具体食物的饮食建议，是产后膳食科学搭配的关键所在。

① 多吃易消化、营养丰富的食物

产妇进食的食物，在保证营养的前提下，还要特别注意尽量清淡，循序渐进，要切忌每餐都大鱼大肉的盲目进补方式。产妇饮食中宜少放食盐，可在食物中加少量葱、姜、蒜、花椒粉等多种性偏温的调味料，有利于瘀血排出体外。

② 荤素搭配

妇女产后，膳食中应该有新鲜的肉类、鱼类、海藻类、蔬菜和水果的搭配，尽量均衡。一般人提倡产妇大吃鸡、鱼、蛋等肉禽类食物，容易忽视其他食物的摄入。不同食物所含的营养成分种类及数量不同，产妇固然需要进食热量高的肉禽类食物，但过于偏食会导致某些营养素缺乏。因此，只有荤素搭配，营养才能丰富。

③ 适量吃红糖、鸡蛋

从医学角度看，产妇适当多吃些红糖、鸡蛋是有科学道理的。红糖性温，入脾，具有益气养血、健脾暖胃、祛风散寒、活血化瘀的功效。产妇怕受寒、着凉，红糖可以御寒；

适合产妇食用的食物

小米：小米有含量丰富的维生素B_1和维生素B_2，有利于产妇恢复体力，也能刺激其肠蠕动，进而增进食欲，因此可以多吃，但也不能完全以小米为主食，以免缺乏其他营养。

莲藕：莲藕营养丰富，含有大量的淀粉、维生素和矿物质，而且清淡爽口，健脾益胃。产妇多吃莲藕，既能清除腹内积存的瘀血，帮助消化，还能促进乳汁分泌，有助于哺育新生儿。

黄花菜：黄花菜味道鲜美，营养丰富，含有蛋白质及磷、铁、维生素A、维生素C等重要营养。此外，黄花菜还有消肿、利尿、解热、止痛、补血、健脑的作用，而产褥期容易发生腹部疼痛、小便不利、面色苍白、睡眠不安等症状，因此可以多吃。

黄豆芽：黄豆芽营养丰富，含有大量蛋白质、维生素C、膳食纤维等。其中蛋白质是生长组织细胞的主要原料，能修复生产时损伤的组织；维生素C能增加血管壁的弹性和韧性，防止出血；膳食纤维则能润肠通便，防止产妇便秘。

产妇失血多，红糖可以补血；产妇活动少，容易影响食欲及消化，而红糖有暖胃健脾之功效；产后恶露不净，红糖还有活血化瘀的作用。此外，红糖含有钙、铁、锌、磷和蛋白质、核黄素、烟酸等，产妇吃红糖是很有益的。而鸡蛋营养丰富，含有蛋白质、脂肪、卵磷脂、卵黄素、多种维生素和铁、钙、磷、钾、锌等矿物质。脂肪呈乳化状态存在于蛋清中，和牛奶一样有利于蛋白的消化、吸收，卵磷脂、卵黄素对神经系统和生长发育也有很大好处。鸡蛋所含蛋白质高达12%，营养价值高，容易消化吸收。这些营养成分也都是产妇所急需补充的。

不过，产妇吃红糖、鸡蛋虽然很好，但也要注意适量。如吃得过多，多余的养分积存起来，会引起产后肥胖，甚至可能导致血压升高。

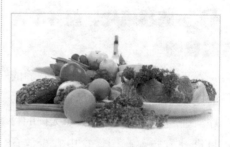

◎不同食物所含的营养成分种类及数量不同，只有荤素搭配，营养才能丰富。

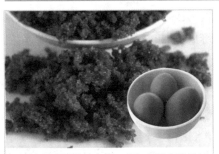

◎红糖和鸡蛋营养丰富，产妇食用有助益气补血、活血化瘀、增加免疫力，提高乳汁的营养。

④ 多吃流食或半流食

妇女产后处于比较虚弱的状态，胃肠道功能难免会受到影响。尤其是进行剖宫产的产妇，由于经过麻醉，胃肠道的蠕动需要慢慢地恢复。因此，产后妇女最好以容易消化吸收的流食和半流食为主。鸡汤、鱼汤、排骨汤含有易于人体吸收的蛋白质、维生素、矿物质，而且味道鲜美，能刺激胃液分泌，提高食欲，还能促进泌乳。此外，产妇出汗多，再加上乳汁分泌，需水量要高于一般人，因此产妇要多喝汤汁类食物。

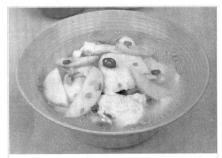

◎妇女产后处于比较虚弱的状态，而且产妇出汗多，再加上乳汁分泌，需水量要高于一般人，因此产妇要多喝汤汁类食物。

♥ 哺乳期的营养供给与平衡膳食

众所周知，母乳是婴儿最理想的天然食品。为保证婴儿的母乳供给，哺乳期妇女一方面需要继续补充妊娠和分娩时所损耗的营养储备，以促进机体功能的恢复，另一方面则要储备能量以分泌乳汁，喂养婴儿。如果母体营养不足，不但严重影响母体健康，而且势必减少乳汁分泌量，降低乳汁质量，从而影响婴儿的生长发育。因此，应根据哺乳期的生理特点，合理安排膳食，保证充足的营养供给。总体而言，乳母对各种营养素

认识哺乳期

哺乳期是指产后妇女用自己的乳汁喂养婴儿的时期，一般长约10个月至1年。

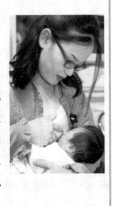

为了保证乳汁分泌量和产妇健康，应根据哺乳期的生理特点，合理安全膳食，保证充足的营养供给。

的需要都相对增加，为此必须选择营养丰富的食物合理搭配，使之符合平衡膳食的要求，以下是哺乳期各种营养素的需求情况：

① 热能

乳母热能需要较非哺乳母亲高，所需热能的多少与其分泌的乳量有关。我国妇女泌乳量一般为850毫升／日，为此除每日总摄入热能外还需另加3138千焦，其中628千焦为合成乳汁及泌乳排乳所需，另外2510千焦为乳汁成分所需。健康妇女整个妊娠期间，在无水肿的情况下，平均增重12.5千克，其中约4千克为体内贮存的脂肪，这将为哺乳期的前3个月每日提供1255千焦热量，其余所需热量由膳食补充。哺乳期食欲好坏是衡量食物摄入量的较好标准，而在哺乳期节食减肥对泌乳有一定干扰作用，严格限食应延至断奶后更恰当。

② 蛋白质

母体对蛋白质的摄取直接影响乳汁的分泌。一旦膳食中蛋白的含量不足，乳汁的分泌量及蛋白质含量就会明显减少。为促进乳汁分泌，母亲必须摄取丰富的优质蛋白质。全天的母乳中共含蛋白质约12.8克，考虑到膳食蛋白质利用的差异，有些食物蛋白质利用较低，

再考虑个体差异，我国规定每日乳母应增加25克蛋白质。哺乳期除摄入动物蛋白食品外，还应充分利用大豆制品。

③ 脂肪

脂类与婴儿脑发育有关，其中类脂质对中枢神经系统发育特别重要，必需脂肪酸还有增加乳汁分泌的作用。人乳中脂肪含量变化很大，小儿吮乳活动可使乳中脂肪含量增加，哺乳后乳中脂肪量为哺乳前的三倍。一般来说，如果母体内的热能平衡，乳汁中的脂肪酸和膳食中的脂肪酸含量是相似的。如果脂肪摄取不足，机体就要动用母体内储备的脂肪，从而影响体内脂肪平衡。因此，母亲的膳食中必须要有适量的脂类。正常情况下，哺乳期母亲脂肪的摄取量按每千克体重1克为宜。

④ 维生素

哺乳期各种维生素的摄入必须相应增加。脂溶性维生素中，只有少量维生素A能通过乳腺泌出，如乳母膳食中维生素A含量丰富，乳汁也会含有足够的维生素A。维生素D则几乎完全不能通过乳腺泌出，故母乳中维生素D含量很低，婴儿必须多晒太阳或补充鱼肝油及其他维生素D制剂。乳母膳食中每

日应供给维生素A3900国际单位或胡萝卜素7毫克。水溶性维生素大多可通过乳腺泌出，但乳腺会控制调节其通过乳腺的量。例如，当口服大量维生素C时，乳汁中维生素C含量也会增加，但到一定饱和点时，再增加膳食中的维生素C也不能使乳汁中的含量继续升高。我国乳母维生素C供给标准为每日150毫克。乳母膳食中若有大量维生素B_1，乳汁中也能含有丰富的维生素B_1。如乳母缺乏维生素B_1，在乳汁中也能反映出来，所以患脚气病的乳母，婴儿也会患脚气病。膳食中的硫胺素转为乳汁中的硫胺素时，其效率仅有50%，所以乳母对硫胺素的需要量较高，我国建议供给量在正常的

基础上增加0.5毫克。烟酸及核黄素皆能自由通过乳腺，我国暂定标准分别为在正常供给量基础上增加0.5毫克。

⑤ 无机盐

膳食中钙含量增加，乳汁中钙量会稍增。乳母的钙供给不足就会动用体内储备，以维持乳汁中的含钙量。乳汁分泌量高时，每日需2克以上的钙和充足的维生素D方能维持钙平衡。因此乳母除食用富含钙质的食物外，也可用钙剂、骨粉等补充。而人乳中铁、铜含量极少，不能满足婴儿需要，乳母膳食中应多供应富含铁的食物，婴儿在4～6月应逐渐添加鸡蛋黄等含铁丰富的食物。

⑥ 水

水和母亲乳汁的分泌有着直接关系，如果哺乳期水分摄入不足，母亲乳汁的分泌就会减少。尤其在刚生产的几天内，要多吃流质食物，如肉汤、骨头汤、各种粥类，以补充水分。

以上营养素均为哺乳期至关重要的元素，需要在日常膳食中摄入，以保持各种营养素的平衡，进而保证母婴健康。

哺乳期应相应增加的各种维生素

- 维生素A
- 维生素B_1
- 维生素B_2
- 维生素C
- 烟酸

哺乳期怎样安排饮食才科学

哺乳期的饮食对于提供充足的乳汁，保证母亲健康和新生儿的正常生长发育都十分重要。根据中医的观点，乳汁为血所化生，故养血增乳是哺乳期女性应注意的要点，血虚体质或分娩失血过多的人尤应注意。

❶ 一般进食规则

（1）少食多餐，充分吸收营养。一天最好进食5～6次，每次不要吃得太多，避免消化不良及胀气。

（2）哺乳期应尽量有规律地进食。

（3）避免在晚餐后吃点心，点心最好不要过多，也不要过于频繁。

❷ 哺乳期相宜食物

（1）以清淡、易消化、营养丰富、低热量、高蛋白质的食材为基本食材，比如黄绿色蔬菜、豆类及坚果类；每天应吃200～250克肉禽

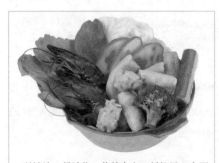

◎以清淡、易消化、营养丰富、低热量、高蛋白质的作为基本食材，搭配肉禽蛋鱼。

鱼蛋，还可多吃些海鱼。

（2）主食应以谷类、豆类、薯类为主，副食应以青菜、海带及海藻、豆制品为主，适当搭配鱼类和虾类。

（3）尽量吃天然的动植物，尽量选择那些没有被过分加工的自然食品，并尽量吃食品的整个部分。

（4）零食、下午4点左右的加餐，应以果仁类、种实类为主，如瓜子等。

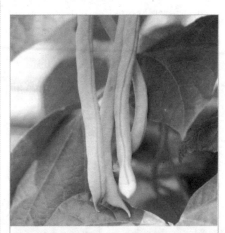

◎尽量选择天然食品，及那些未经过加工的自然食品，并尽量吃食品的整个部分。

❸ 哺乳期不宜食物

（1）动物性脂肪多的食物。难于消化的牛羊肉、猪肉等不宜多吃，最好将肉在文火上久煮，以使肉的营养充分溶解在汤里，然后喝汤。用牛

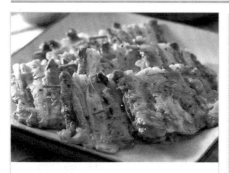

◎哺乳期间，对于动物性脂肪多的食物，或用猪油、牛油等动物性脂肪制作的食品，乳母都应尽量不吃。

油、羊油、猪油等动物脂肪制作的食品或煎炸食品也应尽量不吃。

（2）酸性、涩性强的食物。酸性和涩性食物，如酸菜、乌梅、柿子、石榴、蕨菜、茄子、芋头等，都是收敛性食物，与哺乳期间需要的通畅、流动相冲突。山楂虽然也是酸性食品，但因有助消化、驱油腻、开胃等多方面的良好作用，因此可少量吃一些。

（3）阴寒生冷的食物。许多水果、蔬菜因偏寒性而容易损伤脾胃，降低消化吸收功能，也会影响气血的顺利运行，因此哺乳期间应尽量少吃或不吃寒凉的蔬果，如梨、西瓜等。性属寒冷的带鱼、鳟

鱼、沙丁鱼、墨斗鱼、章鱼、海参等海产品也应暂时不吃，到产后几个月时再由少量开始逐渐增加，并注意加些葱、姜等辛温的调味品以中和寒冷之性。

（4）刺激性强的食物。葱、姜、蒜、辣椒、胡椒、芥末等辛辣刺激性的食物，乳母食用后会有一部分刺激性成分进入乳汁，这会刺激孩子，对孩子的身体和脑部发育带来不良影响。应禁止饮酒、吸烟，咖啡、茶以不饮为佳。

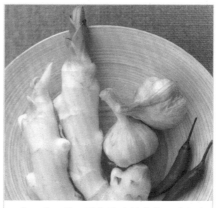

◎葱、姜、蒜、辣椒等辛辣食物，乳母也不宜食用。

烹饪要点

（1）依据中医"热补"原则，烹饪时以麻油、老姜、米酒汁做料理。

（2）以烹调简单的菜式为主，以免增加胃肠负担。

饮水建议

（1）补充足够的水分以保证机体正常功能和泌乳，同时预防便秘。

（2）控制过多水分摄入，避免造成内脏下垂或发胖。

（3）多吃流质和半流质食物，也可适当喝水果茶以补充水分。

乳汁分泌稀少宜饮食调理

一般情况下，母亲所分泌的乳汁在婴儿4～6个月大时，是可以满足其需要的。开始时初乳量可能少一些，这是正常现象，千万不要太着急，更不要胡乱"进补"，以免影响乳汁的分泌。此时应坚持给婴儿按时吸吮，通过多次吸吮刺激乳汁分泌。如果较长时间内，婴儿体重增加不够或不到喂奶时间就啼哭，则可能是乳汁不足。这种情况下，宜先让婴儿吸空母乳，再加喂牛奶或代乳品，以保证婴儿的营养供给。

对于哺乳期奶量不足，目前尚没有促进乳汁分泌的特效药物，宜通过饮食来加以调理。乳母乳汁分泌少，大多由于气血不足，当以补养为主。对于不同时期发生的乳汁不足现象，补养的方法也不同。新产之后，乳汁不通，宜选丝瓜、赤豆、金针菜等，使乳腺通畅，其乳自多。产后一个多月，恶露已净，乳汁清稀而量少，宜选海参、虾、大豆、花生、冬瓜、猪肝、猪蹄、鲤鱼、鲍鱼、酒酿等，使精血充沛，乳汁自盈。忌大麦芽、山楂、韭菜、花椒等食物，若欲回乳则可选食。

发奶食谱	
食谱用料及制作方法	服用方法
红皮红薯（地瓜）250～500克，鲜狗脊椎骨500克。把红薯带皮洗净，将狗骨切块，同放砂锅内煮至烂熟。	调味后食用，每天1次，连服3～5次。
猪肝500克，黄花菜50克，花生仁60克，将猪肝切块，黄花菜用布包好，共煮汤，熟后去药渣。	调味后食用，每天1次，连服3～5次。
黄花菜30克，黄豆50克，鸡肉150克，共放砂锅内加水适量煮熟烂。	调味服食，每天1次，连服数天。
豆腐500克，丝瓜（带瓤）250克，香菇50克，猪蹄1只，调味适量。先煮猪蹄和香菇，加葱、姜、盐调味，待熟后放丝瓜、豆腐同煮汤。	一天分3次食完，连服5天。
鲜活鲫鱼1尾（约100克），猪蹄1只。同煮汤，煮至汤稠肉烂即可。	调味食肉饮汤，每天1次，连服3～5天。
豆浆500克，海带100克，佛手9克，共煮汤。	淡食，每天1次，连服数天。
章鱼（干品）200克，猪蹄2只，加水适量，共煮稠汤。	调味吃肉、鱼饮汤，可常服。
猪蹄2只，花生仁60克，黄豆60克，共放砂锅内加水煮至熟烂即可。	调味食用，可常服。

分娩后忌过早节食瘦身

许多妇女产后急于恢复身材，产后没几天，就开始用节食等方法来瘦身，这种做法是十分不科学的。

分娩使产妇体力消耗很大，特别是那些产程较长，分娩不够顺利的产妇，在待产和分娩过程中的消耗就更大。分娩还造成产妇较多的失血。大量的体力消耗和失血，使产妇在产

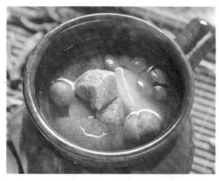

◎产妇分娩后，除了应注意休息外，还应及时补充热量和各种营养素，以弥补分娩中的损失。

后身体十分虚弱。除了应注意休息以外，产妇还应及时补充热量和各种营养素，以弥补分娩中的损失。而且，在怀孕和分娩过程中，妇女的身体发生了一系列巨大变化，产后身体各部分要逐渐恢复到妊娠前的状态，必须要供给身体良好的营养。况且，很多母亲产后立即进入哺乳期，因此还要分泌乳汁、养育宝宝，更不能断绝必要的营养摄入。

妊娠期间，妇女的各项生理机能发生变化，尤其是内分泌功能发生明显改变，胃肠道受日益增大的子宫的挤压，使胃内容物反流到食道而罹患食道炎，孕妇胃肠道肌肉张力明显下降，其消化能力已经十分低下。而产后妇女体内的雌、雄激素和儿茶酚胺分泌量骤然减少，将更加容易导致内分泌失调，容易发生产后忧郁症或产后甲状腺功能亢进等内分泌疾病。此时最宜做的是有规律、循序渐进地调节产妇身体，使其恢复到生产前的状态。

为什么产后不可立即节食？因为产后妇女所增加的体重主要为水分和脂肪。如果妇女需要哺乳的话，这些脂肪根本就不够用，还需要从身体原来储存的脂肪中提取一些，以补充哺乳所需的营养量。为了保证婴儿哺乳需要，产妇还要多吃含钙丰富的食物，并且每天要摄取2800千卡的热量，否则无法满足哺乳的需要。如果产妇在产后急于节食，那么哺乳所需的营养成分就会不足，这样做的结果有两个：一是为保证婴儿营养需要，不得不动用母体原有的营养成分；二是不能满足婴儿的吃奶需求，使婴儿营养不良，

因此，产后妇女不可急于节食。

如果产妇为了减肥、降低体重，自己随意节食，或者乱吃减肥药，将很容易在内分泌失调的基础上出现厌食症等消化道疾病，还可能出现癔症、性冷淡和失眠等心理障碍。同时，节食也可能带来机体内电解质紊乱、消瘦、空腹血糖偏低、体温和血压偏低、贫血、血清蛋白下降、水肿、出血等危险。节食可能出现严重呕吐，使氯离子丢失过多而出现低氯性碱中毒，少数严重者甚至可能因为不可逆的恶病质和诸多并发症而死亡。有的产后节食者尽管食欲尚好，但稍微进食就感觉饱胀不适，若此时强迫进食，容易导致恶心、呕吐。总之，产后节食者一般都会发生各种不同情况的机能紊乱，使身体出现各种不同程度的问题。

产后立即节食，容易使机体的新陈代谢率降低，到最后导致流失肌肉，而不是减去脂肪，而且体力也会随之下降。

实际上，不论是对产妇还是非产妇而言，节食减肥的做法本身就不科学。导致妇女产后发胖的原因，多半是膳食不平衡，尤其是进食了过多鸡、鸭、鱼、肉、蛋等荤菜而致营养过剩，平衡膳食、制定合理的饮食结构才是日常饮食的关键。这样做既能保证母婴营养摄入充分，又能有效避免母体营养过剩。

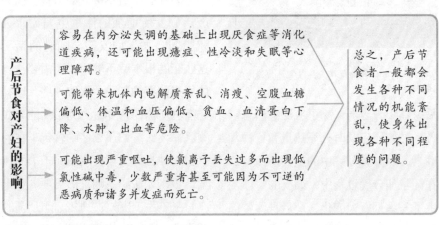

产后节食对产妇的影响

容易在内分泌失调的基础上出现厌食症等消化道疾病，还可能出现癔症、性冷淡和失眠等心理障碍。

可能带来机体内电解质紊乱、消瘦、空腹血糖偏低、体温和血压偏低、贫血、血清蛋白下降、水肿、出血等危险。

可能出现严重呕吐，使氯离子丢失过多而出现低氯性碱中毒，少数严重者甚至可能因为不可逆的恶病质和诸多并发症而死亡。

总之，产后节食者一般都会发生各种不同情况的机能紊乱，使身体出现各种不同程度的问题。

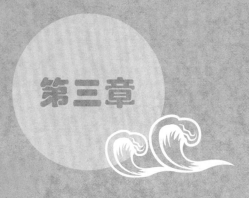

第三章

0~6月龄婴儿喂养指南

●这个时期的宝宝以母乳喂养为主，不宜多喂奶糊、米糊等含淀粉较多的食品，因为此时婴儿的淀粉酶分泌不足，会影响淀粉的消化吸收。蛋白质也不易消化，因此在给宝宝吃鸡蛋时，不宜把蛋白一起给宝宝吃，另外，还要给宝宝适量补充维生素和矿物质。

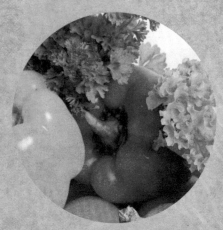

如何平衡婴儿的膳食

这时期的宝宝生长发育得特别迅速。每个宝宝食用的奶量因初生体重和个性不同而有差异。由于营养的好坏关系到宝宝日后的智力和体质，因此，妈妈一定要注意饮食，以确保母乳的质和量。除了母乳喂养外，在这一时期的后期，也可尝试添加一些辅食以补充婴儿营养。

❶ 宝宝的主食是母乳

这个阶段以母乳喂养为主。此时帮助宝宝消化的淀粉酶分泌尚不足，所以不宜多喂奶糊、米糊等含淀粉较多的代乳食品，这样对宝宝的消化系统不利。由于宝宝胃容量的增加，每次的喂奶量也随之增多，喂奶的时间间隔相对就延长，可以由最先的3小时左右，逐渐延长到4小时。

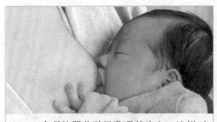
◎0～6个月的婴儿以母乳喂养为主，这样对婴儿的消化系统有利。

❷ 别忘给宝宝补充微量元素

虽然宝宝还不大，但也不要忘了给宝宝补充维生素和矿物质。妈妈可以用新鲜蔬菜煮菜汁喂宝宝，也可以

榨些果汁在两顿奶之间喂，但一定要注意适量。虽然补充维生素和矿物质是必须的，可过多的补充依然会对宝宝造成负担。补充维生素C和矿物质，除了果汁和新鲜蔬菜以外，还可用菜泥。

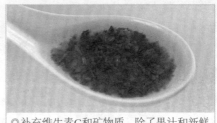
◎补充维生素C和矿物质，除了果汁和新鲜蔬菜以外，还可用菜泥。

❸ 不宜给宝宝吃蛋白

这个时期，如果有给宝宝添加辅食的，除了米糊外，有些家长可能会选择鸡蛋。鸡蛋营养丰富，尤其是蛋黄，但此时还不宜把蛋白也一起给宝宝吃，因为蛋白相对来说不容易消化，这一时期宝宝肠胃功能尚未发育完全，容易引起腹泻。而且，蛋白中的异体蛋白很容易引起过敏反应。

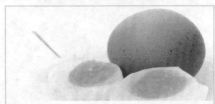
◎给婴儿添加辅食时，可以适量添加蛋黄，但不宜添加蛋白。因为蛋白中的异体蛋白很容易引起过敏反应。

首选纯母乳喂养

母乳喂养，是新手妈妈们要上的第一课。有的妈妈对母乳喂养宝宝有厌烦情绪，比如，有的妈妈为了保持身材，产后减肥而不愿意母乳喂养宝宝等。其实，这是新手妈妈们对"母乳喂养"的误解，母乳喂养宝宝对宝宝和妈妈都有好处。那么，母乳喂养到底都有哪些好处呢？

① 营养最全面，各种营养成分的比例也最合适

对于柔弱至极的婴儿来说，母乳是一种营养最全面、质量最佳的天然食品。因为母乳中含有婴儿所需的一切蛋白质、脂肪、碳水化合物、矿物质、维生素、酶以及水分等，而且各种营养成分比例最为合适。而更神奇的是，母乳的营养成分和量还会随着宝宝的长大不断发生变化，以适应宝宝的生长需要。由于这两点，只要不存在母乳不足的问题，用母乳喂养出来的宝宝一般都能够保证最佳的生长发育。不管人类的智慧和经验如何发达，配制出的婴儿餐都不能包含母乳的所有营养，并做到配比分毫不差。因此，迄今为止母乳依然是宝宝在婴儿期无可替代的食品。

② 能让宝宝更聪明，眼睛更明亮

相比其他食品，母乳喂养出来的宝宝智商会更高一些，因为母乳中有一种对宝宝大脑发育作用极其特别的牛磺酸，还有一种宝宝智商发育必需的氨基酸。虽然这两种成分在牛奶中也含量丰富，但是跟母乳相比还是有着天壤之别的，据研究，该营养成分在母乳中的含量是牛奶的10~30倍。由此来说，再没有什么食品比母乳更天然更益智了。另外，由于母乳中含有的长链多不饱和脂肪酸家族对视觉敏锐度有着促进作用，因此母乳喂养出来的宝宝大多双眼明亮，视敏度远远高于人工喂养的宝宝。

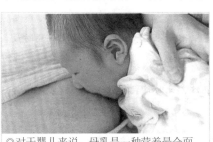

◎对于婴儿来说，母乳是一种营养最全面、质量最佳的天然食品。

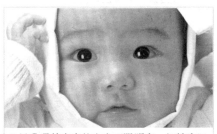

◎母乳喂养出来的宝宝双眼明亮，视敏度远远高于人工喂养的宝宝。

产后尽早开奶，初乳营养最好

孕妇分娩以后，实际上就进入了哺乳期。产后要尽早开奶，在新生儿娩出后10分钟，甚至未断脐之前就可以开始吸吮母亲乳头。一般产妇产后8小时左右即有初乳泌出，哺乳有利于产妇产后性器官和身体其他相关部分的恢复。

乳汁分泌的机制是复杂的，受多种神经体液调节因素的影响，如激素水平与婴儿吸吮、孕妇精神状况、环境等引发的神经反射以及神经体液间的相互作用等。在怀孕后期，乳腺受雌激素和黄体酮的影响开始了进一步发育和增大，并对催乳激素更加敏感。分娩以后，胎盘生成黄体酮的作用消失，使血液黄体酮水平突然下降，解除了对脑垂体分泌催乳激素的抑制，乳汁开始大量分泌。婴儿对乳头的吮吸刺激、乳汁的排空刺激和婴儿的存在与活动（如哭声）对母亲的刺激通过神经反射进入脑垂体后叶，造成催乳激素分泌增加，引起母亲的下奶反应。

另外，婴儿出生后，各时期母乳成分不同，有初乳、过渡乳、成熟乳、晚乳之分，其中初乳营养最好。初乳中免疫球蛋白A的含量很高，尤其是产后第1～2天高达972.4毫克／100毫升，以后迅速下降，至产后第6天为56.7毫克／100毫升。可见产后头五天的初乳不仅含有高浓度的营养素，更重要的是含有预防新生儿多种感染的免疫物质和细胞。初乳中丰富的免疫球蛋白A，能保护新生儿娇嫩

母乳分类

初乳

初乳是指产后头几天内的乳汁，质稠而带黄色，其所含脂肪较少，而球蛋白、抗体、微量元素、钙磷、白细胞等免疫物质都比较多，比其他时期的母乳抗病能力更强，对新生儿发育和抗感染十分重要。

过渡乳

初乳和成熟乳之间的母乳叫过渡乳，这一时期很短，但此阶段母乳含脂肪最高，蛋白质、矿物质逐渐减少。

成熟乳

成熟乳是产后第7天至第9个月分泌的乳汁，此时母乳各种成分比较固定，其中蛋白质、脂肪和糖的比例为1：3：6。

晚乳

9个月之后的母乳就是晚乳了，晚乳中各种成分含量均有下降，分泌量减少。

的消化道和呼吸道黏膜不受微生物侵袭；其中的嗜中性粒细胞和巨噬细胞则有直接吞噬微生物的作用，淋巴细胞可参与免疫反应，这些保护作用像食物一样重要，甚至超过营养物质的功能。

人乳、人初乳与牛乳营养成分对比表

成分	人乳	人初乳	牛乳
能量	290kJ（70kcal）	236kJ（56kcal）	290kJ（70kcal）
比重	1.028~1.033		1.028~1.033
pH值	88	87	88
蛋白质（g/100g）	0.9	2.7	3.3
酪蛋白（g/100g）	0.4	1.2	2.7
乳白蛋白（g/100g）	0.4	1.2	0.4
乳球蛋白（g/100g）	0.2	1.5	0.2
脂肪（g/100g）	3.9	2.9	3.8
不饱和脂肪（%）	8	7	2
乳糖（g/100g）	7	5.3	4.8
矿物质（mg/100g）	200	500	800
钙（mg/100g）	34	301	17
磷（mg/100g）	15	15	92
铁（mg/100g）	0.05	0.01	0.05
锌（mg/100g）	0.4	0.6	0.4
钠（mg/100g）	15	135	58
钾（mg/100g）	55	75	138
镁（mg/100g）	4	4	12
铜（mg/100g）	0.04	0.03	0.03
碘（mg/100g）	0.003	0.012	0.005
维生素A（IU）	1898		1025
维生素C（μg/100g）	43		11
维生素B$_1$（μg/100g）	160		440
维生素B$_2$（μg/100g）	360		1750
烟酸（μg/100g）	1470		940
维生素B$_6$（μg/100g）	100		640
叶酸（μg/100g）	52		55
维生素B$_{12}$（μg/100g）	0.3		4
维生素D（IU）	22		14
维生素E（μg/100g）	2		0.4
维生素K（μg/100g）	15		60

人工喂养和婴儿配方食品

人工喂养是一种不得已的办法。只有母亲确实无奶或因病（如结核病、急慢性传染病或患严重贫血症等）不能喂奶时，才采用人工喂养。

1 配方乳喂养

在没有母乳的情况下，配方乳喂养是较好的选择，特别是母乳化的配方乳。不过，比起母乳喂养，冲调配方乳明显有些麻烦，尤其是在夜间喂奶，一边是因饥饿而啼哭不止的宝宝，一边是急急忙忙冲好的很烫的奶，宝宝不能立即食用。

目前市面上配方乳种类繁多，应选择品牌有保证的配方乳。有些配方乳中强化了钙、铁、维生素D，在调配配方乳时一定要仔细阅读说明，不能随意冲调。婴儿虽有一定的消化能力，但冲调过浓容易增加婴儿的消化负担，冲调过稀则会影响婴儿的生长发育。正确的冲调比例，若是按质量比应是1份奶粉配8份水，若按容积比应是1份奶粉配4份水。奶瓶上的刻度指的是毫升数，如将奶粉加至50毫升刻度，加水至200毫升刻度，就冲成了200毫升的奶，这种奶又称全奶，消化能力好的婴儿也可以试喂全奶。

配方乳要妥善保存，否则会影响其质量，应贮存在干燥、通风、避光处，温度不宜超过15℃。

2 牛奶喂养

牛奶含有比母乳高3倍的蛋白质和钙，虽然营养丰富，但不适宜婴儿的消化能力，尤其是新生儿。牛奶中所含的脂肪以饱和脂肪酸居多，脂肪球大，又无溶脂酶，消化吸收困难。牛奶中含乳糖较少，喂哺时应加5%～8%的糖，矿物质成分较高，不仅使胃酸下降，而且加重肾脏负荷，不利于新生儿、早产儿、肾功能较差的婴儿。所以用牛奶喂养时，需要经过稀释、煮沸、加糖3个步骤来调整其缺点。

3 羊奶喂养

羊奶在国际营养学界被称为"奶中之王"。羊奶成分与牛奶相

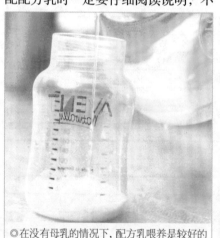

◎在没有母乳的情况下，配方乳喂养是较好的选择，特别是母乳化的配方乳。不过随意冲调配方乳不利于婴儿的消化吸收，应按正确的冲调比例来冲调。

仿，蛋白质与脂肪稍多，尤以白蛋白为高，故凝块细，脂肪球也小，易消化。羊奶的蛋白质构成与母乳基本相同，含有大量的乳清蛋白，且不含牛奶中可致过敏的异体蛋白。因此，任何体质的婴儿都可以接受羊奶，特别是胃肠较弱、体质较差的婴儿。但由于其叶酸含量低，维生素B$_{12}$也少，所以羊奶喂养的孩子应添加叶酸和维生素B$_{12}$，否则可引起巨幼红细胞性贫血。

④ 混合喂养

混合喂养就是采用母乳喂养的同时也使用代乳品来喂养婴儿，当母乳分泌不足或因其他原因不能完全母乳喂养时可选择这种方式。混合喂养可在每次母乳喂养后补充母乳的不足部分，也可在一天中1次或数次完全用代乳品喂养。但应注意的是，母亲不要因母乳不足而完全放弃母乳喂养，至少坚持母乳喂养婴儿6个月后再完全

使用代乳品。混合喂养比单纯人工喂养好，更有利于婴儿的健康成长。

⑤ 婴儿配方食品

婴儿配方食品就是以母乳作为模拟对象，对牛奶进行科学的改良。如去除过多的蛋白质，调整脂肪酸的比例，添加牛奶中较缺乏的铁、锌等微量元素，去除造成肾脏过高负担的钾、钠等矿物质，使之较为符合婴儿的生长需要和消化能力。这种配方食品与牛奶相比，具有易消化、负担小、营养全等优点，适宜在没有母乳和母乳不足等情况下使用。

由于配方食品是根据婴儿的生长需要来改良的，所以不同月龄的婴儿应选用不同的配方食品。购买时应说明孩子的实足月龄，以免选择错误。另外，由于配方食品中的蛋白质经过特别处理，非常容易变性，因此调奶的水温不宜过高，一般用40℃~50℃的温开水最好。还有就是要按照说明书，有步骤、按比例地调配。

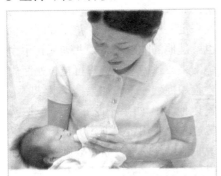

◎当母乳分泌不足或因其他原因不能完全母乳喂养时可用代乳品进行混合喂养。但是，母亲不要因母乳不足而完全放弃母乳喂养。

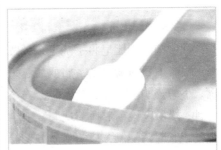

◎婴儿配方食品是以母乳作为模拟对象，对牛奶进行科学的改良，有易消化、负担小、营养全等优点，适宜人工喂养的婴儿食用。

人工喂养注意事项

人工喂养虽然不如母乳喂养合乎生理要求，但如果合理调配，注意卫生，耐心、细心地喂养，同样可以满足婴儿生长发育的需要。人工喂养应注意如下事项：

❶ 要注意奶品的质量

婴儿应使用全脂奶粉，一般奶粉使用期限是三个月，以不结凝块为佳。用奶粉或代乳粉喂养时应现调配现吃。在夏季，牛奶易变质，如果一次吃不完，要反复煮沸或放在冰箱中。在冬季，煮沸后放在清洁容器内，分次饮用，用热水温热即可。

❷ 要添加适量维生素

牛奶虽然营养丰富，富含蛋白质、钙等多种营养素，但其含维生素却较少，喂养时必须及时添加菜汁、浓缩鱼肝油或维生素D，以弥补牛奶中所缺乏的各种维生素，保证婴儿的健康生长。

❸ 配制时注意卫生和方法

配制前要用肥皂将手洗干净，做好调乳器具的消毒工作，将奶瓶、奶嘴、小勺等刷洗干净，煮沸消毒5～6分钟；奶粉应该在哺喂前现调，不要提前很长时间配制，以防变质或受污染。在配制时还要掌握基本的方法，保证牛奶的营养以及防止细菌繁殖。

❹ 温度要合适

喂前可将奶滴在手背或前臂内侧的皮肤上，也可将奶瓶贴在脸颊上试试温度，以不觉烫或凉为适宜。切不可将奶嘴插入大人口中吸吮，因为成人口腔中常常含有一些细菌，婴儿抵抗力差，吃进去后容易感染疾病。

❺ 注意哺喂姿势

应采用像喂母乳一样抱婴儿的办法，这样婴儿看见母亲的眼睛，会产生亲切感。哺喂的时候，母亲的一只手臂要横抱着婴儿，托住他（她）的头和肩背部，使婴儿头部高于胃部。如果平抱着，不利于婴儿吸入的空气到达胃的上部，容易发生呕吐。然后用另一只手高托奶瓶的底部，使奶瓶倾斜到婴儿能够充分地含着奶嘴、乳汁充满整个奶嘴，以防止孩子吸进空气，出现呕吐现象。

❻ 哺喂量要适当

哺喂量要根据每个孩子的具体情况来定。一般情况下，孩子要吃多少也就是他的哺喂量。婴儿如果在中途停下来或睡着了，父母可拉拉奶瓶碰碰脸颊提醒一下。如果孩子继续吃，就让他吃；如果不吃了，甚至把头转过去，或用舌头把奶嘴顶出来，这说明他已经吃饱，就不要勉强了。如果孩子吃完之后还不肯放开奶头，说明喂的量不够，以后可适当调整哺喂量，以保证孩子的发育需要。

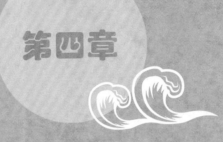

第四章

6~12月龄婴儿喂养指南

● 对于6~12个月龄的婴儿来说，母乳仍是首选食品。如果母乳不能满足婴儿需要，可以补充适合较大婴儿的配方奶，还可以适量添加辅食，但是量不能多，一定要遵守"辅助不足"原则。

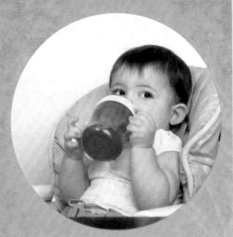

奶类优先，继续母乳喂养

奶类应是6～12月龄婴儿营养需要的主要来源，建议每天应首先保证600～800毫升的奶量，以保证婴儿体格和智力的正常发育。母乳仍是这一时期婴儿的首选食品，因此建议6～12月龄的婴儿继续母乳喂养，如母乳不能满足婴儿需要时，可使用适合较大婴儿的配方奶予以补充。此时可以适量添加辅食，但是一定要坚持"辅助不足"这一原则。母乳喂养除能够继续供给婴儿营养外，还继续保护婴儿免患许多疾病，并提供与母亲亲昵和接触的机会，从而有助于孩子

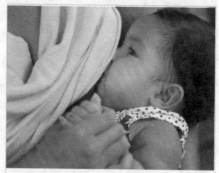

◎奶类及其他辅食只是辅助食品，为了宝宝健康成长，应继续母乳喂养，但要注意喂养的次数及保证母乳的质量。

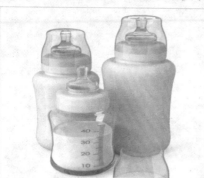

◎奶类应是6～12月龄婴儿营养需要的主要来源，建议每天应首先保证600～800毫升的奶量，以保证婴儿体格和智力的正常发育。

心理发育。

这个阶段的母乳喂养应注意以下事项：

（1）每日婴儿直接吸吮母亲乳汁的次数不宜少于3次。

（2）母亲要通过充分休息以及增加自身的饮食营养来提高母乳的质量。

（3）孩子满6个月时，母亲往往因工作或其他的一些原因，奶水可能有所减少，要鼓励母亲让孩子多吸吮乳房以促进乳汁的分泌。

母乳到什么时候没营养了

大量的研究证明，母乳无论在什么时候，都富含营养，尤其是富含对孩子身体健康至关重要的免疫因子。幼儿自身的免疫系统要到6岁左右才健全，在这之前，长期的母乳喂养，等于为孩子建立起一道天然的免疫屏障，能够有效地预防诸多疾病的侵袭，比如耳道、肠胃和呼吸道等幼儿常见感染，以及幼儿癌症、少儿糖尿病、风湿性关节炎等重症。那些过敏体质的婴儿，更是应该母乳喂养至1岁以上。特别神奇的是，随着孩子年龄的增长、对辅食摄入的增多，吸吮母乳频率有所降低，母乳会自动浓缩养分和抗体，将孩子所需要的营养丝毫不差地保留下来。

如何选择其他乳制品

这一时期的婴儿，虽然已经开始添加辅食，但对辅食的种类和形态有严格要求。最适合婴儿食用的还是乳制品。那么，选择什么样的乳制品好呢？

首选者，当是牛奶。与其他代乳品相比，无论是营养素的含量还是质量，牛奶都不失为乳品中的最佳者。

如果没有鲜牛奶，奶粉也可。奶粉是鲜牛奶高温干燥后制成的干粉，全脂奶粉的营养成分与牛奶基本相同，调配时不能太浓或太稀，应按说明进行。目前市场上除了全脂奶粉外，还有强化奶粉、母乳化奶粉、脱脂奶粉、酸奶等，哪一种更适合婴儿呢？

母乳化奶粉	是将牛奶中的蛋白质种类及其含量调节到接近母乳，并提高糖的含量，目的是使牛奶的营养成分更接近于人乳，所以，母乳化奶粉比较适合喂养婴儿。
强化奶粉	是在全脂奶粉的基础上，按我国的膳食特点，添加了人体易缺乏的维生素和无机盐，其他营养成分与全脂奶粉相同，这种奶粉尤其适合6个月后的婴儿食用。
脱脂奶粉	是将牛奶中的脂肪提取后制成的奶粉。患腹泻、痢疾等疾病的婴儿可食用这种奶粉，但因其含有的热量少，脂肪尤其是必需脂肪酸非常缺乏，不能满足正常健康婴儿的生理需要。
酸奶	虽说是一种很好的乳品，但用作婴儿代乳品是不宜的。一则酸奶买回后不能加热，婴儿消化道难以接受，再则将凝固的酸奶喂养婴儿也比较困难。

此外，也可选择一些豆制的代乳品。这些豆制代乳品是将熟化的大豆粉和大米粉混合，并添加了我国婴儿易缺乏的营养素，无论是动物实验还

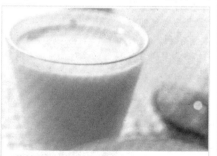

◎将熟化的大豆粉和大米粉混合调制的代乳品也适合婴儿食用，但要做到清洁卫生。

是婴儿喂养实验都证明效果是好的。但是，不能单纯用此类代乳品喂养婴儿，最好与牛奶混合喂养。奶糕也可作为代乳品喂养婴儿，但其营养不能完全满足婴儿需要，一般应与其他代乳品混合喂养。当然，家长也可以根据具体情况，自己配制代乳品，但要做到清洁卫生。

最后，在选购乳制品时，注意不要购买过期奶粉，也不要长期贮存后再吃，因为存放时间过长奶粉易变质。

及时合理添加辅食

随着宝宝消化器官及消化机能的逐渐完善，而且活动量增加，消耗的热量也增多，这时就需要根据实际情况给宝宝加牛奶或其他辅食了。尤其在这一阶段的后期，母乳量逐渐减少，务必要增加辅助食品，以保证宝宝的正常营养需求，否则宝宝就会因营养不良而体重增加缓慢或停滞。

世界卫生组织与联合国儿童基金会提倡母乳喂养可到2岁，根据我国家庭的实际情况，一般建议是纯母乳喂养到4～6月，之后由母乳喂养结合辅助食品。如果宝宝在满4个月前品尝过米汤和果汁等乳汁之外的食物，添加辅食就会轻松得多。

如果宝宝起初拒绝辅助食品，可以在1～2周之后再尝试，要灵活地采取策略。究竟何时适合喂辅助食品，可以根据宝宝的行为判断。如果大人吃食物时，宝宝的眼睛追随着食物，而且口中流出很多唾液，就可以试着开始添加辅食了。如果宝宝一直拒绝吃新食物，或者无法适应辅助食物，也不必强制性地喂食。

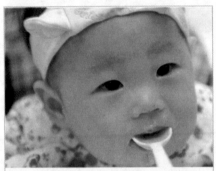

◎随着宝宝消化器官及消化机能的逐渐完善，而且活动量增加，消耗的热量也增多，这时应根据具体情况及时给宝宝添加辅食。

辅食注意事项

辅食应尽可能味道清淡。有些家长在给宝宝添加辅食的时候会添加些味精和盐来调味，希望能让宝宝多吃点。殊不知，这时候的宝宝还不会品尝味道呢。家长觉得味道太淡了，想再添加一些盐的话，那么这个味道对宝宝而言可能就已经偏成了；过早添加鸡精，更是对宝宝的发育不利。

身体健康时添加。添加辅食的时间最好选择宝宝的身体状况最好的时候，如果孩子生病或对某种食品不消化，或者胃口不好，应不添加或暂缓添加。

辅食宜新鲜。辅食除了给宝宝提供成长所必需的营养之外，还要让宝宝品尝新食物，养成新的进食习惯。因此，不应该为了营养而采用市场中销售的粉末状的辅食。爸爸妈妈们最好亲自为宝宝制备辅食，一方面更有针对性，另一方面也更卫生、健康。

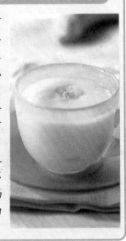

宝宝不接受新食物怎么办

在添加的辅助食物中，谷类食物是一种很好的选择。谷类含有丰富的锌，而锌正是幼儿断奶后身体发育所需的重要营养。因为锌间接地对代谢起调节作用，尤其是在蛋白质的合成、生长因子的产生和分泌等环节中发挥作用，当幼儿身体缺锌时，生长发育的各个环节将可能受到阻滞。因此，家长应当在宝宝的日常饮食中逐渐适量增加谷类的含量，如花生、核桃、糙米、芝麻等。

随着宝宝的不断成长，辅食添加的种类会越来越多。宝宝可能不会马上喜欢新食物，出现这种情况时该怎么办？家长们很是担忧。

对宝宝来说，每次尝试新食物，都是一个全新的体验。个别孩子惧怕或不敢吃未见过的或未吃过的饭菜，

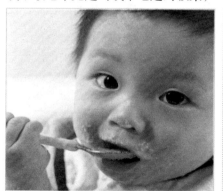

◎让孩子尽快接受新食物的方法很多，父母可根据孩子的具体情况灵活使用一些小方法，孩子自然比较容易接受新食物。

这是正常现象，但大多数孩子随着年龄增长，对新鲜食物由惧怕逐渐转为好奇，加之生活经验的积累和各种知识的增加，在食物选择上也越来越广泛。

另外，宝宝的情绪也会影响食欲。宝宝会根据自己对食物的判断而采取对策。如果宝宝对某种食物不感兴趣，当然就不会去吃，家长不必过于担心。可让他看一看和他差不多大的小朋友吃东西的情景，也许他的态度会很快转变。

下面，告诉你几个小方法，让你的孩子尽快接受新食物：

（1）在吃新食物之前，家长可以跟宝宝讲一些与新食物有关的儿歌、故事等（家长可以在宝宝已学会的儿歌或故事中进行创编），引起宝宝对新食物的兴趣。

（2）宝宝的味觉比较灵敏，可将新添加的食物与宝宝喜欢吃的食物放在一起，让宝宝逐渐习惯新味道。

（3）宝宝喜欢颜色鲜艳的食物，因此，可将新食物进行合理搭配，激发宝宝进食的兴趣。

（4）宝宝模仿力强，吃饭时，家长可以很夸张地做出喜欢吃新食物的动作和表情，使宝宝产生想吃的愿望。

膳食少糖、无盐、不加调味品

从婴儿6月龄开始，每餐的安排可逐渐开始尝试搭配谷类、蔬菜、动物性食物，作为宝宝的辅食。但在制作辅食时，除可添加少量食用油外，应尽可能少糖、无盐、不加调味品。

① 少糖

糖是宝宝最喜欢的一种食品。糖有红糖和白糖之分，前者是粗制糖，后者是精制糖。给宝宝食用的糖以白糖为好，但是要限制糖的过度摄入，以免影响宝宝品尝其他美味的口感，偶尔吃一些甜的食物是可以的。如果完全不让宝宝进食糖，可能造成他日后对甜食的反感，这样反而不好。当然，糖要选择各项指标都达到相关标准的合格产品。

② 无盐

盐是人身体内必需的养分之一，但是摄入量不宜过多，因为高盐饮食容易引起高血压等心血管疾病，还极

易导致宝宝缺锌、缺钾。我国成人高血压的高发率与食盐的高摄入量有很大关系，要控制和降低成人的盐摄入量，必须从儿童时期开始，而且控制越早收到的效果会越好。所以，在为宝宝制作辅食时，应尽量少盐或不放盐。

③ 不加调味品

调味品是日常生活中的普及品。调味品的五味调和，就好像调色时几种基本色彩能够调配出五彩斑斓的色彩一样，能够调配出百菜的百味，各有巧妙和魅力。使用不同的调味料、采用不同量的配比、加入的先后次序不同，都对成品菜的味道起着微妙的影响。

调味品另有一个重要功用是装饰作用。调味可以为菜肴增添色彩，使

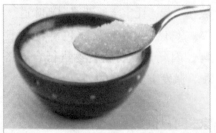

◎宝宝食用的糖以白糖为好，但是要限制糖的过度摄入，以免影响宝宝品尝其他美味的口感。

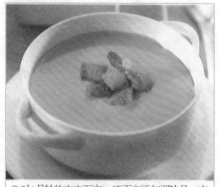

◎对6月龄的宝宝而言，还不宜添加调味品。宝宝的辅食中应尽量保持食物原有的味道。

之达到色、香、味的统一。例如，用盐和牛奶调味可以使白色的原料烹调后仍然洁白素雅，用番茄汁调味使成菜红艳美丽等。

在宝宝成长的每个阶段，通过适当添加调味品对食物进调味，对增进宝宝的食欲有一定帮助。但对6月龄的宝宝而言，还不宜添加调味品。宝宝的辅食中应尽量保持食物原有的味道。宝宝在1岁之前，味觉还不够发达，不适合浓烈的食物味道。如果妈妈在宝宝辅食中添加过多调味料，宝宝长大以后口味会变得很重。

味精中含有谷氨酸钠，它易和锌结合生成不易溶解的谷氨酸钠锌，影响机体对锌的吸收。另外，长时间食用味精还会使人的味觉变得迟钝。随着宝宝的长大，可以根据情况适量添加味精，但最好一

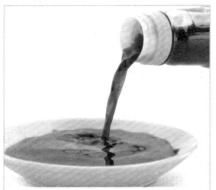

◎酱油中本身就含有盐，一周岁以内的宝宝最好不要给他吃酱油，以免宝宝长大后口味变重。

开始为宝宝制作的食物中就不要加味精，这样宝宝也就不会对此有要求了。

对于其他的调味品也都不必使用，宝宝的味觉暂时还没有这些需求。宝宝和父母共同用餐时可能会接触到调味品，因此要多加注意。酱油和醋也是比较常见的调味品。婴幼儿食品要注意色、香、味，有的家长喜欢在食品里加酱油来调色。酱油大多以大豆、麸皮、麦粉等为原料制成，本身就含有盐，做菜时不好把握，1周岁以内的宝宝最好不要给他吃酱油。

对于1周岁以内的宝宝来说，添加辅食的时候千万别放盐、醋、糖，甚至其他调味品。其实，对于宝宝非常敏感的味蕾来说，蔬菜和水果中的天然味道就很鲜美，而这些食物也含有足够的盐。

当孩子长到1岁左右，随着孩子肾脏功能和消化系统功能的逐渐发育，烂面条、烂饭、软饭变成主食后，可以适当地添加些盐，但添加的总量还不能和成人相比，需要严格控制，一般控制在每天1克左右，最多不能超过2克。随着孩子不断生长，盐量可以渐渐增加。据了解，中国居民尤其是北方人的盐分摄入总体偏多，这往往会对孩子产

生影响。高盐饮食会加重孩子肾脏代谢的负担，对孩子的肾功能产生不好的影响，所以"源头"控制很重要，新手爸妈们别急着给孩子吃盐。就算是宝宝能吃点调味料，也不能吃得太多。

6~12月宝宝不宜食用的调味品

味精、鸡精、酱油、醋、花椒、胡椒、辣椒、芥末、咖喱、八角、桂皮、孜然、茴香、蒜、姜

逐渐让婴儿自己进食

什么时候该让宝宝学习自己动手吃饭呢？其实在宝宝6个月大，尝试吃第一口辅食时，父母就可以开始着手引导孩子自己动手吃饭，培养自己进食的兴趣，以下是这一时期的宝宝自己动手进食的能力：

6~12个月婴儿进食能力发展过程

6个月	能用汤匙吃稠厚食物和用双手捧奶瓶。
7个月	能用牙齿磨碎食物。
8~9个月	能咀嚼肉末、鱼泥和土豆泥。
10~12个月	用杯子喝水时，会双手捧杯，但拿不稳，能用手拿饼干。

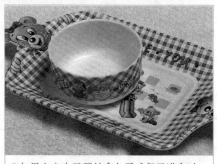

◎如果宝宝自己开始拿勺子或餐叉进食时，妈妈可以为他准备餐具了，可选择颜色新鲜可爱的。

❶ 教宝宝使用勺子或餐叉

当妈妈试着喂宝宝吃辅食，他却生气地抵抗，甚至是自己用手抓，这代表他向你抗议说："我要自己吃，不要喂我啦！"这时，妈妈不妨让宝宝抓握自己的小勺，即使他还不懂得往自己的嘴里送饭，但也能促进他对食物和餐具的触觉和感知能力。

如果宝宝自己开始拿勺子或餐叉进食时，则要为他准备一套婴儿用的餐具了。宝宝开始当然不会使用餐具，拿着勺子挥舞，敲打餐具，把饭菜弄得到处都是……妈妈看到好不容易做的饭菜都给糟蹋了，肯定十分着急，但千万不要发火，以免伤害宝宝的积极性和独立性。

为了避免宝宝因为不能灵活使用汤匙而发脾气，父母也不妨从旁协助，借以增加宝宝的自信心和成就感。当宝宝可以成功地使用餐具用餐时，父母应给予鼓励，说他很棒。如

果他不小心将饭菜撒出来了，妈妈也不应该责怪他，应该鼓励他下次改进，以免宝宝产生挫折感。

开始宝宝是用手抓东西吃，把食物弄得到处都是，将汤或饮料弄洒。妈妈不要着急，弄脏了也不要紧，垫上报纸或塑料布再让宝宝自己吃。

如果吃饭时妈妈经常发脾气，会影响宝宝的食欲。宝宝开始自己进食时，妈妈应多包容一些，让宝宝去实践与学习，还要给予宝宝表扬和鼓励。但是，不能让宝宝边玩边吃，如果他不吃也不要勉强。应规定进食时间，以30分钟为宜。

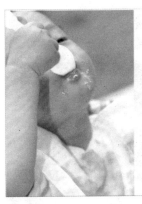

◎宝宝开始自己进食时，会把食物弄得到处都是，妈妈应多包容一些，让孩子去实践与学习。

❷ 教宝宝用吸管喝水

到了7～8个月时，可以让宝宝练习用吸管喝水，开始也可以用儿童吸杯练习。因为儿童吸杯两边都有把手，宝宝可以双手抱着喝，宝宝拿着摇晃也不会溢出，外出时携带也很方便。另外，宝宝也可以用轻轻挤压果汁便会上升的盒装果汁练习喝水。开始时，妈妈轻轻挤压，使宝宝容易吸入。

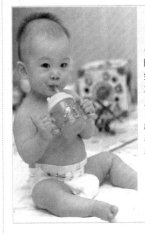

◎到了7～8个月时，可以让宝宝练习用吸管喝水，开始也可以用儿童吸杯练习。因为儿童吸杯两边都有把手，宝宝可以双手抱着喝。

❸ 教宝宝用杯子喝水

首先给宝宝准备宝宝用杯，把汤或果汁装在杯子里，妈妈拿着让宝宝慢慢喝。为防止把汤或果汁洒在身上，将毛巾垫在宝宝颔下。如果宝宝呛着了，或宝宝不愿用杯子喝，切勿勉强，隔几天再练习。

一般来说，快到1岁的宝宝都想自己拿着杯子喝水。这时杯子里不要装得太多，少装一点，让宝宝慢慢喝。通过反复练习，宝宝自然会学会用杯子喝水。

如果宝宝出现了看见大人喝水、自己也想学大人用杯子喝水的行为时，就可以考虑让宝宝尝试使用没有吸管的学习杯来练习喝水了。多练习几次，宝宝很快就能学会。妈妈可

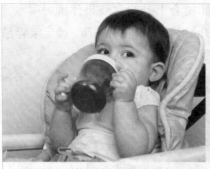

◎一般来说，快到1岁的宝宝都想自己拿着杯子喝水。这时杯子里不要装得太多，少装一点，让宝宝慢慢喝。通过反复练习，宝宝自然会学会用杯子喝水。

以准备1个装了约10毫升白开水的杯子、防水围兜。

（1）妈妈协助宝宝握紧杯子，慢慢将杯子里的水倒入宝宝口内。

（2）一开始宝宝还无法很好地控制力量，可能会弄湿全身，所以请替宝宝围上防水围兜，并且提醒宝宝要慢慢喝。

（3）当宝宝练习成功之后，记得要及时鼓励宝宝，并逐渐增加杯子内的盛水量。即便宝宝做得不够好，也不要责怪他，以免影响其学习用杯子喝水的积极性。

妈妈可以尝试按照以上的步骤教宝宝用杯子喝水，妈妈在选择杯子时，可以选择两边有手柄的杯子，这样方便宝宝用手抓，等这个会了，就可以尝试用没有手柄的杯子。

培养良好的进食行为

宝宝的自控力和动手能力还不是很强，却很喜欢自己拿勺子吃东西，这样，不免弄得乱七八糟的，父母们经常为此而烦恼。

徒然的烦恼无济于事，父母们应该想方设法对宝宝的进食行为进行引导。训练良好的饮食习惯直接关系到宝宝的身心健康。婴幼儿肠胃的消化能力弱，再加上成长期的婴幼儿需要从饮食中得到更丰富的营养，以至饮食稍有不慎，就容易造成肠胃功能紊乱、消化不良和营养缺乏症。因此，爸爸妈妈尤其要注意婴幼儿饮食习惯的培养，从小培养宝宝养成良好的饮

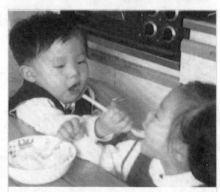

◎吃饭时不要让孩子嬉闹，以免不慎将饭菜呛入气管，引起窒息。

食习惯。

（1）吃饭应与读书、写字一样，坐势要端正。如果孩子小，可以在凳子上面再叠一只小凳，让孩子的

双手可以放在餐桌上。

（2）从小培养用匙、用筷进菜，不能养成随手乱抓饭菜的不良习惯，一则不卫生，二则不文明。

（3）吃饭时不要嬉闹。如果吃饭时喧哗嬉闹，容易分散注意力，减慢吃饭速度，延长吃饭时间。稍有不慎可将饭菜呛入气管，引起窒息，后果十分严重。

（4）培养饭菜并吃的习惯。有的孩子喜欢一开始吃很多菜，到最后一点饭也不吃。如果是家长强迫他吃饭，只能"汤淘饭"草草结束。这样的饮食习惯不能做到平衡膳食，时间长了体内营养状况不佳，而且"汤淘饭"囫囵吞下也影响消化与吸收。

（5）先给孩子少量的饭菜，不够时再添。孩子的食量家长最清楚，先给孩子少量的食物，吃完后予以鼓励。对平时食欲欠佳的孩子尤其要注意这一点，否则，孩子看到满满一碗饭菜，立即会产生"吃不下"的感觉，食欲将大打折扣。

（6）及时纠正不文明的行为。例如，有的孩子在等待饭菜上桌时，喜欢用筷子敲打饭碗或碟子，家长要及时纠正。

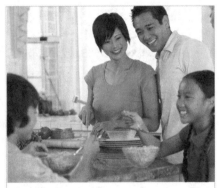

◎孩子的挑食习惯多数是从家长那里学来的，所以家长要以身作则。

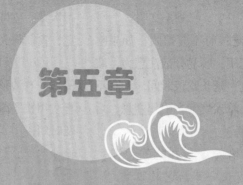

第五章

1~3岁幼儿喂养指南

●宝宝满周岁之后，智力及身体都在快速地发育，相应地，宝宝的饮食营养也要跟上，父母应该怎样为断奶后的宝宝准备饮食呢？宝宝吃哪些食物能帮助他们的身体和智力的发育呢？宝宝不小心生病了，饮食方面又应该注意什么？这些问题在本章都会为父母们送上答案。

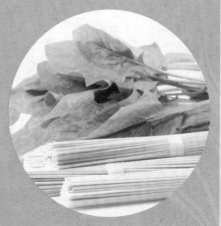

如何平衡幼儿的膳食

周岁以后，幼儿的智力和活动能力都在迅速发展，由于活动量增加，体力消耗加大，这一时期要供给幼儿以丰富的营养，才能补偿其消耗。一般说来，一岁多的孩子基本上什么都可以吃了，而且食欲很强，只要喂养得当，孩子会茁壮地成长起来。

❶ 注意各种食物的合理搭配

要注意各种食物的搭配，使各种营养素均衡。例如，蛋白质在人体里有助于发育生长和更新修补细胞的作用，但富含蛋白质的食品只有和米、面食品一起吃时，才能有效地发挥其功能；如果蛋白质不与米、面食品搭配食用，则蛋白质只能产生热量，而且还不宜消化。

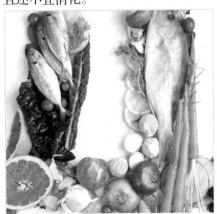

◎除了要合理搭配各种食物之外，食品的种类越多，越能全面地满足幼儿对各种营养素的需求。

有的母亲只想到牛奶、鸡蛋是营养食品，便给孩子经常喝牛奶吃鸡蛋，不添加含碳水化合物的食品，结果，由于大量进食高蛋白食物，弄得孩子食欲不振，影响进食其他食物，反而造成营养不良。幼儿每次可以吃一个鸡蛋，但不要每餐都吃，而且最好与牛奶分开，互相更换食用，或者与淀粉食物共食。

另外，鱼、肉也是很有营养价值的食品，但不应当把它们列为小儿的每日食物。每星期吃4～5次即可，最好是和青菜调制在一起食用。

在制定食谱时，必须重视食品的质量，使各种成分搭配得恰到好处。

食品的种类越多，越能全面地满足幼儿对各种营养素的需求。幼儿时期，每日每千克体重应得到3～3.5克的蛋白质，3～3.5克的脂肪，12～15克的碳水化合物。午饭须供给幼儿热量最多的食物，约占全日热量的

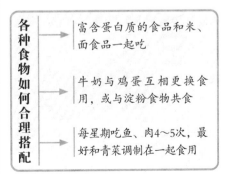

各种食物如何合理搭配
→ 富含蛋白质的食品和米、面食品一起吃
→ 牛奶与鸡蛋互相更换食用，或与淀粉食物共食
→ 每星期吃鱼、肉4～5次，最好和青菜调制在一起食用

40～45％，早、晚两餐各约占全日热量的20％～25％，中午点心约占全日热量的10～15％。

② 合理搭配主食和副食

首先要坚持让宝宝一日三餐都吃主食，并且在宝宝吃主食的同时吃副食。在使宝宝获得丰富的营养之外，还要养成不偏食的良好饮食习惯。为了能够使宝宝吃够吃好，需要制定一个短期的食谱，一方面使主食在一定时间内变换花样，不仅有米饭，包括干饭、稀饭、米糕、米糊等，而且还有面食，包括馒头、包子、面条、面包等。另一方面，在为宝宝选择副食的时候，一定要坚持食品必须保证质量的原则，尽量选用新鲜的肉类、蛋类与蔬菜，这样制作出来的食品味道鲜美可口，宝宝也就会喜欢吃，自然胃口就好，对吃饭的兴趣也就很高。最好不要只图方便，买些现成的食品来给宝宝吃。还要让宝宝尽量少吃零食，培养良好的生活习惯，这对于宝

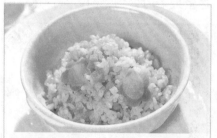

◎要坚持让宝宝一日三餐都吃主食，并且在宝宝吃主食的同时吃副食，养成不偏食的良好饮食习惯。

宝的健康成长十分重要。

③ 每天吃些深色蔬菜

深色蔬菜是无机盐的重要来源，尤其是钙，在绿色蔬菜中含量较高。但是，有的蔬菜中的钙利用率低，如菠菜、苋菜、茭白、洋葱头等，因为它们都含有较高的草酸，容易与钙结合生成不溶解的草酸钙，影响人体对钙的吸收，因此不宜多吃。另外，绿叶菜含铁也很丰富，有益于宝宝的造血功能。

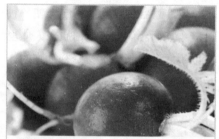

◎深色蔬菜是无机盐的重要来源，宝宝每天都应吃些深色蔬菜，但含有较高草酸的蔬菜不宜多吃。

④ 补充膳食纤维

膳食纤维能有效稳定肠道微生态，促进肠道畅通。同时，膳食纤维具有良好的吸水性和膨胀性，有利于粪便排出，使得毒素在肠道内停留时间缩短，对小儿便秘有防治作用。膳食纤维还可以使食物消化吸收过程变得缓慢，使人产生饱腹感，限制糖和脂质的吸收，有利于控制体重。

❤ 幼儿饮食宜做加减乘除

幼儿正处在快速生长发育阶段，是中枢神经系统及各种组织器官发育的关键时期，科学喂养、均衡膳食至关重要。幼儿饮食，宜注意"加、减、乘、除"四法。

❶ 加法：应予充分保障的食物

肉类、蛋、奶及豆制品都富含蛋白质及其他重要营养素。以豆制品为例，其中蛋白质的质与量均可与动物蛋白相媲美。蛋白质经人体消化，最后以氨基酸的形式被肠道吸收。豆制品中含组成蛋白质的20种氨基酸，其中包含幼儿生长发育所需要的9种必需氨基酸。大豆富含赖氨酸，可补充谷类食物中赖氨酸的不足，而大豆中含量少的蛋氨酸可得到谷类食物的补充。大豆中的脂肪含量约15%～20%，油脂中不饱和脂肪酸的含量可高达85%。大豆中卵磷脂的含量比蛋黄还高，大豆中还含有丰富的矿物质和膳食纤维。每100克大豆含钙169毫克、磷400毫克、铁8.3毫克，这些都是幼儿神经系统发育、骨骼发育及全身体格和器官生长发育所需要的营养物质。以大豆为原料制成的豆制品，其营养价值也就不言而喻了，这类食物还是钙质的极好来源。

❷ 减法：不宜过多食用的食物

加工肉类食品，如香肠、火腿、腊肉等，它们普遍含有过多的热量、蛋白质和脂肪，经常食用会影响蔬菜和主食类的营养摄入，导致膳食结构不平衡。

油炸食品如薯条、油条、油饼等，通常含有氢化脂肪酸，且有过多的热量，会影响孩子的学习认知和记忆力。

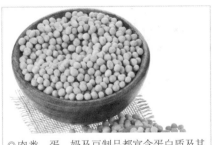

◎肉类、蛋、奶及豆制品都富含蛋白质及其他重要营养素。以豆制品为例，其富含多种营养成分，营养价值高，可为幼儿生长发育提供多种营养。因此，应予充分保障这类食物。

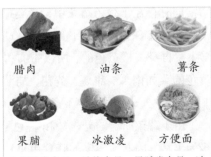

腊肉　　油条　　薯条

果脯　　冰激凌　　方便面

◎加工类食品、油炸食品、果脯类食品、冷冻食品及方便类食品都在某个方面不利于宝宝的生长发育，所以宝宝应少吃这些食物。

果脯类食品通常含糖量较高，还有防腐剂、香精、色素等添加剂，会损害肝脏，对成长发育中的宝宝影响尤其大，最好不要给宝宝吃。

宝宝脾胃娇嫩，冷冻食品会对胃部产生过强的刺激，容易引起腹泻或消化道炎症，严重时可造成体内平衡调节系统紊乱。

方便类食品的主要成分是碳水化合物，以及味精、盐和其他调味品，人体所必需的营养物质所含较少，营养不全面，长期食用会使体内营养缺乏，造成口舌生疮、大便干结、视力下降等。此外，方便食品中的油脂一般都加入了抗氧化剂，长期食用对人体的重要酶系统具有一定的破坏作用，易导致体质虚弱和早衰。

❸ 乘法：需要多多食用的食品

绿色蔬菜是胡萝卜素、维生素C、叶酸的重要来源。胡萝卜素与维生素常常同时存在于绿色蔬菜中，这类蔬菜的颜色愈深，含胡萝卜素愈多。胡萝卜素自身是橙黄色的，所以带有橙黄色的菜如南瓜、甜薯、黄花、胡萝卜等，都含有丰富的胡萝卜素。

由于蔬菜所含的无机盐和维生素极为丰富，因此，宝宝的膳食中每日必须有蔬菜，这样才能满足宝宝对钙、胡萝卜素、维生素C等的需要。

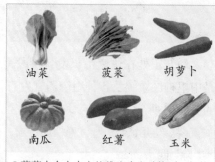

油菜　　菠菜　　胡萝卜

南瓜　　红薯　　玉米

◎蔬菜中含有丰富的维生素和矿物质；粗粮不仅营养丰富，还含有丰富的膳食纤维。这两类食物宝宝都可多食。

食物中的营养素，除了蛋白质、脂肪、碳水化合物、矿物质、维生素和水外，还含有一定量的膳食纤维。膳食纤维是构成植物细胞壁的主要成分，虽然不能直接提供营养，但它负责调节肠道消化吸收功能。

另外，粗粮不仅营养丰富，还能提供丰富的膳食纤维，宝宝也可多食用。

❹ 除法：不宜食用的食物

烧烤类食物性燥，加上孜然、胡椒粉等调料，会刺激胃肠消化系统，属于非健康食品。对宝宝来说

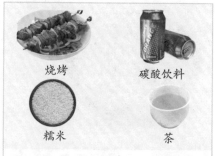

烧烤　　　　　碳酸饮料

糯米　　　　　茶

◎烧烤类食物、碳酸饮料、黏性食物、茶，这些食物对宝宝的健康有损，在日常饮食中，应避免让宝宝吃这些食物。

更是如此。

碳酸饮料进入人体后，会和体内的钙发生反应，对牙齿和骨骼的发育不利，还会增加心肾负担，降低胃液消化能力，导致胃肠疾病，因此不宜多饮。

像糯米、黏米、黄米这类黏性食物，尽量少给宝宝吃。这类黏性食物难以消化，而3岁以内是宝宝肠胃以及其他器官正在发育的时期，也就是说，这一时期的宝宝消化功能尚未完善，所以最好少给宝宝吃黏性食物。

茶中含有的物质会影响宝宝的生长发育。如单宁酸会阻碍肠胃的吸收功能，影响宝宝对营养的吸收。宝宝喝茶会使其心率加快，心脏受到损害，也对睡眠有影响。

❤ 断奶后饮食注意事项

断奶是一个渐进的过程，需要一定的时间让宝宝逐渐适应，也就是在添加辅食的基础上，逐步过渡到普通饮食，以利于宝宝的消化、吸收、利用、代谢，保证其日常生活及生长发育的营养需要。

断奶后的婴幼儿，必须完全靠自己尚未发育成熟的消化器官来摄取食物的营养。由于他们的消化机能尚未成熟，因而容易引起代谢功能紊乱，

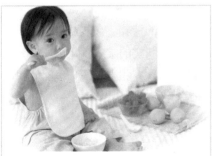

◎婴幼儿的消化机能尚未成熟，因而容易引起代谢功能紊乱，断乳后婴幼儿的营养与膳食更要多加注意。

断乳后婴幼儿的营养与膳食更要多加注意。

❶ 断奶宝宝饮食要点

（1）选择食物要营养充足、且易于消化。断奶后宝宝仍处在生长发育的旺盛阶段，但消化功能仍不健全，因此营养充足、易于消化是选择食物的根本点。宜选用如粥、汤、糊、稠米汤、蒸鸡蛋、豆腐、菜泥、肝、鱼、带馅食品、馒头等食物，由流质到固体，动、植物性食物适当搭配，以提高营养价值。食物中最好使蛋白质、脂肪和糖成1：2：4的比例，其中动物蛋白质与植物蛋白质的分配约为2：1，以适应宝宝的消化能力。

（2）进食要定时、定量。断奶后开始要一日五餐，3岁后一日四餐，下午加一次点心。每餐要分配合

理，定量给予，防止忽多忽少。

（3）注意饮食卫生。配食要清洁、卫生、新鲜、冷热适宜，花样要多，使之色、香、味俱全，以提高食欲。小餐具如碗、勺子、杯子等，使用前必须用开水烫，并定期进行煮沸消毒，使用后要及时清洗，放入柜中储存。在给婴幼儿喂辅食时，大人千万不要先把食物放在自己嘴里尝试温度，因为成人口腔有一些细菌，婴幼儿抵抗力弱，很容易感染疾病。

（4）防止饮食意外和伤害。不宜给予宝宝具有强烈刺激性的食物（浓茶、辣椒、酒等）、油炸食物、过黏食物、粒状硬食（花生米、豆粒、瓜子、未去核的枣等）和带骨的鸡鸭、带刺的鱼肉等，以防损害胃肠和发生食道、气管卡塞异物。

❷ 断奶期要给宝宝补足蛋白质

断奶后的一段时间内，宝宝可能会出现生长迟缓或停滞的现象，其原因大多为断奶后膳食不当。为了保证宝宝获得充足的营养，断奶后一定要调配营养丰富的食物。宝宝除了要补充每日所消耗的营养外，尚需摄取身体生长发育所必需的营养。宝宝身体的发育需要大量的蛋白质来建构组织和器官，所以，必须以蛋白质食物为主，同时

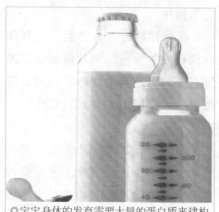
◎宝宝身体的发育需要大量的蛋白质来建构组织和器官，所以，必须以蛋白质食物为主，可选择进食优质的奶类食品。

注意蔬菜、水果的搭配。另外，宝宝断奶后，还要选择进食优质的奶类食品，以适应宝宝断奶之后的营养需要。

❸ 不能停止乳制品摄入

断奶并不是停止一切代乳品，而是戒断母乳喂养，以代乳品及其他食品来取代。宝宝的消化功能还不完善，断奶后，仅靠宝宝自身的咀嚼饮食而摄入的营养还远不能满足宝宝生长发育的需要。这时，唯有奶制品既含有优质的营养，又能从摄食方式上适合刚刚断奶的宝宝食用。所以，宝宝断奶后，在相当长的一段时间里，还要补充乳制品以供宝宝发育的需要。但注意最好不要给宝宝喝鲜奶，因为有些宝宝喝了鲜奶以后，会发生肠道过敏反应，从而引起腹泻。另外，目前市场上的鲜奶主要以牛

奶为主，而牛奶中的蛋白质分子很大，不容易在肠道吸收，加之宝宝的代谢器官发育还未成熟，容易加重宝宝的肾脏负担。

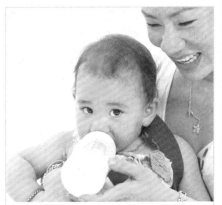

◎宝宝断奶后，仍应以代乳品及其他食品来取代。奶制品既含有优质的营养，又能从摄食方式上适合刚断奶的宝宝食用。

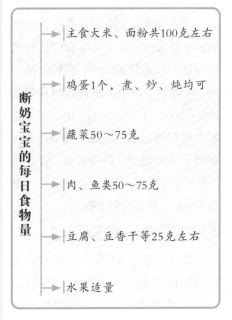

断奶宝宝的每日食物量

▶ 主食大米、面粉共100克左右

▶ 鸡蛋1个，煮、炒、炖均可

▶ 蔬菜50~75克

▶ 肉、鱼类50~75克

▶ 豆腐、豆香干等25克左右

▶ 水果适量

♥ 合理安排零食

　　能否给宝宝吃零食的问题，从宝宝出生开始就一直困扰着不少的爸爸妈妈们。父母一方面担心零食里含有添加剂，宝宝吃过后会影响身体健康，又担心宝宝贪吃零食，耽误了正餐，但另一方面，又禁不住宝宝的要求。那么，到底该不该给宝宝吃零食呢？如果可以，该如何给宝宝安排零食呢？

　　首先，让我们先认识一下零食。俗话说，一日三餐，零食就是非正餐时间食用的其他食物。许多父母把吃零食归于不良习惯，把宝宝不好好吃

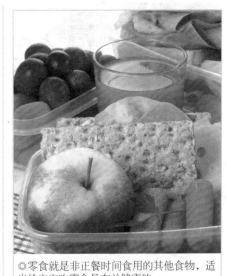

◎零食就是非正餐时间食用的其他食物，适当给宝宝吃零食是有益健康的。

饭的原因都归结于吃零食，其实也不尽然，适当给宝宝吃零食是有益健康的。一般来说，宝宝从零食中获得的热量达到总热量的20%，获得的维生素、矿物质、铁质分别占总摄食量的15%、20%、15%。而且，由于宝宝吃零食时细嚼慢咽，促进了唾液分泌，有利于帮助消化，避免胃炎、胃溃疡等疾病的发生。不过，零食也并不是越多越好，应该合理安排。

❶ 吃零食一定要适量

零食提供了两餐之间补充体力和能量的机会，对宝宝是有利的。适当吃些零食，特别是咀嚼果类食品对牙齿是一种锻炼，并能使牙齿自洁，可减少牙周病、蛀牙、牙菌斑等疾病的发生。但凡事都应讲

究个度，许多父母一味满足宝宝的口味，要什么零食就给什么，要多少就给多少，这些都是不利于宝宝健康的做法。有的宝宝正餐吃得太少，饥饿时吃些糖果、饼干等，要知道，毕竟零食不是主食，宝宝胃口又小，吃多了会影响正常食欲。慢慢地，宝宝饮食没有规律，不仅容易养成不良的饮食习惯，还会影响宝宝正常的营养摄入，导致身体发育不良。因此，吃零食应注意适量。

❷ 合理安排吃零食的时间

零食对宝宝来说，利弊共存，那么，爸爸妈妈们就要给宝宝制订一份科学的零食计划。宝宝下午吃零食，能改善记忆能力；每天进食三次以上能显著降低血液中的胆固醇；锻炼前2

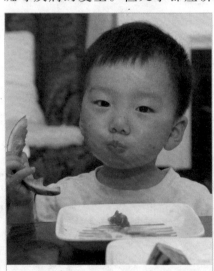

◎适当给宝宝吃零食是有益健康的，但零食毕竟不是主食，一定要注意量的控制。

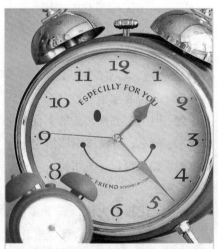

◎零食不是想吃就吃，要合理安排吃零食的时间，吃零食不要离正餐太近，以免影响宝宝正餐的进食。

小时吃零食能提高耐力和运动表现。零食不要想吃就吃，要合理安排宝宝吃零食的时间。吃零食不要离正餐太近，以中间至少相隔1.5~2小时、不影响正餐的食量为准，饭前和临睡前不要吃零食。对于不好好吃饭的孩子，建议父母控制好零食的量，平时要把零食藏在宝宝看不到的地方。

❸ 吃零食安全第一

家长要根据宝宝的具体情况选择零食，比如有些太小的宝宝，不要给他们吃炒花生、豆子、瓜子等食物，以免宝宝来不及吞咽，误呛入气管内。

硬壳类零食最好是弄碎以后再给宝宝吃。一些果冻类食物也不宜给宝宝吃，因为这些食物容易造成呛咳、窒息，最好在家长的看护下食用。

宝宝不要一边玩耍一边吃，也不要在哭闹嬉笑的时候吃。这样很容易被零食呛到、噎到，最好先停下来，吃完后再跑动玩耍。

❹ 吃零食要注意卫生

饭前便后要洗手，这是每个宝宝都要知道的，这样才能防止病从口入。零食一般是在正餐之间食用，不限制时间地点，所以更要注意卫生。让宝宝从小养成吃零食前要洗手，吃完零食要漱口的好习惯。尤其大多数零食都是甜的，过甜的食物残留口中，会增加患肥胖、龋齿的危险，所以吃完零食后一定要及时漱口。

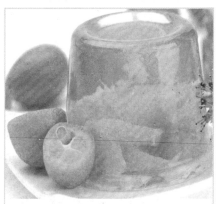

◎给宝宝吃零食，一定要注意安全，果冻类食物不宜给宝宝吃，因为这些食物容易造成呛咳、窒息。

♥ 喝饮料要科学

宝宝的思想幼稚单纯，喝饮料时只知道好喝不好喝，不会管对身体有没有好处，而不少饮料，尽管好喝却不一定适合宝宝。因此，家长一定要从健康的角度来给宝宝喝饮料。

❶ 选择适合宝宝的饮料

给宝宝喝饮料不单纯为了解渴，还应从中获得营养，有利于健康。因此，家长在给宝宝选择饮料时，要从营养成分、是否含有对宝宝生长发育有害的添加剂、卫生等角度考虑。

适合宝宝喝的饮料

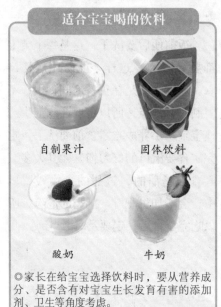

自制果汁　　　　固体饮料

酸奶　　　　　　牛奶

◎家长在给宝宝选择饮料时，要从营养成分、是否含有对宝宝生长发育有害的添加剂、卫生等角度考虑。

果汁是由各种水果压榨成汁制成的，是维生素C的良好来源。宝宝吃蔬菜少，维生素C摄入不足，可用果汁补充。但市售的大多数果汁中维生素C含量极低，只有用沙棘果、山楂等做原料制成的果汁及强化维生素C的果汁含量较高。

由水果做成的固体饮料中含有强化维生素C、锌、铁等，可供缺锌、缺铁的宝宝饮用。矿泉水中含有丰富的矿物质及微量元素，宝宝饮后有助于生长发育。酸奶类和牛奶中含有大量的蛋白质、脂肪、矿物质、维生素等，经常饮用有助于蛋白质的摄入。这些饮料，只要饮用得当，一般都适合宝宝。

❷ 不宜给宝宝喝的饮料

有些家长给宝宝买各种饮料，作为营养品和茶水给孩子饮用，其实，有不少饮料宝宝是不宜多喝的。

含咖啡因的饮料。咖啡因摄入量较高的宝宝容易出现注意力难以集中的问题。宝宝每天从饮料中摄入的咖啡因，主要来自夏季红茶饮料、可乐以及巧克力奶、咖啡和非可乐类的汽水中。咖啡因摄入量高，使宝宝更容易间歇性地出现多动、无法安静下来、头痛等状况。

酸性饮料。目前，市场上出售的儿童饮品中，有的含碳酸、柠檬酸、乳酸等酸性物质，若大量饮用，易使宝宝正常血液的弱碱性变为酸性，导致酸碱度严重失衡。若宝宝的血液长期处于酸性状态，则不利于血液循环，容易感染各种疾病。

含糖高的饮料。有些宝宝喜欢喝甜饮料，而这些饮料通常含糖很高。高糖饮料不利于宝宝健康。特别是肥胖儿对蔗糖特别敏感，蔗糖摄入后很快被消化吸收，之后转化为脂肪。肥胖导致脂肪在脑细胞堆积，易形成"脂肪脑"，影响神经网络和智力的发育。再者，长期喝高糖饮料，机体为了加速对糖的分解，就会消耗大量的维生素B_1。缺

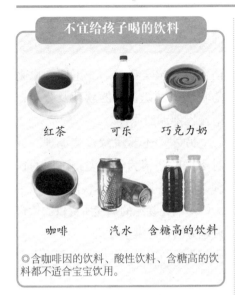

不宜给孩子喝的饮料

红茶　　可乐　　巧克力奶

咖啡　　汽水　　含糖高的饮料

◎含咖啡因的饮料、酸性饮料、含糖高的饮料都不适合宝宝饮用。

乏维生素B₁会影响丙酮酸、乳酸等代谢产物的排泄，从而影响人的情绪，容易出现恼怒、激动、多动、好哭等异常反应。

③ 饮料不能代替开水

尽管饮料的味道比开水更加鲜美，但却无法代替开水。因为煮沸后自然冷却的凉开水具有特异的生物活性，容易透过细胞膜，能促进新陈代谢，增加血液中血红蛋白的含量和改善免疫机能。而各种果汁、汽水及其他饮料，大都含有较多糖、糖精、电解质及合成色素等，这些物质长期摄入，会对胃产生不良刺激，影响消化和食欲，同时还会加重肾脏的负担。因此，宝宝饮用开水仍是不可缺少的。

④ 喝果汁饮料也要适量

果汁饮料有益于宝宝健康，但要注意不能过量。因为果汁饮料的主要成分是糖，而摄取过多糖会扰乱宝宝消化系统功能，破坏食欲，以致不正常吃饭，影响蛋白质等营养素的吸收，即患上"果汁综合症"，表现为食欲不振、情绪不稳，常有腹泻，并且吃饭时常常吵闹。此外，果汁中还含有宝宝不能吸收的糖类，容易引起腹泻。营养学家建议，宝宝的果汁饮用量一般控制在每天300毫升以内。

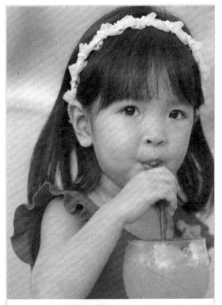

◎宝宝一天喝300毫升以内的果汁饮料有益健康。如果过量喝果汁饮料，宝宝可能会患上"果汁综合症"。

生病期间要多注意饮食

宝宝年龄尚小，还不懂得如何保护自己的身体。家长们除了平时多注意外，还要观察、了解宝宝生病的信号，早发现，早治疗。一旦宝宝生病，不但要在生活上多加照料，还要注意调整其饮食。

成人在身体不舒服的时候，食欲会减弱，宝宝也是一样。如果为了要让宝宝病赶快好，而强迫宝宝吃营养的东西，反而会让宝宝更没食欲。所以，最好在宝宝有食欲的情况下，再哺乳或喂食断奶食品，宝宝不想吃的话，就不要强迫宝宝进食。

宝宝生病的时候，不要一味地考虑营养的问题，如果宝宝想要吃喜欢的东西时，再给宝宝。已经吃断奶食品的宝宝暂且回到断奶食品的第一阶段，试着给宝宝吃软软的且又容易进食的东西。只喂宝宝奶也无所谓，但要是有下痢、呕吐的症状时，请给宝宝容易消化吸收的东西，而柑橘类的水果和油分多的食物请暂时不要给宝宝吃。

但是要注意，即使宝宝没有食欲，也不要忘了补充水分。像发烧、下痢时，都很容易引起脱水症，请妈妈仔细地为宝宝补充水分。因为生病而停吃断奶食品时，

请不要在宝宝痊愈后一下回到原来的吃法，断奶食品的软硬及分量，请慢慢地调回原样。

另外，还要注意按病调理。针对不同的病情为宝宝安排不同的饮食，以保证宝宝身体尽快康复。以下为针对幼儿易患的病症所提供的饮食调理方法，可供参考：

腹泻	吃脱脂奶、酸牛奶、稀释奶、苹果泥、色蛋白、蛋白乳或蛋黄油等。
便秘	多吃些香蕉、梨和富含膳食纤维的蔬菜等。
发热	多给孩子喝白开水或糖盐水，以促进血液循环，散热降温。
咳嗽	给孩子多吃一些白砂糖拌萝卜、冰糖贝母梨等。
多动	不要给孩子吃含有水杨酸盐类和富含酪氨酸的食品，而给孩子多吃些富含铁的食物。
夜啼	为小儿准备有治疗小儿夜啼作用的饮食。

总之，注重生病宝宝的饮食调理，不仅可以增进宝宝的食欲，加快康复，还可以起到饮食治疗的作用。

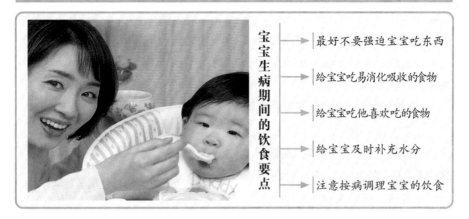

宝宝生病期间的饮食要点 → 最好不要强迫宝宝吃东西
→ 给宝宝吃易消化吸收的食物
→ 给宝宝吃他喜欢吃的食物
→ 给宝宝及时补充水分
→ 注意按病调理宝宝的饮食

❤ 病后更要注重饮食调理

宝宝病愈后应该吃些什么东西？这涉及病后调养的问题。宝宝无论患哪种病，都容易影响脾胃的运化功能，出现食欲不振、呕吐、腹泻、乏力等症状。疾病经过治疗痊愈后，往往身体元气尚未恢复，脾胃功能也未恢复到正常状态。所以做好宝宝病后的饮食调理，对促进宝宝身体的恢复是十分重要的。

宝宝病后饮食调理的原则是：富于营养，容易消化，从少到多，从淡到浓。宝宝病后胃肠薄弱，消化力降低，常常感觉口内无味或口苦，没有食欲，所以要给增进食欲的饮食，可供给白米粥、小豆粥、莲子粥、山药粥，配给甜酱菜、大头菜或豆腐乳等小菜，饮食中不宜吃脂肪食品，以清淡爽口、多样化为好，并应给予酸性果汁，如山楂汁、猕猴桃汁、红枣

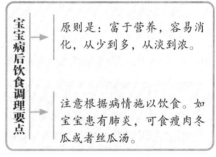

宝宝病后饮食调理要点 → 原则是：富于营养，容易消化，从少到多，从淡到浓。
→ 注意根据病情施以饮食。如宝宝患有肺炎，可食瘦肉冬瓜或者丝瓜汤。

汤、山楂水、海棠等，以增进食欲。以后逐渐给鸡汤挂面、菜泥粥、瘦肉末粥等。饮食不要太咸，少量多餐，以常带"三分饥"为宜，这样有利于消化吸收。之后根据宝宝食欲和消化的情况，逐渐补充优质蛋白质，以补充蛋白质分解代谢的消耗，以免病后营养不良，可多食用牛奶、鸡蛋、瘦肉、鱼、豆腐等营养价值高的蛋白质。此外，还应供给大量维生素，其中尤以维生素A、维生素C为佳，因为它们更能增强身体抵抗力，促进身

体康复。待宝宝消化功能改善后，还应注意膳食纤维的供给，以保持肠道通畅。因此，还要多吃新鲜蔬菜、水果、粗粮等。

另外，还要注意根据病情施以饮食。如宝宝患有肺炎、疫毒痢疾、急性扁桃体炎、麻疹、乙脑、流感等，发病期间因高热、呕吐、泄泻等原因伤津脱液，损失大量水分，病后饮食应以清淡为主，酌情加养阴之品，如瘦肉冬瓜或者丝瓜汤、瘦肉豆腐汤等，忌食油炸鱼、油炸花生等燥热之品。又如肾炎病后，蛋白尿未消的宝宝，可吃黄芪山药瘦肉汤、鸭肉汤等，忌食狗肉、鹅肉等燥热之品。再

如泄泻、痢疾病后，容易发生腹胀，不宜吃糯米制品，不宜吃红薯、马铃薯等易引起胀气的食物，可吃薏米粥、猪肝汤、萝卜汤之类。

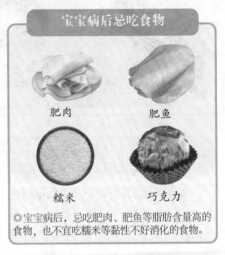

◎宝宝病后，忌吃肥肉、肥鱼等脂肪含量高的食物，也不宜吃糯米等黏性不好消化的食物。

小儿用药安全须知

很多人误以为宝宝的器官尚未发育完全，会经不起药物的负担与副作用。其实任何人生了病，都应该求医诊治，即使是仅出生一天的新生儿也不例外。

① 谨慎服用西药

西药是现代科技的产品，经过严密的监管控制，再由专业的医务人员将药交给病患，什么年龄该吃什么药自有一定分寸。1个月大的宝宝与1岁大的宝宝相比起来，其药物的选择、剂量与服用次数必定有所区别，所以家长大可放心。遵照医嘱，宝宝适当

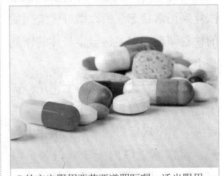

◎给宝宝服用西药要遵照医嘱，适当服用，该吃的要就要适量、适时地吃。

服用才是良策。该吃的药就要适量、适时地吃，不要自己充当医生，以为一次吃比较多的药量，可以使病程缩短；或是认为病快好了就自动减少每

次用药量。要知道，随意更改配量可能无法彻底消灭病菌，反而使其产生抗药性，吃得愈久杀菌效果渐低，最后演变成与病菌的"持久战"，病一直好不了的状况。

❷ 非处方药安全注意事项

多数父母在宝宝出现轻微病痛时，会给宝宝吃一些市售非处方药来帮助宝宝，其实，使用这些药要和使用医生所开处方药一样小心。假如你给宝宝使用非处方药的话，要谨记下列一些最重要的问题与该注意的事项：

（1）请教儿科医生及药剂师，听取他们的建议，使用能让宝宝使用的非处方药。

（2）只有在宝宝生病或出现需要这些药物的情况（如过敏）时才使用非处方药。

（3）平时别使用太多非处方药。许多生理症状有助宝宝抵抗疾病，例如咳嗽有助清除肺部淤痰。

（4）假如给宝宝用药，在用药说明提示的时间后症状不见改善，就要带宝宝去看医生。

（5）只依照药品的指定用途使用药品。

（6）假如宝宝在服用药品期间症状恶化，应尽快联系儿科医生。

（7）假如你认为宝宝需要不止一种的非处方药时（例如咳嗽糖浆和退烧药），一定要先请教过药剂师或儿科医生后才能使用。

（8）假如宝宝正在服用某种处方药，要请教过药剂师或儿科医生后才能让宝宝使用额外的非处方药。

（9）可能的话，最好选用"宝宝"产品。除非经儿科医生指示，否则别使用成人药物。

（10）每种药物的服用次数与剂量一定要严格遵循说明书的指示。

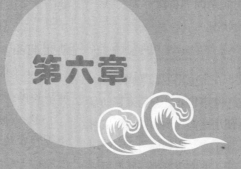

第六章

学龄儿童膳食指南

●5~7岁儿童一般称为学龄前儿童，7~12岁称为学龄儿童。这个时期的宝宝饮食就可以和成年人差不多，只是父母们要保证宝宝摄取的营养均衡，合理地搭配一日三餐的饮食，让宝宝保持良好的饮食习惯，注意宝宝平时喜爱食用哪些食物，哪些食物宝宝食用时又需要加以限制，这就需要父母们更多地留意和关心了。

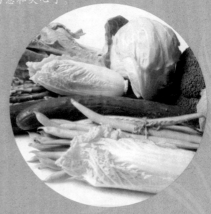

如何平衡学龄儿童的膳食

5～7岁儿童一般称为学龄前儿童，7～12岁称为学龄儿童。这一时期，儿童的身体发育仍比较快，应保证其膳食平衡，以免影响其身体发育。

❶ 营养均衡

学龄儿童的膳食已接近成年人，每日热量供给在600～2200千卡。蛋白质、脂肪、碳水化合物三者之间的比例应接近1：0.7：6。此时期儿童咀嚼能力增强，食物不必切碎，可以和成人的饮食相同，只是不要给过多油炸的和带刺激性的食物，少给浓茶、咖啡等饮食即可。较大儿童的膳食可以略放宽些。

蛋白质的供给量，学龄前儿童每日每千克体重应达到2.5～3克，每日大约50克；学龄儿童可达2～2.5克，每日大约70克。每日三餐外再加一次点心，如能保证供给半斤牛奶或豆浆更好。要注意食物多样化，力求做到膳食平衡。

这个时期的儿童仍在生长发育阶段，对钙、铁、碘等的需要不可忽视。钙质每日应保持800毫克，铁每日应供给10毫克。碘是促进儿童生长发育必不可少的营养素，它能构成甲状腺素，又能调节机体基础代谢。膳食中每周可适当补充些海产品，如紫菜、海带、海米等，以补充身体所需的碘。足够的各种维生素能防止疾病，保证儿童身体健康。

❷ 保持良好的饮食习惯

父母需要注意的是：这一时期的儿童贪玩，总喜欢很快将饭吃完，不要让他们吃汤泡饭，以免他们不加咀嚼地囫囵吞下，有碍消化。父母还要使儿童养成不偏食、不挑食的良好习惯，安排好进餐的时间。餐前不可给儿童零食吃，即使一粒糖也会影响食欲。巧克力糖、蜜饯等热量较高，蛋白质含量不高，这类零食最好少给或不给。

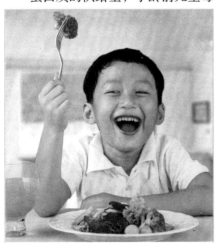

◎学龄儿童仍然处于生长发育阶段，饮食供给可与成人相同，但应尽量做到营养均衡。

❸ 保持酸碱平衡

学龄前儿童的膳食还要注意酸碱平衡。

目前，很多儿童会偏食，尤其独生子女，这种现象很严重。有的儿童只爱吃荤菜(鱼类、肉类、蛋类)，不爱青菜、水果；有的儿童不吃鱼、肉，只爱吃素菜。像这样偏食酸性食物的，会使体内酸过剩，医学上把这种状态称为酸性体质，相反则称为碱性体质。这样偏食的儿童，体内环境酸、碱达不到平衡，容易引起疾病。

酸性体质的儿童易得以下疾病：手脚发凉、感冒、皮肤脆弱，且对蚊虫叮咬等抵抗力弱，易起肿包，伤口不易愈合、爱哭、易受惊、易疲劳，严重者直接影响大脑的神经功能，如记忆力减退，思维能力下降。

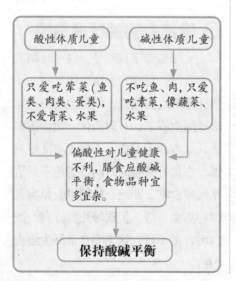

逢年过节，家家餐桌上的菜肴丰富多彩，鸡、鸭、鱼、肉、蛋样样俱全，而蔬菜、水果等植物性食物常被人们忽视或用作点缀。大量高热量的动物性食物塞入胃肠，不仅使消化道负担大大加重，而且会导致血液酸性偏高，而这正是引起现代人常见的高血压、动脉硬化、胃溃疡等疾病的原因之一。

由上述可知，饮食的酸碱平衡对健康是十分重要的。尤其在节日菜肴的安排上，应注意食物的质量，荤素相配。家长给儿童选择食品时，要注意酸碱平衡，食物品种宜多宜杂。这样才能营养全面，才能使儿童少生疾病，健康成长。

另外，每个儿童的体重、爱好、消化能力不同，应当根据情况区别对待，不能教条化。

❹ 平衡膳食食谱举例

一般来讲，这个年龄段的儿童每日膳食中应包括：粮280～350克，肉、蛋、鱼虾、豆类及其制品100～150克，蔬菜、水果350～400克，植物油15～20毫升，糖15～20克，牛奶或豆浆半斤。

季节 时间	春季	夏季	秋季	冬季
早餐	豆浆、馒头、卤鸡蛋	绿豆粥、芝麻酱花卷	小米红豆粥、千层饼、酱豆腐	白薯粥、豆沙包
午餐	大米饭、肉末烧豆腐、肉片海带汤	大米饭、木耳黄瓜炒猪肝、小白菜、粉丝汤	大米饭、油菜炒肉片、豆腐干、紫菜蛋花汤	大米饭、红烧肉加胡萝卜、大白菜豆腐汤
点心	豆浆、烤馒头片	西瓜、饼干	牛奶	蒸芋头
晚餐	面条、肉片、黄花、木耳	大米饭、炒土豆、柿子椒、肉片番茄汤	二米粥、包子	大米饭、炒牛肉丝、黄豆芽、肉片大白菜

引导儿童爱吃蔬菜

蔬菜中含有丰富的维生素和矿物质，是其他食品所不能代替的。但儿童无法意识到这一点，因此父母应该积极引导，让儿童爱吃蔬菜。

蔬菜中矿物质的含量比水果多，而矿物质又是儿童生长发育不可缺少的营养素。如番茄含有维生素C和丰富的钙、磷和铁；茄子富含维生素P；有色蔬菜如胡萝卜、柿子椒、青椒、油菜、青菜中富含维生素C和胡萝卜素；绿叶菜是钙的很好来源。蔬菜中往往还含有挥发油、芳香物、有机酸等调味物质，能提味、杀菌、刺激食欲。另外，蔬菜中的膳食纤维能促进肠蠕动，帮助消化和保持大便通畅。所以平时儿童既要吃水果，也要养成吃蔬菜的习惯。膳食应荤素搭配，品种多样，保证全面营养的供给。

有的儿童偏食，不爱吃蔬菜，只吃鱼和肉，出现这种情况，有儿童自身进食心理的特点，也有客观条件的因素。3岁左右的儿童喜欢按固定不变的饮食习惯进餐。如果起初他接触的就是鱼和肉，很少接触蔬菜，就容易形成习惯吃鱼和肉而不爱吃蔬菜的习惯爱好。可以针对儿童不同年龄的心理特点进行纠正。比如对3岁的儿童，要用启发诱导和鼓励的方式，使他在心理上能接受蔬菜。儿童喜欢小动物，如果教他说"小白兔，白又白，爱吃萝卜爱吃菜……"的儿歌时，激发他模仿小白兔的兴趣，他就有可能喜欢上吃蔬菜。随着年龄的增长，家长要下功夫通过不断变换花样，给儿童增添生活乐趣，使他在愉快的心情下进食，乐意吃蔬菜，这时的家长不能怕麻烦。另外，让儿童吃的蔬菜不要千篇一律，这不符合儿童生理心理特点。

要充分利用儿童的进食心理，在创造愉快进食的氛围中，给孩子调配色、香、味俱全的膳食，这是纠正偏食的好方法。例如，儿童一般不爱吃切得太长的菜叶、菜茎、紫菜、胡萝卜等；由于是换牙时期，也不爱吃硬的或切得太大块的菜。所以在选料和刀功上要多加注意。还可以把胡萝卜等儿童不爱吃的菜，加上肉和油做成儿童爱吃的包子、饺子等。另外，利用儿童容易接受暗示、爱模仿的心理特点，家长带头积极吃各种蔬菜也是非常好的方法。还可以用奖励的办法，鼓励儿童多吃蔬菜，形成习惯后就不会拒绝吃蔬菜了。

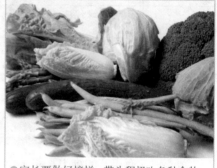

◎家长要做好榜样，带头积极吃各种食物，儿童自然会喜欢上吃蔬菜。

儿童饮食误区

优生优育是提高人口素质的关键。优育的重要条件是如何科学地为儿童准备平衡膳食。近年来，儿童发病率有增加的趋势，调查显示与一些食物对儿童的健康不利且可引起疾病有密切关系。这主要是家长们忽视了以下饮食误区。

① 多吃水果

水果含有糖类、维生素和矿物质等营养物质，人吃了对身体有益，儿童适量食用对身体发育有良好的作用。为此，有些家长就给儿童吃过多

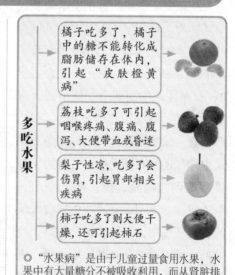

多吃水果

橘子吃多了，橘子中的糖不能转化成脂肪储存在体内，引起"皮肤橙黄病"

荔枝吃多了可引起咽喉疼痛、腹痛、腹泻、大便带血或昏迷

梨子性凉，吃多了会伤胃，引起胃部相关疾病

柿子吃多了则大便干燥，还可引起柿石

◎ "水果病"是由于儿童过量食用水果，水果中有大量糖分不被吸收利用，而从肾脏排出，引起尿液变化产生的。

水果，这是不行的。

据研究，过食水果会加重消化系统的负担，必然导致消化和吸收的障碍。据资料显示，75%的7岁以内儿童对水果中所含果糖吸收不良。国内外曾报道过一种"水果病"，就是由于吃大量水果后，水果中有大量糖分不被吸收利用，而从肾脏排出，引起尿液变化产生的。假如患有"水果病"，仍吃过多水果，还可能引起肾脏的病理变化。有的文献还报道了"皮肤橙黄病"，就是由于橘子吃多了，橘子中的糖不能转化成脂肪储存在体内引起的。另外，荔枝吃多了可引起咽喉疼痛、腹痛、腹泻、大便带血或昏迷；梨子吃多了会伤胃；柿子吃多了则大便干燥，还可引起柿石；有的水果含酸类或发酵糖类较多，对牙齿有腐蚀性，易得龋齿。

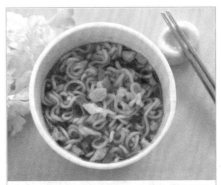

◎方便面主要成分是碳水化合物、少量味精、食盐和调味品，营养少且含有防腐剂和食品色素。如果孩子多吃方便面会造成某些营养缺乏而患病。

❷ 多吃（久吃）方便面

由于人们生活节奏加快，各种方便面已成为千家万户的快餐食品。有些儿童喜欢干吃方便面，或拿方便面做点心。据调查显示，长期进食方便面的人中，营养不良者占60%。方便面主要成分是碳水化合物、少量味精、食盐和调味品，调味品中仅含有极少量的牛肉汁、鸡肉汁、虾汁，不完全具备人体需要的脂肪、蛋白质、矿物质、维生素等营养素。方便面中还含有一些防腐剂和食品色素，如长期食用，会造成某些营养素缺乏而患病。

❸ 喝浓茶

浓茶中含有单宁酸、茶碱、咖啡因等物质，这些物质对儿童生长发育没有好处。单宁酸与食物中的铁结合，形成一种不溶性的化合物而影响铁的吸收，易造成儿童的缺铁性贫血。科学研究已证明，茶碱能刺激胃酸分泌而引起腹胀，使肠蠕动减慢，导致便秘；茶中所含的咖啡因等物质，可使儿童兴奋过度而出现一系列症状，如烦躁不安、失眠、心跳加快等，对心脏有损害，同时还会使排尿增加，影响儿童的肾功能。

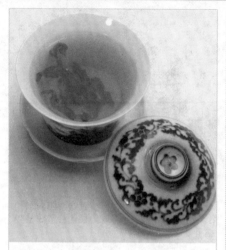

◎浓茶中含有单宁酸、茶碱、咖啡因等物质，这些物质对儿童生长发育没有好处。所以儿童最好不要喝浓茶，以免影响健康及正常生长发育。

④ 饮奶过多

儿童饮奶过多可影响睡眠。据美国研究报道，为何常有儿童睡眠不安，有一个极易忽视的原因，是饮用过量的牛奶。研究者做了以下观察：一组5岁儿童150名，三餐饮牛奶。观察其白天日常行动、活动及思维均正常。但观察其夜间睡眠时，有86％出现不同程度的啼哭、烦躁、辗转反侧等状况，停止饮用牛奶后3天，以上现象完全消失。

⑤ 多饮可乐型饮料

可乐型饮料，是指加入咖啡因的饮料。咖啡因是一种兴奋中枢神经的药物，对中枢神经系统有较强的兴奋作用。有的学者研究证明，儿童多动

症产生的原因之一，与过多饮用咖啡因饮料有关。据临床观察，学龄儿童如饮太多可乐，不守纪律、喜闹、易激怒、好动、学习成绩下降的比例明显增加。此外，体外试验还证明，咖啡因对人体还有潜在性危害，它可抑制脱氧核糖核酸的修复，使细胞突变率增加。

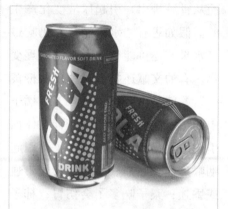

◎可乐型饮料，是指加入咖啡因的饮料，学龄儿童如果饮用太多，会使儿童不守纪律、喜闹、易激怒、好动，从而出现多动症。

⑥ 多吃豆类食品

据研究表明，豆类中含有一种能致甲状腺肿的因子，可使甲状腺的分泌减少，使体内甲状腺素缺乏，机体为适应这一需要，使体内甲状腺体积代偿性增大，导致甲状腺肿。由于甲状腺素缺乏，造成体内甲状腺素的大量合成，而碘是合成甲状腺素的原料，这样又导致儿童缺碘。

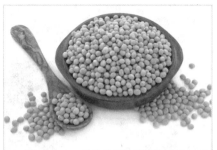

◎豆类中含有一种能致甲状腺肿的因子，可使甲状腺的分泌减少，使体内甲状腺素缺乏，而碘是合成甲状腺素的原料，这样又导致儿童缺碘。

⑦ 多吃成品

临床医学研究表明，为防止心血管疾病和嗜盐性高血压的发生，从儿童时期就不宜让孩子吃咸菜等咸品，因为儿童长期食用咸品，易引起嗜盐性高血压，特别是家族有遗传性高血压患者更不宜让儿童吃咸品。

⑧ 多吃口香糖

据分析，口香糖内含有毒的碳氢化合物，对人体有害。这些碳氢化合

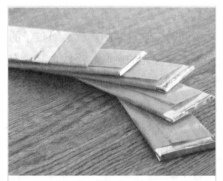

◎口香糖内含有毒的碳氢化合物，对人体有害。如果儿童多吃口香糖，对身体发育及健康影响很大。

物被禁止放入任何食品中，但口香糖除外。此外，有的孩子在吃口香糖时，吃一会儿就吐出来，用手搓搓捏捏，又放进嘴里吃，这样会把手上的脏东西甚至细菌吃进肚子里，这种极不好的坏毛病会引起儿童寄生虫病和肠道传染病。

⑨ 多吃动物油（脂肪）

动物油主要是饱和脂肪酸，如儿童大量食用动物油，则会影响钙质的吸收，导致身体缺钙，这对健康不利，严重者可导致佝偻病，并可造成成年后血脂与血中胆固醇不正常，导致心血管疾病。所以，不宜多给儿童吃动物油。

⑩ 多吃罐头

所有的罐头都加入一定量的添加剂，如人工合成色素、香料、防腐剂等。以上这些东西若不超标，对成人健康影响不大，但对儿童危害却很大。因为儿童的发育未成熟，肝脏解毒功能尚不完善，当儿童食用罐头过多，超过身体处理这些物质的最大限度，就会影响身体的发育和健康，甚至因某些化学物质逐渐积累而引起慢性中毒。

不宜多吃冷饮

夏季，烈日炎炎，身体流失许多汗液，使人口渴难耐，适量吃些冷饮，可达到降温解暑的作用。冷饮香甜、凉爽，口感好，孩子们尤其爱食用。很多家长担心，冷饮吃多了是否对身体有害，怎样使孩子有所节制。

其实，适量地给孩子吃点冷饮，对身体健康、生长发育是不会有什么不良影响的，但是吃得过多就会有害健康，造成不良后果，尤其是空腹和饭前吃冷饮。

因为孩子的消化器官比较弱，生理功能较差，胃黏膜也较薄嫩，分泌胃液的效能较差，过多冷饮食品的刺

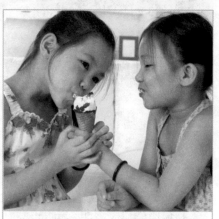

◎儿童吃过多的冷饮会刺激胃黏膜，影响孩子的消化功能，时间一长就会产生食欲不振，甚至厌食。

激会使胃黏膜的血管剧烈收缩，造成血液供应和胃液分泌不足，从而影响孩子的消化功能，时间一长就会产生食欲不振，甚至厌食。并且，大部分冷饮都是甜食，吃得过多也影响胃液调节，使胃酸过多，产生腹胀、腹痛等病症，久而久之就会影响到孩子的生长发育。

同时，吃过多的冷饮会对孩子的牙齿产生强烈的刺激。冷饮食品含有较多的糖分，口腔细菌可利用糖的发酵产生酸，腐蚀牙齿，造成龋齿，严重时会发生剧烈疼痛，甚至可能损伤乳牙下面正在发育的恒牙胚，使恒牙发育不健全。

孩子要求买冷饮，不给买就发脾气，这是由于孩子往往只考虑自己的

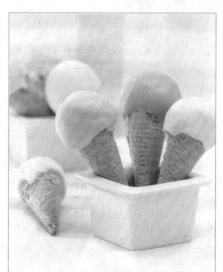

◎冷饮香甜、凉爽，口感好，孩子们尤其爱食用。但是吃得过多就会有害健康，造成不良后果，尤其是空腹和饭前吃冷饮。

愿望，而不大会考虑这个要求是否合理。如果妈妈怕他发脾气，而对他不合理的要求一味迁就的话，就会造成孩子任性，再想纠正就困难了。

基于上述原因，提出以下两点建议：

吃冷饮要适时，也就是说要培养孩子良好的饮食习惯。孩子对周围的一切缺乏认识，他不知道什么时间该做什么，不该做什么。要教育孩子三顿饭按时吃，吃冷饮要有一定的时间。例如，天热时可以吃，天凉时不吃；午睡后可以吃，饭前一小时内不能吃，也就是不要空腹吃，并讲清为什么要这样做。应当对孩子的合理要求给予满足，不合理的要求给予提醒和解释，使孩子逐渐形成好习惯。

吃冷饮要适量，吃任何东西都不能过量，而孩子的自制能力较差，还不能很好地控制自己的行为。父母要和孩子讲清楚吃过多冷饮的危害性，道理要讲得简单、有趣，易于接受，比如和孩子说："天热时吃一支冰棍是可以的。吃多了，你的一口漂亮的小白牙就要变黑，穿洞，可疼啦！那时你想吃冰棍也吃不成了。吃多了还会肚胀，吃不下饭，经常生病，你愿意这样吗？"当孩子按照大人的要求做了，要给予表扬，这是对他良好行为的鼓励和强化，有助于逐渐形成孩子的自觉行动。

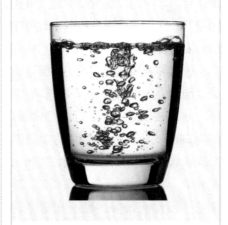

◎患有高脂血、糖尿病等疾病的儿童不能吃冷饮，否则可能加重疾病，影响治疗效果。

吃冷饮过多会损伤舌黏膜上的味蕾。味蕾是感受味道的特殊结构，如果受到损伤，饭菜味道再好也品尝不出来。

儿童大量吃冷饮，对咽喉部也有不良刺激，可诱发咽部、呼吸道炎症，出现咽痛、流涕、咳嗽等症状。个别过敏体质的孩子，如果咽喉部受冷刺激时间长，黏膜血管可急剧收缩，引起反射性喉痉挛，产生呼吸困难、口唇发紫等严重缺氧症状。若抢救不及时，可危及生命。

吃冷饮过多，还会引起胃部神经兴奋性增高，出现胃肠不适、腹痛、腹泻、呕吐等病征。少数肥胖的儿童，甚至会因为过量食用冷饮诱发肠套叠、急性肠梗阻等急腹症。

如患有咽喉炎、支气管炎、支气管哮喘和关节炎的儿童，最好不要吃冷饮食品。因为冷饮食品的刺激可使咽喉部炎症加重或诱发咳嗽，有可能引起旧病复发，影响健康。

患有肺脏疾病、胆囊炎、胆道感染、胆石症的儿童，也不宜多吃雪糕、冰激凌及冰镇饮料。因为胆道遇冷刺激，易产生痉挛而诱发胆道系统疾病。而患有胃肠疾病，如肠功能紊乱、结肠过敏、急慢性肠炎、溃疡病、慢性痢疾等，也不宜吃冷饮食品。因为冷饮食品刺激胃肠黏膜，促使肠蠕动加快，易诱发肠道痉挛，引起腹部绞痛或腹泻，而加重疾病的症状。

患有高脂血、糖尿病及动脉硬化的儿童，也不宜吃冷饮食品。因为冷饮食品中含有较多的糖、奶、蛋等，如吃较多冷饮食品，可使血糖骤然升高或降低，不利于病情的稳定，并且还会影响治疗效果。

慎用儿童保健品

受广告影响，许多年轻妈妈都喜欢购买大量保健营养品或饮料给孩子吃，希望他们多吃快长，赢在起跑线上。可是，这些家长真正了解保健品吗？

《保健（功能）食品通用标准》将保健食品定义为："保健（功能）食品是食品的一个种类，具有一般食品的共性，能调节人体的机能，适用于特定人群食用，但不以治疗疾病为目的。"也就是说，保健品具备一般食品所没有的一些特定功能，但不能直接用于治疗疾病，而只是人体机理调节剂、营养补充剂，直接用于治疗疾病是药而不是保健品。保健品有其特定的保健功能，但不能速效，需要长时间服用才可使人受益。

市面上的保健品很多，按功能分

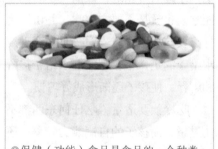
◎保健（功能）食品是食品的一个种类，具有一般食品的共性，能调节人体的机能，适用于特定人群食用，但不以治疗疾病为目的。

主要有以下三大类：健脑益智类、补充营养类和增强免疫类。

健脑益智类：这类主要是富含DHA和EPA的保健品，如大家熟知的鱼肝油等，这类保健品也是最受人欢迎的保健品。

补充营养类：这类保健品主要是为了补充某种营养素，比如大家熟悉的维生素以及微量元素。不要小瞧任

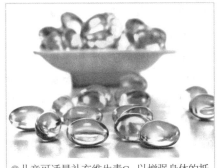

◎儿童可适量补充维生素C，以增强身体的抵抗力。

何一种营养元素，须知任意一种营养元素的摄入量不足，都会影响孩子身体的正常发育。

增强免疫类：有些父母以为从小提高孩子免疫力，他们以后就不会生病了。源于此种想法，好多家长从小就开始给孩子服用能增强免疫力的保健品。起免疫作用的主要是蛋白质和维生素C，这两种营养素是人体所必需的营养素。其中，蛋白质是人体生长发育的物质基础，维生素C能增强人体免疫力。

当前我国营养保健品品种繁多，琳琅满目，货源充足。商家和厂家为促销所发布的广告多得令人眼花缭乱。如何看待这些广告，能否根据广告选择保健品，则是一个必须考虑的问题。

首先应当明确，商品广告一般只讲优点，不讲使用限制和缺陷。例如，有的保健食品广告把产品讲得神乎其神，常常只告诉你适用于哪些特定人群，但不告诉你适宜使用的特定人群之外的一般人经常食用会不会带来不利，常常让你以为人人适用，用后必定有益。再就是商品广告适当夸大保健作用，这是常有的事。还应看到，由于我国的市场经济还不成熟，经常出现假冒伪劣商品，虚假广告也常有发生。

营养保健品应当对人体绝对无害，但当前相当多的产品却对人体具有毒害作用，历次抽检都会发现不少不合格产品。例如，在抽检燕窝产品时，发现有的细菌总数严重超标，有的已腐败变质。甚至许多加药保健品，人们长期使用是否会对身体产生危害，连厂家也不知道，因为他们并没有做过类似的毒性试验。

鉴于上述情况，购买儿童营养保健品时不能单纯凭着感觉走，也不能只是跟着广告走，应该学习一些起码的营养保健知识和商品常识，科学地选择，最好多听听医生的建议。

食品营养专家认为，营养来自食物，一日三餐中包含着最好的营养。合理的膳食结构可以最大限度地保持营养的平衡。人们每日所吃的五谷杂粮、肉、蛋、奶、水果、蔬菜等，都含有不同的营养成分，它们基本上能保证儿童所需的

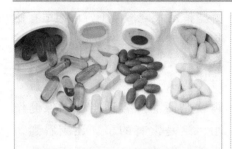

◎购买儿童营养保健品时不能单纯凭着感觉走，也不能只是跟着广告走，应了解相关常识，科学地选择，最好多听听医生的建议。

营养。但因为保持健康的身体是件很不容易的事，所以大多数情况下人们的营养并非处于平衡状态，总会在某个时期、某个阶段缺乏这种或那种营养物质，即人们常说的营养不良。这时最好的办法是去看医生，他们会告诉家长怎样帮助儿童补充所需要的营养。由于近年来保健食品发展很快，加之广告大力宣传，使得家长们过于依赖保健食品的功效，盲目地买回一大堆营养品、保健品给孩子吃，以为营养多了没有坏处，结果非但没有补充营养，反而会影响其他养分的吸收，造成更大的不平衡。因为没有一种营养是多多益善的，哪种营养过了量都是有害的。

保健食品作为一种食品虽说不是药，但有一定的功效，具有针对性，绝对不会适合所有人，因此只能有针对性地选择保健食品。另外，孩子如果很健康，就没有必要再去吃保健食品了。

儿童正处于发育期，一些家长觉得自己的孩子比别人的孩子发育慢，就给孩子吃促进生长发育的保健品。殊不知这些保健品中的激素成分会使孩子性早熟，甚至异性化，已有不少家长和他们的孩子尝到了苦果。目前已经被证实的，长期服用会导致性早熟的保健品有人参、花粉、蜂王浆、蚕蛹、哈士蟆、鸡胚等。

性早熟的孩子身高看起来比同龄人高，但实际上他们的骨骼发育超前，出现闭合，也就骨骼不会再生长，身高不会再提升，最终导致成年后比同龄人要矮小。

有些保健品中含有激素，滥用保健品还会使孩子肥胖，这种肥胖并不是营养过剩导致的，而是一种畸形肥胖。

鉴于此，家长们给孩子补充保健

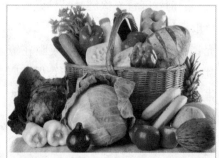

◎营养来自食物，合理的膳食结构可最大限度地保持营养的平衡，也就基本能保证儿童所需的营养，所以不要盲目给孩子吃保健品。

品时可千万不要盲目。

另外，给孩子服用保健品时要注意以下两点：

❶ 服用保健品要适宜

给孩子服用保健品时，要因人、因时而异，选用合适的保健品。如维生素缺乏，选用补充维生素的保健品；胃肠功能不好，可以选用微生态制剂。有些家长非常有"忧患意识"，孩子本身很健康，但怕孩子视力不好，听说"吃鱼肝油补眼睛"，就每天让孩子吃十多粒鱼肝油丸。且不说"吃鱼肝油补眼睛"这种说法本身就有待商榷，更不用说每天让孩子吃那么多，长久下去，会导致孩子发育受影响，甚至出现了早期肝硬化的兆头。

有些家长更是一次给孩子服用好几种保健品，以便能补充多种营养。这样是不可取的。

❷ 不要超过每日的建议量

中国有一句老话叫"过犹不及"，凡事都有一个度，服用保健品也是一样。虽然保健品不是药品，但从某方面讲，它含有一些药品的成分及功能，无论是天然或合成保健食品，吃过量都会形成毒副作用和增加代谢负担。

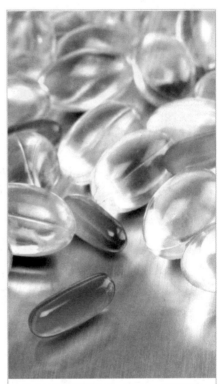

◎给孩子服用保健品时，要因人、因时而异，选用合适的保健品，如维生素缺乏，选用补充维生素的保健品。

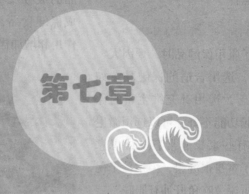

第七章

青少年膳食指南

●青少年正处于身体成长发育的高峰期，身体会需要大量的营养来满足。家长们需要了解处在青春期的孩子对哪些营养元素有突出的需要，以及怎样去合理地搭配食物才会使孩子所获取的营养是均衡的，同时还需要了解饮食禁忌和注意事项，使得孩子能够健康地发育成长，为将来拥有一个强健的体魄打好牢固的基石。

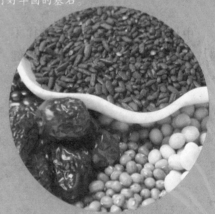

青少年对营养有什么特殊需要

青少年正处在青春期，身体生长发育旺盛，体内各个器官也逐渐发育成熟，在生理、心理方面都发生一系列变化。这一时期的巨大变化，使得青少年对食物所提供营养素的要求，既有别于儿童期，也不同于成人期。因此，青少年的膳食要根据其年龄特点合理安排，以保证其对营养供给的特殊需要。

① 需要大量优质蛋白质

蛋白质是构成细胞和组织的基本材料。青少年身高、体重的增加，器官的成熟需要补充更多蛋白质。蛋白质供应不足，就会影响发育。成年人一般每天需要50～90克蛋白质，而13～15岁的青少年每天需要80～85克蛋白质，16～20岁的青少年每天需要85～100克蛋白质。青少年应多吃一些动物性食物和豆类食物，以补充足量的优质蛋白质。

② 需要大量能量

青少年需要的能量比婴幼儿、成年人多。因此，应多吃富含能量的食物。

③ 需要大量维生素

维生素是维持身体正常生长和调节机体生理功能的重要物质。青少年对维生素的需要比其他年龄阶段的人多。缺乏维生素，容易引起各种维生素缺乏症，从而使发育迟缓，发生各种疾病。因此，青少年应多吃含维生素丰富的食物。

④ 需要足够的矿物质

人体对矿物质的需要量虽然很少，但不可缺少，供应不足就会影响发育。比如，缺钙可影响骨骼、牙生长；缺碘容易发生甲状腺肿；缺铁影响血液细胞生成，女性青少年容易发生贫血；缺锌可使生长迟缓、食欲欠缺、性腺萎缩。因此，应注意食物多样化，及时补充身体所需要的各种矿物质。

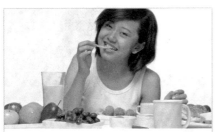

◎青少年正处在青春期，在生理、心理方面都发生了巨大的变化。所以，青少年的膳食要根据其年龄特点合理安排，以保证其对营养供给的特殊需要。

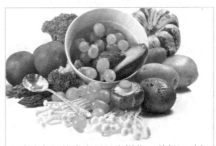

◎青少年的饮食应尽量多样化，以保证对各种矿物质的摄取。

❤ 如何平衡青少年的膳食

青少年正处在身体和心理发育的旺盛时期，合理提供数量充足、质量优良的营养对确保他们身心正常发育具有至关重要的作用。合理安排营养有助于提高孩子的解题能力和学习成绩，促进良好的身体发育并减少疾病。青少年营养需要平衡膳食。平衡膳食是指摄入的各种食物品种、数量和质量与青少年身体需要相协调。青少年要做到平衡膳食，可从以下三点着手：

① 要杂食而不偏食

目前青年男女中（尤其在女性中）有一种"素食风"，认为素食使人苗条健美，荤食使人肥胖臃肿。但是从营养学的角度来看，素食所提供的营养素，特别是蛋白质、磷脂和某些无机盐的质量，不足以满足人体生长发育和维护健康的需要，而荤食提供的蛋白质、钙、磷、脂溶性维生素都优于素食食物，所以千万不要偏食、拒食荤食。

② 定时定量，不要暴饮暴食

随着生活水平的提高，青少年大吃大喝、暴饮暴食的现象屡见不鲜。人们一日三餐吃的食物，必须经过胃的加工，再经胆汁、胰液、肠液等消化液的化学作用，消化成易于吸收的物质后才能被吸收利用。消化道的容量、消化液的分泌量都有一定限度，频繁使其超负荷工作，就会破坏胃、肠、胆、胰等脏器的正常生理功能，产生肠胃炎、胃扩张、胰腺炎，进而诱发心脏病等疾病，后患无穷。

③ 切勿挑食

青少年一定要杜绝挑食。这个时期是生长发育最旺的时期，同时需要大量的各种营养素，只有同时进食种类齐全、比例适宜、数量充足的混合食物，才能充分发挥食物中各种营养素的营养效能。这一阶段，特别需要维生素A。胡萝卜素在人体中可转变成维生素A，多数青少年因为它固有的气味而不喜欢食用，把它剔除食谱之外，这是十分不可取的。

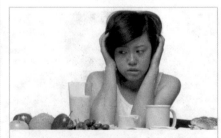

◎青少年是生长发育最旺的时期，挑食会造成某种营养缺乏，如胡萝卜素，所以青少年日常饮食应同时进食种类齐全、比例适宜、数量充足的混合食物。

要注意多补充能量

青少年和婴幼儿、中老年人相比，需要更多的能量，这是由青少年特殊的生理特点所决定的。

首先，青少年活动增多，活动量增大。青少年活泼好动，喜欢参加各种体育锻炼和文化娱乐活动，因此活动多，活动量也大。

其次，青少年身体发育迅速。据统计表明，青少年时期身高和体重迅速增长。男性青少年平均身高增加35.5厘米，女性青少年平均身高增加23.5厘米；男性青少年平均体重增加31.2千克，女性青少年平均体重增加24.1千克。另外，内脏器官和性器官也发育成熟。骨骼增长、肌肉壮大、器官成熟都需要更多的能量。

再次，青少年学习紧张、工作繁忙。青少年大多在校求学，有的刚刚步入社会，工作也比较繁忙。中学、大学的学习生活比较紧张，消耗的能量比较多，刚参加工作，为了尽快熟悉业务、掌握技术，要付出更多的劳动，也需要更多的能量。

总之，青少年应注意补充能量，不能因怕身体发胖而不吃脂肪、糖类食物。

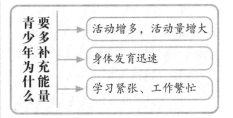

青少年为什么要多补充能量
- 活动增多，活动量增大
- 身体发育迅速
- 学习紧张、工作繁忙

青少年身高和体重变化

身高：
男性：平均身高增加35.5厘米
女性：平均身高增加23.5厘米
体重：
男性：平均体重增加31.2千克
女性：平均体重增加24.1千克

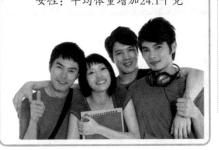

补充能量最佳食物

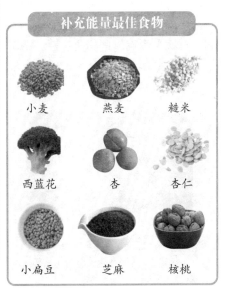

小麦　燕麦　糙米
西蓝花　杏　杏仁
小扁豆　芝麻　核桃

青少年要多吃点含钙食品

人体中的无机盐，以钙的含量为最多，成人体内大约含有700～1400克钙，约占人体总质量的1.5％～2％。钙对人体的生长发育具有很重要的作用。

青少年身体正在生长发育，这一时期，人体脑重量增加，脑内部结构发育完善，牙齿发育完全，神经系统也逐渐成熟。为满足成长需要，此阶段需补充大量的钙。血液、组织液等其他组织中也有一定的钙含量，虽然不到人体含钙量的1％，但对于骨骼的代谢和生命体征的维持也有着重要的作用。所以，青少年一定要多吃点富含钙的食品，以补充身体对钙的需要。

钙是构成骨骼和牙齿的重要成分。钙在骨骼中以磷酸钙、碳酸钙的形式存在。没有钙或钙缺少，骨骼的发育就受影响。钙和镁、钾、钠离子在体内保持一定比例，可以发挥抑

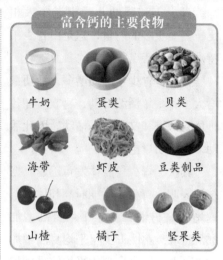

富含钙的主要食物

牛奶　蛋类　贝类

海带　虾皮　豆类制品

山楂　橘子　坚果类

制肌肉、神经兴奋的作用。如果钙摄入量不足，容易使神经、肌肉兴奋性增强，很可能引起抽搐。钙在人体内还具有激活机体中的酶、增强机体代谢的作用。钙还是凝血的重要因素，能促进血液凝固。如果人体摄入钙不足，使血液中缺钙，当身体某一部分遇到损伤时，就可能流血不止。

简而言之，青少年为了身体长高，牙齿换齐出全和不产生其他缺钙症，就应该多吃一些含钙丰富的食物，如牛奶制品、蛋类、贝类、海带、虾皮、豆类制品、山楂、橘子以及坚果类食品。值得注意的是，在食用这些含钙丰富的食品时，应避免过多食用含磷酸盐、草酸、蛋白质丰富的食物，以免影响钙的吸收。

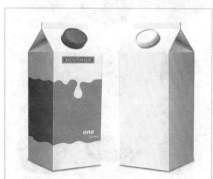

◎喝牛奶对人体十分有益，是青少年补钙最有效、最直接的方式。

❤ 早餐最好有蔬菜

青少年时期，对营养的需要量骤增且相当敏感，如果供给不足或不合理，容易导致各种营养缺乏症，从而直接影响青少年的身体发育。早餐作为青少年重要膳食的一部分，吃点蔬菜，对其生长发育有极大的好处。

青少年早餐的重要性很容易被忽视，有的是随便应付一下，有的甚至是不吃早餐。上午是大多数青少年学习和活动的重要时段，需要早餐所提供的热量。实际上，青少年早餐提供的热量，应达到一天总热量的1/3。

青少年的早餐应该是将蔬菜和面食、奶、花生、豆类食品及少量动物性食品适当搭配在一起。很多青少年的早餐多半是奶制品、鸡蛋、豆浆、稀饭、面包、油炸食品等酸性食品，这类食品尽管富含碳水化合物、蛋白质和脂肪，但却无蔬菜提供的胡萝卜素和多种水溶性维生素，以及钙、钾、镁等无机盐，而这些营养素都属于碱性。

这样的早餐中极少含维生素，尤其是水溶性维生素，难以维持人体中午进餐前的维生素水平。因此，青少年早餐吃一定量的蔬菜，不仅能够维持血液酸碱度的平衡，减轻胃肠道的压力，还能为机体及时提供一定量的维生素，对身体的健康发育十分有益。

理想的早餐应该掌握这样两个原则：

就餐时间：一般来说起床后20～30分钟再吃早餐最合适，因为这时人的食欲最旺盛。

营养搭配：主副相辅、干稀平衡、荤素搭配。

青少年的健康早餐

奶制品、鸡蛋、豆浆、稀饭、面包、油炸食品等酸性食品。

含有胡萝卜素和多种水溶性维生素，及钙、钾、镁等无机盐的蔬菜。

早餐吃一定量的蔬菜，能够维持血液酸碱度的平衡。

健康的营养早餐建议

牛奶1杯，鸡蛋1个或熟肉1份，全麦面包几片或馒头1个等，蔬菜1碟如烫菠菜、甘蓝菜或空心菜等，也可吃生菜沙拉，水果1个或鲜果汁1杯。

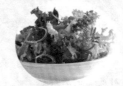

课间加餐的好处

所谓课间加餐是指每天上午（一般为上完第二节课后）让学生吃些点心、面包、牛奶等食物。实践证明，这种课间加餐对提高学生学习效率、促进生长发育及保证健康都大有好处。

首先，学生生长发育快、活泼好动、新陈代谢旺盛，需要的营养多。特别是大脑只能利用血中葡萄糖作为能量，大脑活动要随时从血液中提取葡萄糖，血液中2/3的葡萄糖被大脑消耗掉。学习越紧张，需要的能量越多。为了保证血中葡萄糖的水平一直比较高，有必要第二节课后加餐一次，使将要降低的血糖再次升高，以供身体，特别是大脑所需。

其次，中小学生活泼好动，能量消耗比一般人大，即便早餐吃得很好，但是因为早餐进餐比较早，早晨6点多钟吃完上学，经过几个小时的活动，到10点多钟，能量已消耗得差不多了，尤其是一些离学校比较远的学生，要乘车、走路，消耗得更快，上完第二节课后，就会产生饥饿感，

有的甚至感到精力不集中、头晕。如果不及时补充食物，就会影响学习，时间长了也会影响身体健康和发育。

再次，学生胃容量都比较小，食量不大，尤其是低年级小学生，刚刚从幼儿园的一日多餐过渡到一日三餐，胃肠消化规律还没有完全适应，容易饥饿，影响学习。课间加餐可以弥补上述不足，使学生逐渐适应。

另外，根据目前的经济条件、生活水平和饮食习惯，早餐多为淀粉类食物，脂肪及蛋白质均较少，甚至有的学生来不及吃早餐就去上学。因此，早餐的营养不能满足身体的需要，势必影响学生的生长发育和学习效果。如果课间加餐，将会对学生的营养有所补充。

由于青春期的特殊生理特点，使得青少年营养缺乏仍比较普遍，通过课间加餐的办法可得到适当的补充。

课间加餐的好处	
→	将要降低的血糖再次升高，以供身体，特别是大脑所需
→	提高学习效率，促进生长发育及保证健康
→	逐步适应肠胃消化规律，对所需的营养进行补充

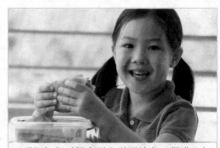

◎课间加餐对提高学生学习效率、促进生长发育及保证健康都大有好处，但要注意不宜吃得过多，以免影响午餐的食欲。

青少年不宜吃素

所谓吃素，就是指只食用植物性食物，而不食用动物性食物。青少年正在生长发育时期，不仅营养要充足，而且种类要齐全，比例要合理和平衡，才能保证生长发育的需要。长期吃素不吃荤，会对身体造成危害，可表现在多方面：

首先，吃素容易缺乏优质蛋白质。动物性食品的蛋白质含量高、质量好，接近人体组织的蛋白质，摄入后可缩短其利用过程，更适合人体需要。除大豆外，一般植物性食物所含人体需要的蛋白质数量少，且质量差，营养价值低。

其次，吃素容易导致缺钙。钙是构成骨骼的主要材料，植物性食物虽含有一定数量的钙，但没有动物性食物所含的钙容易被人体吸收。因此，长期吃素不仅影响长高，而且还容易得软骨病。

最后，吃素容易导致缺乏脂肪。植物性食物含脂肪少，长期吃素会因缺乏动物脂肪而使健康受到影响，具体如下：

（1）素食一般口味差，影响食欲，也缺乏饱腹感。

（2）长期吃素可导致体内所贮存脂肪和热能不足，在热能需要量大的情况下，不得不动用机体组织蛋白供热，对于生长发育无异于釜底抽薪。

（3）容易使组织器官受损。皮下脂肪是全身的屏障，有保护组织器官的作用。长期吃素的人大多体脂不足，身体消瘦，机体的组织、器官受到伤害的机会必然增多。

（4）容易影响脂溶性维生素的吸收。脂肪是脂溶性维生素A、维生素D、维生素E、维生素K的溶剂，即这些维生素必须经脂肪溶解后才能被人体吸收利用。长期吃素，会造成机体内脂肪新陈代谢紊乱，以致引起各种脂溶性维生素的缺乏，尤其会导致维生素A、维生素D的缺乏。

（5）容易造成维生素B_{12}缺乏症。维生素B_{12}中含有少量的微量元素钴，它只有在肉类和奶制品中才含有。长期吃素的青少年身体易缺乏维生素B_{12}，可发生神经损害。其典型症状是心跳加快，妄想狂和极度疲劳。

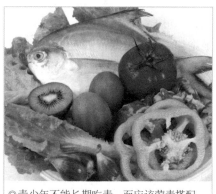

◎青少年不能长期吃素，而应该荤素搭配，满足身体发育所需的各种营养。

213

❤ 爱运动青少年的饮食安排

很多青少年都喜爱运动，而参加运动和一般学习、工作不同，身体消耗的营养物质要多很多，如果得不到补充，身体就缺乏锻炼的物质基础，想要提高运动水平、取得较好的成绩是不大可能的。因此，爱运动的青少年在饮食方面，应和普通青少年有所区别，在饮食安排上注意以下几点：

① 能量供给要适当

每天从食物中摄取的能量要适当，应考虑除青少年每天生活、学习、劳动所消耗的能量外，再加上当天运动量所需要的能量。据研究，一般运动所消耗的能量大约为125千焦。因此，爱运动的青少年在饮食中应多摄入125千焦的能量。如果运动一段时间后，体重没有多大变化，基本保持稳定状态，说明能量供应合适。如果参加运动一段时间后，体重明显减轻，可能是能量供应不足；体重明显增加，可能是能量供应过多。能量供应过多或过少对身体健康都不利。

② 身体需要的各种营养素要齐全

人体每天都需要补充蛋白质、脂肪、糖、矿物质、维生素和水，还要适量补充膳食纤维。爱运动的青少年对优质蛋白质、维生素、矿物质的需

要量更多一些。青少年的饮食要增加动物性食物的分量，多吃一些新鲜蔬菜和水果。

③ 时间安排要科学

刚吃完饭不宜进行剧烈运动，刚刚结束运动也不宜立即吃饭，否则会影响消化系统、神经系统和其他系统的正常工作，对身体健康不利，应尽量使吃饭时间和运动时间有适当的间隔。

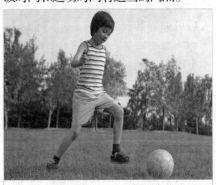

◎青少年都喜欢运动，参加运动身体消耗的营养物质要多很多，如果得不到补充，身体就缺乏锻炼的物质基础。

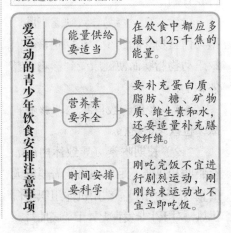

爱运动的青少年饮食安排注意事项

能量供给要适当	在饮食中都应多摄入125千焦的能量。
营养素要齐全	要补充蛋白质、脂肪、糖、矿物质、维生素和水，还要适量补充膳食纤维。
时间安排要科学	刚吃完饭不宜进行剧烈运动，刚刚结束运动也不宜立即吃饭。

体弱多病青少年的饮食安排

机体抵抗力差、营养水平低的瘦弱型的青少年，其健康状况必定不佳，不但承受不了学习的压力，而且常常受到疾病的侵扰。究其原委，大抵都是身体"虚"。"虚者补之"是中医的治疗法则，应贯彻"食补"的方针，选择合适的补品。

进补前，应对青少年的健康状况有全面的了解，可以先到医院检查一下，然后确定如何补法。虚症包括气虚、血虚、阳虚和阴虚几种情况，应区别性质进行治疗。

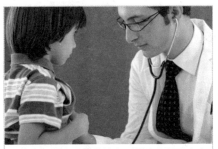

◎机体抵抗力差、营养水平低的瘦弱型青少年进补前，应先到医院检查一下，然后确定如何进补。

气虚病人

虚症表现：

表现为气短、心慌、失眠、头晕、四肢无力和易出汗。

进补的食物：

可选用补气益血的食物，如瘦肉、火腿、牛肉、鸽肉、黄鳝、红枣、鸡蛋、莲子、木耳、海参、花生等。

血虚病人

虚症表现：

表现为面色萎黄、唇色淡白、心悸失眠、贫血及各种出血症。

进补的食物：

应选用补血、养血食物，如羊肉、牛奶、野鸭、海参、桂圆、花生、猪肝、猪心、葡萄、胡萝卜、菠菜、豆制品等。

阳虚病人

虚症表现：

表现为畏寒喜暖、阳痿、遗精、口淡不渴、胃腹寒痛等。

进补的食物：

可选用壮阳益气类食物，如糯米、狗肉、大头菜、羊肉、鹿肉、虾、核桃和红糖等。

阴虚病人

虚症表现：

表现为咽干口燥、津液不足、手心发汗、大便干燥、夜间盗汗等。

进补的食物：

可选用滋阴养液的食物，如甲鱼、龟、鸭、银耳、豆腐、梨、兔肉、蜂蜜、芝麻、海带等。

体弱多病的青少年，在日常膳食中应摄入足量的优质蛋白和优质脂肪，以满足机体修补细胞、产生抗体、生成各种酶物质和提供热能的需要，动物性蛋白、新鲜水果、蔬菜、食用菌类等都应同时摄取。

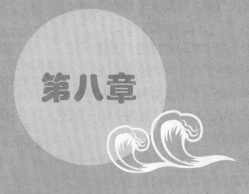

第八章

男性膳食指南

●男性从少年到中年再到老年，身体总是在不断地发生变化，相应的各个时期所需的营养元素的多少和重点也会有所不同，那么所进食的食物也就应有所区别。在营养的搭配上，各个时期总会不同。了解身体是必需的，为了自己身体健康，了解营养饮食之间的搭配来满足各个时期的身体变化也是必需的。

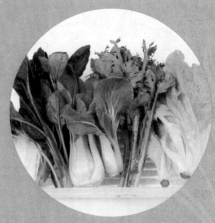

青春期男性的营养需要

处于生长发育"迅猛"期的青春期，对营养的需求十分丰富。这一时期，人体生长发育需要食物提供大量热能，而且其基础代谢增高，因此每日供给的食物中需要保证足够的热量及蛋白质。

在高热量、高蛋白的前提下，饮食应以平衡、全面为原则。不但要考虑所需的热量、蛋白质、碳水化合物，还应该摄入足够的维生素、矿物质。

① 青春期男性的饮食营养安排

（1）在选择食物时，宜主、副食搭配，动、植物食物兼备。

（2）男孩在发育期食欲强、食量大，因此谷类食物摄入也十分重要。一般来说，男孩的日进餐主食不应少于500克，以保证足够的热量。

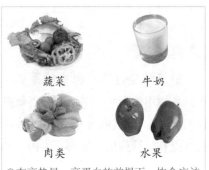

蔬菜　　牛奶

肉类　　水果

◎在高热量、高蛋白的前提下，饮食应该以平衡、全面为原则。

（3）宜摄入充足的动物食品，如鸡、鱼、猪肉、牛肉、蛋、乳类食物，以保证足够的蛋白质。

（4）摄取足够的B族维生素、钙、磷和膳食纤维。男孩宜多吃海产品、蔬菜、水果等，以保证此类营养素的摄入。

② 青春期少年变声期的饮食

有些孩子在变声期会出现"怪声怪调"的现象，这是因为青春期的声带生长迅速，声带会出现一定程度的充血与水肿。在这种情况下，发声音质就比较差，因此要特别注意变声期孩子嗓子的保护。变声期一般为半年至一年，变声期保养嗓子，除了要注意科学合理地使用嗓子，不要让它太疲劳以外，注意饮食方面的调理也是至关重要的。青春期少年变声期的饮食较为特殊，需要特别注意。

（1）适量饮水。适量饮水可减少或清除喉腔的分泌物，从而减少了细菌的滋生，有力地防止了咽炎的发生。

（2）进食时细嚼慢咽，切忌狼吞虎咽。吃鱼时更应注意，以防鱼骨刺破咽喉。吃些软质食物和精细食物，不宜吃粗、硬、干燥食物，以防损伤咽喉。

（3）不宜食用过度刺激的食物，以免伤害声带和咽喉。

青年男性的营养需求

青年男性的营养需求，应注意摄入以下营养元素：

① 维生素C

维生素C可以提高免疫力，也可预防心脏病、中风，还能辅助治疗男性不育。维生素C含量高的食物有花菜、青辣椒、橙子、葡萄汁、番茄。青年男性每天维生素C的最佳摄取量应为100～200毫克，最低不能少于60微克。

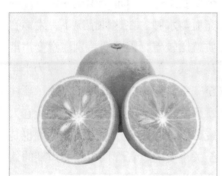

◎维生素C能提高免疫力，也可预防心脏病、中风，还能辅助治疗男性不育。建议每天摄取100～200毫克。

② 锌

锌能促进性激素的生成，可以保持男人的性能力。如果锌缺乏，可以引起精子数量减少，精子畸形增加以及性功能减退。建议每天摄入锌11毫克左右。含锌较多的食物有牡蛎、粗粮、大豆、蛋、海产品等。

③ 胆固醇

人体中胆固醇的总量大约占体重的0.2%，每100克组织中的胆固醇，骨质约含10毫克，骨骼肌约含100毫克，内脏多在150～250毫克之间，肝脏和皮肤含量稍高，约为300毫克。脑和神经组织中含量最高，每100克组织约含2克胆固醇，其总量约占全身总量的1/4。胆固醇中有10%左右是肾上腺皮质激素和性激素，对增加性功能也有一定作用。动物内脏中含有较多胆固醇。

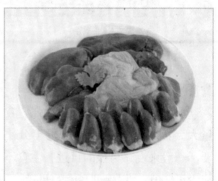

◎胆固醇对增加性功能有一定作用，青年男性应该注重对胆固醇的摄取。

④ 精氨酸

精氨酸是合成肌肉素的重要元素，且被用作聚胺、瓜氨酸及谷氨酰胺的合成。精氨酸能增强男子性功能，也有生精作用。猪肉、牛肉、鸡肉等动物性食物以及豆制品、乳制品，均含有比较丰富的精氨酸。

中年男子的营养需要

中年男子要补充营养，一方面是要补充机体所需能量，一方面则是要补充增强男性功能所需营养。

❶ 锌、镁

中年男子每日摄入锌最低量应在15毫克以上，而现在一般人平均仅为9毫克。在食品中，牡蛎的含锌量最高，每100克含量高达100毫克。

镁不但有助于调节人的心脏活动、降低血压，而且能提高男人的生育能力。

❷ 精氨酸

精氨酸是人体制造精子的原料之一。精氨酸含量最丰富的为冻豆腐，每100克含4.1克。

❸ 维生素A

维生素A能提高人的免疫力，保护人的视力。中年男子每天需摄入1000微克维生素A。

❹ 维生素B₆

维生素B₆对增强人体免疫力有良好的作用，可以防止皮肤癌和膀胱癌。它还可以保护肾脏不患结石症，而且对失眠症有治疗作用。维生素B₆的摄入量每天只需要2毫克，最多不能超过50毫克，否则会适得其反。

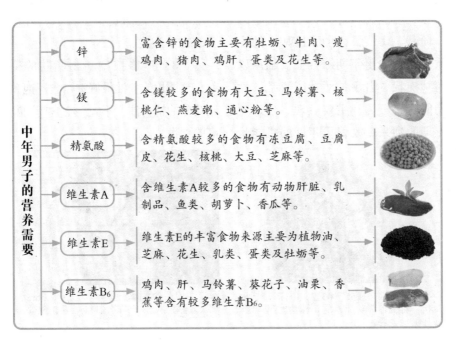

中年男子的营养需要	锌	富含锌的食物主要有牡蛎、牛肉、瘦鸡肉、猪肉、鸡肝、蛋类及花生等。
	镁	含镁较多的食物有大豆、马铃薯、核桃仁、燕麦粥、通心粉等。
	精氨酸	含精氨酸较多的食物有冻豆腐、豆腐皮、花生、核桃、大豆、芝麻等。
	维生素A	含维生素A较多的食物有动物肝脏、乳制品、鱼类、胡萝卜、香瓜等。
	维生素E	维生素E的丰富食物来源主要为植物油、芝麻、花生、乳类、蛋类及牡蛎等。
	维生素B₆	鸡肉、肝、马铃薯、葵花子、油栗、香蕉等含有较多维生素B₆。

男性更年期的膳食攻略

更年期是指人体由中年向老年过度的生理时期。近年来，男性更年期综合征已受到国内外学者的重视。人类的生长、发育、衰老等整个生物过程与性腺机能的兴衰有密切的关系。男性性腺机能与女性性腺机能类似，也有兴定的生理变化过程。一般说，男性更年期的各种生理变化不如女性突出，且出现的时间稍晚，多在55～65岁。此时由于性腺发生退行性改变，致使下丘脑-垂体-性腺轴之间的平衡制约关系失调，进而导致一系列全身性的生理病理变化。如果机体的调节和适应能力较好，可顺利度过这一阶段；反之，则可出现各种症状，即称为更年期综合征。临床以精神症状、自主神经功能紊乱、性功能障碍等为其主要表现。延迟更年期的到来，改善更年期的机能状态，对增进健康，推迟衰老有着积极的意义。

男子进入更年期后，应合理安排饮食，具体方法如下：

（1）合理营养。多吃富有蛋白质、钙质和多种维生素的食物，少吃酸辣及高脂高糖食物。鸡、鱼、兔肉易于吸收；豆类及其制品不仅含有大量植物性蛋白质，还是人体所必需的微量元素的"仓库"；新鲜蔬菜可提供大量维生素，应作为主要菜谱。还应注意保持低盐低糖，饮食清淡，荤腻适度，不暴食暴饮。

（2）应减少碳水化合物摄入，少吃糖和其他甜食，主食以含纤维多的粗粮为主。

（3）严格控制动物脂肪的摄入，烹调用的食油最好选用含不饱和脂肪酸的植物油，不宜多吃含胆固醇高的食物。

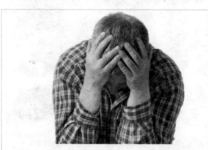

◎男性更年期多在55～65岁，临床以精神症状、自主神经功能紊乱、性功能障碍等为其主要表现。

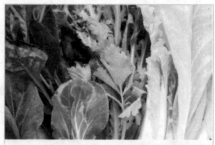

◎应注意膳食平衡，适当多吃新鲜粗粮、水果、蔬菜等，以补充各种维生素和微量元素。

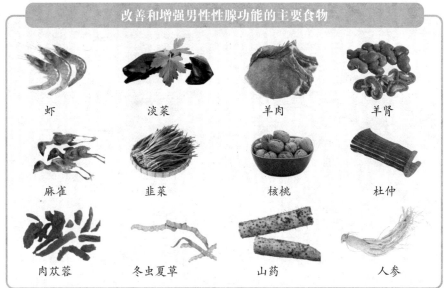

改善和增强男性性腺功能的主要食物

虾	淡菜	羊肉	羊肾
麻雀	韭菜	核桃	杜仲
肉苁蓉	冬虫夏草	山药	人参

（4）在平时饮食中，则要注意膳食平衡，要适量吃些新鲜粗粮、薯类和豆类，并且要有丰富的新鲜蔬菜和水果，以防各种维生素和微量元素的不足。

（5）摄入能改善和增强男性性腺功能的食物，如虾、淡菜、羊肉、羊肾、麻雀、韭菜、核桃等，可以服食羊肉苁蓉粥、肉苁蓉清炖羊肉、杜仲爆羊腰、冬虫夏草焖鸭、虾炒韭菜、麻雀粥、人参酒、一品山药等。还应多吃有助于改善神经系统功能和心血管功能的食物，如羊心、猪心、山药、核桃仁、大枣、桂圆、桑葚、茯苓、葵花子。可以服食黄酒桃仁汤、茯苓饼、参枣饭、桑葚蜜膏、核桃仁粥、糖渍桂圆、山药奶肉羹、桃仁玫瑰花烤羊心等。以上各种食物对治疗头痛、头晕、乏力、心悸、气急、手脚发麻、发凉，都有较好效果。

男性进入更年期，不要不以为然，合理搭配安排饮食，对自己的身体的健康很有好处。一定不要小觑这种营养膳食的搭配改变，身体在变化，饮食也要对应变化。

男性更年期食疗方

食疗方做法	服用方法	食疗功效
羊头一个（包括羊脑），黄芪15克，放入水中煎煮。	煮后喝汤吃肉	治肾虚眩晕
核桃肉三个，鲜荷蒂一枚（或鲜荷叶30克），捣烂，入水中煎煮。	水煎服，每日一剂，睡前服	治肾虚眩晕
乌龟、鳖鱼各一个，去头尾及内脏，炖汤。	喝汤吃肉，每周一次	用于更年期肾阳虚的辅助治疗

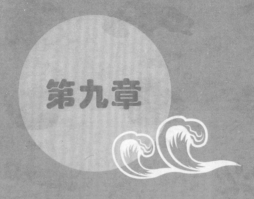

第九章

女性膳食指南

●女性的膳食营养和健康，与美丽紧密相关，女性朋友一日三餐怎样搭配会更营养，是不是又为了保持体形而只吃素呢？这样真的健康吗？女性在各个年龄阶段的饮食又有什么讲究？身体处于亚健康状况时又应该怎样注意膳食呢？本章将会对女性营养膳食方面做详细的阐述，帮助广大女性朋友们拥有更健康的身体。

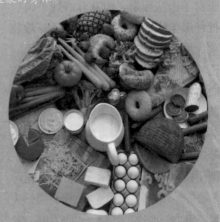

女性膳食宜搭配

女性的健康美丽与膳食有极大的关系，而关键之处又在于如何合理搭配各种食物。究竟该吃什么样的食物，该吃多少，该什么时候吃，该和什么一起吃，这些都是膳食搭配需要考虑的问题。营养学家们推荐适合女性健美的膳食最佳方案，就是要开启"一至七"饮食模式，即每天一个水果，两盘蔬菜，三勺素油，四碗粗饭，五份蛋白质食物，六种调味品，七杯汤水。将这些食物合理搭配，能使女性既健康、又美丽。

一个水果：每天吃含维生素丰富的新鲜水果至少一个，长年坚持会收到明显的美肤效果。

两盘蔬菜：每天应进食两盘品种多样的蔬菜，不要常吃一种蔬菜，一天中必须有一盘蔬菜是时令新鲜的、深绿颜色的。最好生吃一些大葱、番茄、凉拌芹菜、萝卜、嫩莴苣叶等，以免加热烹调对维生素A、维生素B_1等产生破坏，每天蔬菜的实际摄入量应保持在400克左右。

三勺素油：每天的烹调用油限量为三勺，而且最好食用素油，也就是植物油，这种不饱和脂肪对光洁皮肤、塑造苗条体形、维护心血管健康大有裨益。

四碗粗饭：每天四碗杂粮粗饭，能壮体养颜美身段。要克服对精加工主食的嗜好，抵制美味可口零食的诱惑。

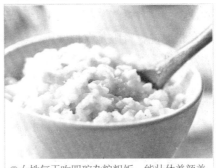

◎女性每天吃四碗杂粮粗饭，能壮体养颜美身段。

五份蛋白质食物：每天吃肉类50克，当然最好是瘦肉，鱼类50克（除骨净重），豆腐或豆制品200克，蛋1个，牛奶或奶粉冲剂1杯。这种以低脂肪的植物蛋白质配上非高脂肪的动物蛋白质，或用植物性蛋白质配上少量的动物性蛋白质的方法，不仅经济实惠，而且动物脂肪和胆固醇相对减少，被公认是一种"健美烹饪模式"。

六种少量调味品：每天烹饪添加少量酸、甜、苦、辣、咸等调味品，可以提高食欲，还能起到调节生理和美容健身等功能。

七杯开水、茶水和汤水：每天喝水不少于七杯，以补充体液，增进健康。

女性也要补肾

补肾并不是男人的专利。传统中医学认为，肾为先天之本，在人的一生中，出生、发育、成长以至衰老死亡，肾都起着主宰作用。不管男性、女性，"调补肾气"都相当重要。毫不夸张地说，肾脏是女性健康、美丽的发动机。

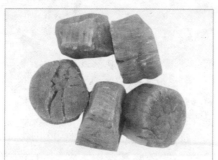

◎干贝又称江瑶柱，性平，味甘咸，能补肾滋阴，故肾阴虚者宜常食之。

肾是人体全身阴阳的根本，对人体的生长发育与生殖有着重要作用。肾中精气虚弱是人体衰老的主要因素。随着肾中精气的逐渐旺盛，人体从稚童进入青春期；伴随肾中精气的逐渐衰退，人体从中年步入老年。因此，肾中精气是人体生、长、壮、老、已的根本。一般肾精充足、体质健康者，其衰老的程度远远低于肾精不足、体质虚弱者。

另一方面，女性特有的生理现象，如经、带、孕、产、乳等都和肾中精气关系密切。只有肾气旺盛，女性才会表现出容光焕发，容颜姣好。因此，补肾在养颜中尤其重要。肾在中医中属水，女子在中医中属阴。水不仅自身属阴，而且能滋阴。对于女子来说，肾可以说是自身的立足根本，肾好则水盛，而且不是有亏气血的虚盛。水样的女性，要靠自身的肾水来滋养。

补肾对于女性来说非常重要，现在市面上也有很多滋阴补肾类的药品和营养品，但一定不能盲目靠药物来进补，女性补肾最根本的方法还是从饮食和生活习惯入手。

滋养肾脏，女性首先要保持健康合理的膳食结构和规律的作息时间，保证营养摄入均衡、睡眠充足、精神饱满、情绪积极乐观；饮食中严格控制盐的摄取，以每天不超过6克为宜，避免钠在肾中大量积存，损害肾脏健康；多吃一些利于滋阴、补血、

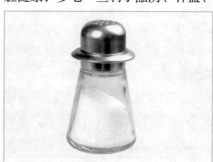

◎饮食中严格控制盐的摄取，以每天不超过6克为宜，避免钠在肾中大量积存，损害肾脏健康。

养气的食物；平日加强锻炼身体，保证血气运行畅通；性生活应和谐、稳定、有度，以免引起内分泌失调。

下面介绍几种最适合女性的补肾食物，如能合理食用，将使女性朋友青春永驻、美貌不衰。

银耳：银耳润肺、滋阴、补肾又养颜，对于女性来说是最适合的补肾佳品。将10克银耳、8～10颗红枣泡发后洗净，再加适量的水，大火煮开后改小火慢炖，直至银耳绵软酥烂，再放入20克冰糖，等冰糖溶化后搅拌均匀，即可食用。夏季可等银耳羹凉透后放入冰箱中，吃时再取出，口感更佳，还能祛暑。

动物肾脏：富含蛋白质、维生素和微量元素，有很好的补肾益气的功效。

海参：海参中富含碘、锌等微量元素，能够帮助强化机体调节和代谢系统。其丰富的蛋白质和多糖成分则有促进造血功能、降低血脂、修护组织、滋养肌肤、滋阴补肾、延缓衰老的功效。

虾：虾肉中富含蛋白质、维生素和多种矿物质，钙、磷含量尤其丰富，可以强健骨骼、益气补肾、通乳排毒、增强免疫力。

黑芝麻：黑芝麻性平味甘，不寒不热，是补肝肾、润五脏的佳品，并且对女性头发生长健康也大有帮助。

豇豆：中医学著作中记载，豇豆能"滋阴补肾，健脾胃，治白带"。豇豆性平味甘，补肾健脾，对防治女性白带异常效果较佳。

此外，适合女性补肾的食物还有樱桃、干贝、甲鱼、牛羊骨髓、枸杞、小米、核桃、何首乌、莲子、山药、芥菜、韭菜、燕窝、阿胶等。

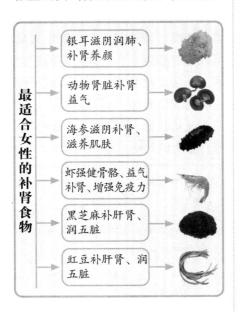

最适合女性的补肾食物

- 银耳滋阴润肺、补肾养颜
- 动物肾脏补肾益气
- 海参滋阴补肾、滋养肌肤
- 虾强健骨骼、益气补肾、增强免疫力
- 黑芝麻补肝肾、润五脏
- 豇豆补肝肾、润五脏

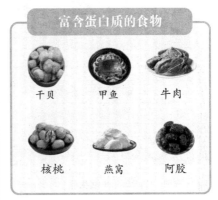

富含蛋白质的食物

干贝　甲鱼　牛肉

核桃　燕窝　阿胶

青年女性的营养供给

营养供给上，青年女性由于生长发育旺盛时期已过，食欲和食量都有所减少，活动量也较低，因此，在热量的供给上应比男性低300千卡(71.1千焦)，蛋白质应低5～10克。其他营养素的供给量除铁外，男女无差别。根据其生理特点，需要遵循以下营养供给原则，从而为女性一生的健康健美打下良好的物质基础。

① 全面而充分的营养素

年轻女性应多吃各种富含蛋白质、脂肪、碳水化合物、维生素、矿物质的食物。没有任何一种动物性或

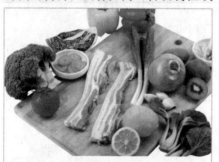

◎没有任何一种动物性或植物性食物能完全满足人体的需要，因此应多种食物混合食用。

植物性食物能完全满足人体的需要，因此应多种食物混合食用。其中，尤应注意蛋白质的供给，如供应不足，可能出现发育障碍或体弱、多病。

② 务必保证食物中钙、磷、铁的供应

青年女性饮食中的钙和磷供应应充分，否则可能影响身体各部的均衡发展。此外，为补足月经丢失和造血所需要的铁元素，尤应注意摄取含铁丰富的食物。这类食物主要有动物肝脏、奶类、蛋类和虾皮、豆腐、芝麻等。

③ 保证各种维生素

维生素不能缺少，应做到不偏食，从谷类、豆类、瘦肉类、蛋类、奶类、新鲜蔬菜和水果中大量摄取各种维生素和人体所需的矿物质，还应多吃些清淡食物。而干性皮肤的女性青年，可以适当增加胡萝卜及植物油、豆制品、动物肝脏等食品的摄入量。

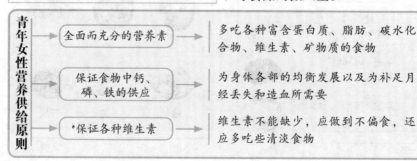

青年女性营养供给原则		
	全面而充分的营养素 →	多吃各种富含蛋白质、脂肪、碳水化合物、维生素、矿物质的食物
	保证食物中钙、磷、铁的供应 →	为身体各部的均衡发展以及为补足月经丢失和造血所需要
	保证各种维生素 →	维生素不能缺少，应做到不偏食，还应多吃些清淡食物

青年女性的平衡膳食

青年期是女性身体和精力最充沛的黄金时期。在营养供给上，这一时期女青年由于生长发育旺盛期已过，身体状况经历从旺盛到稳定的过程，身高增长基本停止，食欲和食量都有逐渐减少的趋势，活动量也开始有所降低。这个年龄段的女性一部分还在读书，繁重的学习压力和毕业后就业的心理压力，以及长期在食堂就餐，容易出现钙、铁、维生素C、维生素B_1、维生素B_2和维生素A等营养素的缺乏，已经开始透支健康。而走上工作岗位的女职工，特别是白领阶层的女性，激烈的竞争、快节奏的工作，晋升、提干等心理压力，特别是高强度的脑力劳动，导致机体维生素和矿物质等营养素大量消耗。加之白领一族女性时间紧张，饮食趋向欧美化，多数人形成早餐牛奶面包为主，午餐盒饭快餐为主，晚餐美味佳肴的饮食习惯，以致蛋白质、脂肪和糖类摄入过剩，而维生素特别是水溶性维生素和钙、铁、锌等矿物质摄入不足，陷入营养危机状态，这是白领女性亚健康高发的主要原因之一。

为改善女性青年的营养危机，首先应了解和掌握一些营养知识，学会合理搭配膳食。要做到食物多样，谷类为主，多吃燕麦、小米、玉米等粗粮；每天多吃蔬菜和水果，以保证维生素C、维生素B_1、维生素B_{12}、钙、铁、膳食纤维等营养素的供给；常吃奶类、豆类及其制品，大豆中含有大豆多糖、异黄酮等生物活性物质，具有提高机体免疫力、抗氧化和类雌激素的作用，所以女性朋友经常多吃可使美丽常驻；经常吃适量鱼、禽、蛋、瘦肉，补充优质蛋白、多种维生素、铁、锌等营养素，以增加皮肤弹性，减少皱纹，保持旺盛的工作精力和标准体重；少吃肥肉和荤油，以防肥胖、高血脂、脂肪肝和动脉硬化等慢性病。

为了解决工作忙、无法保证三餐营养均衡的矛盾，使健康、工作两不误，在三餐之外，可适当食用

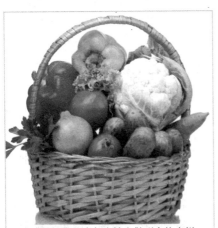

◎为改善健康，青年女性应做到食物多样，合理搭配膳食，确保各种营养素的补充。

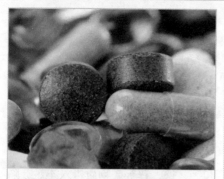

◎在三餐之外，可适当食用一些复合营养素制剂、卵磷脂、螺旋藻等保健食品，以此来调节三餐，均衡营养。但切记不能以保健食品或复合营养素制剂代替三餐。

一些复合营养素制剂、卵磷脂、螺旋藻等保健食品，以此来调节三餐，均衡营养。但切记不能以保健食品或复合营养素制剂代替三餐，因为合理膳食提供给人体的各种均衡营养素是任何保健食品无法替代的，即使是包括多种维生素和矿物质的复合营养素制剂，也代替不了蔬菜和水果中的天然生物活性物质及营养素之间的相互作用。所以合理安排工作与生活，劳逸结合，努力做到平衡膳食、合理营养是留住美丽、增进健康之本。

❶ 经前期综合征的营养保健

近年来的医学研究认为，经前期综合征是由于内分泌的不平衡、应激状态及缺乏某种营养素所致。国外研究发现，患经前期综合征的妇女血液中缺乏镁，而吃糖过多容易导致镁的缺乏；肝脏中B族维生素缺乏，不能将

雌激素分解，导致过量的雌激素存在于血液，也是患经前期综合征的原因之一。维生素B_6能帮助微量元素镁转运至细胞，所以补充维生素B_6能减轻经前期综合征的症状；高膳食纤维能使雌激素排除，所以对患经前期综合征的女性也有好处。

另有一些研究发现，女性体内有一种激素样物质即前列腺素-1，其能减轻经前期综合征中的水分过多症状以及头痛、心跳过速、眩晕与贪食。前列腺素-1是由膳食中必需脂肪酸合成，在合成过程中需要镁、锌、维生素C和复合维生素B，如果这些营养素缺乏，前列腺素-1合成便不能正常进行。为了预防经前期综合征，月经前半个月的膳食要求是：

（1）减少糖和脂肪摄入量。

（2）增加富含维生素C、B族维生素、镁和膳食纤维的绿叶蔬菜、水果、坚果、玉米、燕麦的摄入；增加富含锌的鲜贝壳、麦胚油、动物内脏、红色肉类、酵母的摄入。动物肝脏中含有丰富的维生素B_2、维生素B_6、叶酸等B族维生素，建议经期前多摄入一些。

（3）减少食盐的摄入，特别是有脚踝或胸部肿胀症状的女性，更应减少盐的摄入，因此应少食或不食含钠较多的味精、酱油、咸鱼、咸肉、咸菜等。

（4）避免喝咖啡，特别是有乳房胀痛及焦虑等症状时。

除注意膳食外，在日常生活中，应适当增加体力活动，避免精神紧张和应激状态，劳逸结合，改善内分泌失调。

② 痛经饮食与营养保健

大约有75％的妇女会有原发性的痛经。中医学研究发现，大多数痛经患者属虚寒体质，理论上认为，"寒主收引，不通则痛"，其意即为人体感受寒凉，使血脉疼挛，经血流通不畅，则会引起疼痛。同中药一样，食物也分寒、凉、热、温四性，寒凉性食物容易诱发和加重痛经，而温热性食物则有缓解痛经的作用。女性月经期禁忌和适宜食用的食物如下：

禁忌食物：经期或行经前后应禁食冷饮、雪糕、凉拌菜、梨、香蕉、柿子、西瓜、螃蟹、田螺、金银花、板蓝根等寒凉性食物；一般酸性食物具有收敛、固涩的特性，食用后易使血管收敛，血液涩滞，不利于经血的畅行和排出，从而造成梗阻，引起痛经，因此，酸辣菜、石榴、青梅、杨梅、阳桃、柠檬、苹果等酸涩食物月经期前后也应少吃或不吃。

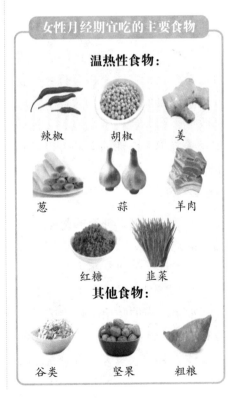

女性月经期主要禁忌食物

寒凉性食物：

金银花　　柿子　　凉拌菜

苦瓜　　梨　　香蕉

酸涩食物：

酸辣菜　　石榴　　青梅

杨梅　　阳桃　　柠檬

女性月经期宜吃的主要食物

温热性食物：

辣椒　　胡椒　　姜

葱　　蒜　　羊肉

红糖　　韭菜

其他食物：

谷类　　坚果　　粗粮

适宜食物：温性食物具有祛寒活血作用，有利于经血畅行和排出，所以月经前或行经期，可多摄入一些辣椒、胡椒、姜、葱、蒜、羊肉、红糖、韭菜等温热性食物。

国外研究发现，维生素E能刺激体内产生胺多酚，而使痛经得到缓解。镁可以缓解子宫平滑肌和血管的痉挛，所以对轻度痛经有效。月经来潮前10天，可适当补充一些维生素E制剂和富含镁的绿叶蔬菜、粗粮、坚果等食物。

中年女性的营养需求

人到中年，身体呈下降的趋势。肺活量、体力活动与生殖功能，以及脑、肺、肾、脾脏的重量，从30岁开始都逐渐下降。有些人在这一时期，身体开始发胖。这时，要根据中年女性的一些特点，采取相应的对策来解决这些问题。

一般来说，中年女性的身体发育已经"定型"，不再有特殊的营养要求，只要保持各种营养要素的"收支平衡"就行了。但是，这并不意味着中年女性的营养可以马马虎虎。

❶ 热量

中年女性每天补充的热量应与消耗的热量相等。一个体重55千克的中年女性，如果从事的是重体力劳动，每天需要补充3400千卡热量；如果从事的是中等体力劳动，应补充2800千卡热量；如果从事的是轻体力劳动，每天需要补充2400千卡的热量；如果从事的是极轻的体力劳动，那么每天只需要2200千卡热量也就够了。中国人热量的主要来源是粮食，如米、面、根茎块类食物等。

❷ 蛋白质

对于中年人来说，虽然对蛋白质的需要量比正处于生长发育期的青年要少，但中年女性生理机能逐渐减退，是面临健康挑战最多的时期。随着年龄的增长，人体对食物中的蛋白质的利用率逐渐下降，只相当年轻时的60%～70%，而对蛋白质分解却比年轻时高。因此，中年人的蛋白质供给应丰富、质优，供应量也应当高一些。中年女性每千克体重每天应补充蛋白质1克以上，仍以体重55千克的中年女性为例，每天应补充的蛋白质应在60～70克。如果运动量大，这个数字也要相应增加。

③ 脂肪

中年女性体内负担脂肪代谢的酶和胆酸逐渐减少，对脂肪消化吸收和分解的能力逐年降低；另外，从防病健美的角度讲，过多摄入脂肪也没什么好处。因此，限制脂肪的摄入是有必要的，特别要限制食用动物脂肪，植物脂肪的量也不宜太多。

④ 维生素和矿物质

中年女性还要多吃一些含维生素和矿物质的食物，如新鲜蔬菜和水果、小米、玉米以及鱼、虾、蛋等。除此之外，还应该根据总热量的需求适量地吃些糖类和脂肪类食物。但也要注意不可摄入过多，以免造成"积压"，导致肥胖或引起血管硬化、高血压、糖尿病等。

⑤ 水

水参与体内的一切代谢活动，没有水就没有生命。中年女性应注意多喝水，这有利于消除体内代谢产物、美容及防止疾病发生。

女性更年期宜适当进补

女性进入更年期，由于多种生理性因素造成人体各系统功能衰弱，出现各脏器虚衰现象，因此，在日常生活中可采取相应食物调理和药物补养，以延缓机体衰老，调和气血阴阳，促使人体内环境在更年期达到一种新的平衡。但补养药也不是万能的，一般一种补药有一两种特殊功效，并不能对所有患者都有补益作用。因此女性更年期进补应采用补益药调补，根据不同的情况，遵循一定的原则，选用适合的方法和药物，否则非但起不到补养健体作用，反而会出现一些副作用，有损机体健康。

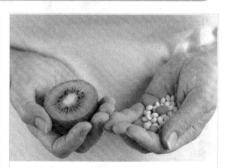

◎女性进入更年期，在日常生活中可采取相应食物调理和药物补养，以延缓机体衰老，调和气血阴阳，促使人体内环境在更年期达到一种新的平衡。

① 根据个体体质论补

体质是一个人的身体素质，是由人体在生长发育过程中的代谢、机能和结构上的特殊性决定的，其决定着人体对某些病因的易感性、疾病产生的类型及病变转归趋向。更年期女性，一般可常见气虚体质、血虚体质、阳虚体质、阴虚体质、痰湿体质，因此应该根据体质情况选择补益膳食。

体质类型	症状表现	补益食物
气虚体质	多见于内脏下垂者，平时少气懒言，头晕目眩，倦怠乏力，容易感冒等	宜补气，常选黄芪、党参、人参等补益之品
血虚体质	平时多见面色萎黄苍白，唇甲色淡，心悸失眠，肢体麻木，头晕目花等症状	宜养血，一般选用当归、桂圆、何首乌等
阳虚体质	平时惧寒怕冷，尿清便溏，夜尿频多，肤色白嫩，舌体肥嫩等	宜温阳，采用鹿茸、熟地、补骨脂等
阴虚体质	其人形体消瘦，潮热盗汗，午后颧红、五心烦热，易口渴，但不想喝水	宜滋阴，选用阿胶、生地、枸杞等
痰湿体质	其人形体肥胖，口甜而黏，头晕身重，痰多，胸闷	宜健脾化湿，选用白术、芡实、赤小豆等

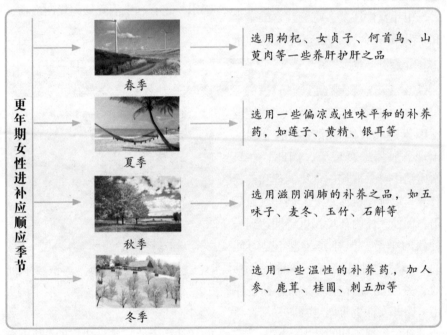

更年期女性进补应顺应季节

春季 → 选用枸杞、女贞子、何首乌、山萸肉等一些养肝护肝之品

夏季 → 选用一些偏凉或性味平和的补养药，如莲子、黄精、银耳等

秋季 → 选用滋阴润肺的补养之品，如五味子、麦冬、玉竹、石斛等

冬季 → 选用一些温性的补养药，加人参、鹿茸、桂圆、刺五加等

❷ 按季节进补

中医认为，人生活在大自然中，饮食起居要与天地相应，补养也要顺应四时。人们一般习惯于冬令进补，冬季天寒，可选用一些温性的补养药，加人参、鹿茸、桂圆、刺五加等；春天为万物生发的季节，应适当选用枸杞、女贞子、何首乌、山萸肉等一些养肝护肝之品；夏季天气炎热，就应选用一些偏凉或性味平和的补养药，如莲子、黄精、银耳等；秋季天气较为干燥，应多选用滋阴润肺

的补养之品，如五味子、麦冬、玉竹、石斛等。

③ 补而勿偏、补而勿滥

如上面说的，补养药应针对体质和病情选择用药，不可大剂蛮补，补之太过，反而有害。如补气药常壅滞，应用不当，可致胸闷不畅，腹胀

女性更年期药补调理应合理	补养药应针对体质和病情选择用药，不可大剂蛮补，补之太过，反而有害
	运用中药补剂，最好在医生指导下进行补养，以免补益不当或过食伤人

纳呆；养血药性黏腻，过服则损伤脾胃，影响食欲或大便习惯改变；滋阴药甘寒滋腻，多服易损伤阳气；助阳药多温燥，有助火劫阴的副作用。

因此，虽然中药补剂一般药性平缓，但更年期运用中药补剂，最好请医生辨证后，在其指导下进行补养，以免补益不当或过食伤人。

人之所以健康长寿，并非吃补药就可达到，而是与许多因素有关，包括精神、营养、遗传、生活环境等诸多因素。因此，不宜随意进补。

平时除了进食适当的补药，还要注意多到户外运动，加强身体锻炼，保持心情的舒畅。

更年期女性宜合理饮食

妇女更年期一般在45～55岁之间，时间的长短因人而异，短者几个月，长者几年甚至更长，主要标志是月经停止，即绝经。绝经前，出现月经周期不规律，出血量减少或增多，月经天数延长或缩短。此外，还有情绪不佳，烦躁不安，易怒失眠，乏力困倦等一系列表现，统称为"更年期综合征"。合理的饮食调养，可以缩短更年期，减轻更年期带来的痛苦，使女性顺利度过更年期。

更年期妇女饮食要求

（1）控制热量。妇女进入更年期后，基础代谢降低，活动量减少，热能需要相应降低，如果不注意控制热量，可能导致肥胖，并诱发一系列疾病。

（2）补充优质蛋白，满足机体对氨基酸的需求，以鸡、鸭、鱼、蛋、奶等动物蛋白为主，辅以豆制品、花生等植物蛋白。

（3）注意控制脂肪和胆固醇的摄入。进入更年期的妇女高脂血症及

冠心病的发病率明显增高，因此膳食中应选择含不饱和脂肪酸的植物油，少吃动物脂肪。另据研究证明，乳腺癌、子宫癌及直肠癌的发生与脂肪摄入过多有关。

（4）要增加维生素和无机盐，多吃新鲜水果、绿叶蔬菜和粗制米面，改善生理机能，促进新陈代谢，增强机体抵抗力，调节神经系统功能。更年期妇女很容易出现骨质疏松症和由于月经不规律而出现贫血，这时饮食必须提供含钙、铁丰富的食品，如牛奶、鸡蛋、动物内脏等。

（5）注意补充含钙食物。更年期妇女由于性激素水平降低及其他原因，易发生骨质增生和骨质疏松症，这些都与体内钙、磷代谢有关，膳食中应增加含钙食物。如多吃虾皮、海带、牛奶、豆制品。还应多晒太阳，促进钙的吸收，并注意钙与磷的摄入比例。

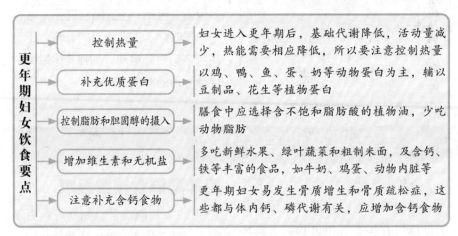

更年期妇女饮食要点	控制热量	妇女进入更年期后，基础代谢降低，活动量减少，热能需要相应降低，所以要注意控制热量
	补充优质蛋白	以鸡、鸭、鱼、蛋、奶等动物蛋白为主，辅以豆制品、花生等植物蛋白
	控制脂肪和胆固醇的摄入	膳食中应选择含不饱和脂肪酸的植物油，少吃动物脂肪
	增加维生素和无机盐	多吃新鲜水果、绿叶蔬菜和粗制米面，及含钙、铁等丰富的食品，如牛奶、鸡蛋、动物内脏等
	注意补充含钙食物	更年期妇女易发生骨质增生和骨质疏松症，这些都与体内钙、磷代谢有关，应增加含钙食物

更年期妇女的饮食调理

更年期是一个人从成熟走向衰老的过渡时期，是衰老过程的一个转折点。女性更年期一般为45～50岁。为了帮助广大妇女度过这段特殊时期，专家提醒广大女性合理、科学饮食。妇女在更年期有各种不同的反应，故应视情况安排不同的饮食。

（1）更年期妇女月经失调，有些人经血量增多，有些人出血时间延长，有可能引起贫血。所以，在饮食上应注意选择一些营养价值高的蛋白质食物，如鸡蛋、动物内脏和牛羊肉及瘦肉等。这些食物不仅是人体必需氨基酸的来源，而且含有维生素A、维生素B₁、维生素B₂、维生素B₁₂等。同时，还可多吃些含有铁和铜的蔬菜、水果。绿叶菜除含有铁、铜之外，还含有丰富的维生素C、叶酸。叶酸和维生素C均有治疗贫血的功效。

（2）更年期由于自主神经功能失调和大脑皮层功能失调，会出现血压升高、心慌头昏、失眠多汗等症状，要求进食B族维生素含量丰富的小米、玉米面渣、粗制米面、蔬菜和水果，维持神经的稳定，减少钠盐摄入量，保持血压正常，防止水肿；禁食烟、酒、咖啡、浓茶、辣椒等刺激性食品，多吃桑葚、芹菜、山楂、酸枣等安神降压的食品和红枣、桂圆、莲子、糯米粥等健脾、益气、补血的食品，来改善更年期症状。

（3）由于代谢功能的改变，更年期妇女常出现骨质疏松、脂肪堆积、身体发胖，应通过饮食来调节和治疗。一般来说，更年期妇女体内代谢以分解代谢为主，故需要含量丰富的蛋白质来补偿组织蛋白质的消耗，但也不宜过多，否则将增加体内胆固醇的合成。同时，更年期妇女的消化功能降低，蛋白质吃多了会引起消化不良及其他副作用。所以，此阶段更要讲究蛋白质的质量。总之，只要饮食合理，营养充分，妇女完全可以平安地度过更年期。

另外，女性更年期期间应尽量减少脂肪、胆固醇、盐和酒等四种物质的摄入，要少吃过咸的食物，不宜吸烟、喝酒、喝咖啡。

下面推荐几款适合更年期妇女的菜谱：

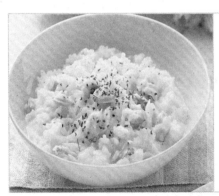

蛤蜊牛奶饭

原材料 蛤蜊250克，鲜奶150克，白米饭1碗。

调味料 盐2克，香料少许。

做 法 ①蛤蜊泡淡盐水，吐沙后，入锅煮至开口，挑起蛤肉备用。②白米饭倒入煮锅，加入鲜奶和盐，以大火煮至快收汁，将蛤肉加入同煮至收汁，盛起后撒上香料即成。

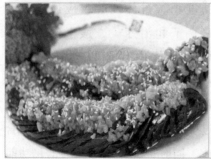

田园香茄

原材料 茄子2条，青椒80克。

调味料 盐3克，鸡精2克，红油15克。

做法 ①茄子洗净，打上十字花刀；青椒洗净切成末。②锅中放油，烧至七成热，把茄子放入油锅中炸熟，取出沥油。③炸香青椒粒，下入茄子、调味料，煮至入味即可。

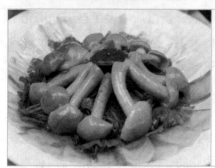

滑子菇小白菜

原材料 滑子菇、小白菜各200克。

调味料 盐2克，味精1克，生抽8克。

做法 ①滑子菇洗净，用温水焯过后晾干备用；小白菜洗净，切片。②锅置于火上，注油烧热后，放入滑子菇翻炒，锅内加入盐、生抽炒入味后，再放入小白菜稍翻炒后，加入味精调味，起锅摆盘即可。

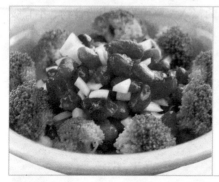

红豆拌西蓝花

原材料 大红豆40克，西蓝花25克，洋葱10克。

调味料 橄榄油3克，柠檬汁少许。

做法 ①洋葱剥皮，洗净，切丁，泡水备用。②西蓝花洗净切小朵，放入滚水汆烫至熟，捞起，泡冰水备用。③橄榄油、柠檬汁调成酱汁备用。④洋葱沥干放入锅，加入西蓝花、大红豆、酱汁混合拌匀即可。

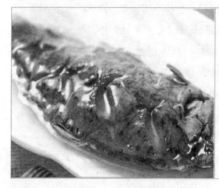

白汁鲤鱼

原材料 鲤鱼1条(约400克)，豆芽50克，牛奶60克。

调味料 姜15克，盐4克，味精3克，葱丝20克。

做法 ①鲤鱼去鳞和内脏，洗净，在背部打花刀。②锅中加油烧热，下入鲤鱼炸熟后，捞出。③锅中加油烧热，下入豆芽、葱丝爆香，再加入鲤鱼、牛奶、其余调味料烧至入味即可。

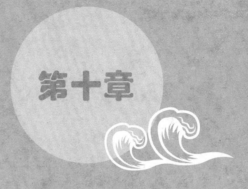

第十章

老年人膳食指南

●进入老年期，身体的各个方面都在走下坡路，抵抗力下降，食量减少，肌肉组织开始萎缩等，这些现象都是生命的正常运动轨迹。但是，老年人所需要的营养不会因此而减少，饮食的质量甚至比以前要求会更高，老年人一年四季的饮食都应该根据季节和身体状况做出改变。本章将教你如何保障老年人的饮食健康。

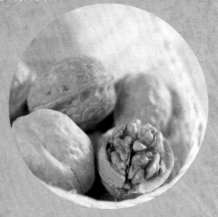

老年人的膳食平衡

人到老年，应当充分考虑其生理特殊性，采取相应的对策，保障老年人的膳食平衡，这样才能为其健康长寿打下坚实的基础。

❶ 调整热能供给

众所周知，老年人的活动量大大减少，因此已不需要过多的热能供应，否则容易引起肥胖而给机体带来一系列的慢性病，给健康带来隐患。一般来说，老年人日常饮食所需总热量在1500~2400千卡之间。老年人的饮食需要加以调整，以防热量摄入过多。

❷ 酸碱要平衡

人体的各类营养物质中，除含有蛋白质、脂肪、糖和水分以外，还含有各种成分的矿物质。当人体吸收后，由于矿物质的性质不同，在生理上有酸性和碱性的区别。含钠、钾、钙、镁的食物，在生理上称为碱性食物；含磷、硫、氯的食物，在生理上称为酸性食物。一般来说，绝大多数绿叶蔬菜、水果、豆类、奶类都属碱性食物；大部分肉、鱼、禽、蛋等动物性食物以及米面及其制品均属酸性食物。如果我们在饮食时不注意搭配，容易引起人体生理上的酸碱平衡失调。此外，中老年人易患高血压、动脉硬化、胃溃疡、便秘、龋齿等疾病，更应注意饮食中的酸碱合理搭配，保持饮食中的酸碱平衡。这样，对于预防各种疾病和防止衰老有着积极的作用。

各类食物应占有的比例平衡	
粮谷类、薯类，是碳水化合物的主要来源	老年人需要充足的碳水化合物，以维持正常的血糖水平，保证中枢神经系统和身体对能量的需要。
应注意补充足够的蛋白质食物	每日可食用一定量的豆制品、肉、蛋、鱼、禽、牛奶，但应注意不宜过多，否则会增加体内胆固醇的合成。
应注意食用蔬菜、水果等含有大量维生素、无机盐和膳食纤维的食物	维生素、无机盐和膳食纤维对老年人的健康有重要作用。如维生素A能增加老年人对传染病的抵抗力，维生素D可防治老年人骨质软化和骨质疏松，维生素E能防治动脉粥样硬化和心脏病变，促进血液循环，并抗衰老。
注意食用适量油脂	油类可延缓胃的排空，增加饱腹感，促进脂溶性的维生素吸收。因此，老年人吃适量的油是必要的，但不宜过多。
要适当饮水和摄入盐	水和盐不宜多食用，多了容易引起水肿、高血压及加重肾脏的负担。每日吃盐不宜超过5克，饮水（包括饮料）量为1500~2000毫升即可。

老年人饮食宜注意的要点

由于各器官的衰退，消化功能减弱，抵抗力下降，老年人的日常膳食应着重注意以下几点：

① 粗细搭配

老年人日常的膳食应以淀粉为主，主食调配应以细为主，粗细搭配。某些粗粮比细粮营养价值还高，粗粮要细做，既可提高营养价值，又可调节口味，增进食欲，提高消化率。小米、玉米面、荞麦面、高粱等应经常调配，充分发挥蛋白质的互补作用，同时要采用正确的烹调方法，减少营养素损失。

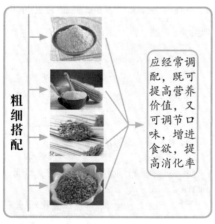

粗细搭配 ← 应经常调配，既可提高营养价值，又可调节口味，增进食欲，提高消化率

② 荤素搭配

这是副食调配的重要原则。老年人每千克体重大约需1～1.5克蛋白质。一般来说平衡膳食中，豆类和动物性蛋白质含量占全部蛋白质供给量的1/3。老年人基本吃素好，如果老年人嗜好吃动物性脂肪或动物内脏，如猪肥肉、脑、肝、肾及羊脑、牛脑等，势必使人体摄取的胆固醇增多，从而引起高血压、冠心病、动脉硬化等疾病，所以应少吃荤食，最好吃大豆及豆制品，如豆浆、豆腐、香干、豆酱、豆腐乳等，其蛋白质含量按同等重量计算均超过肉类和鸡蛋，是名副其实的高蛋白质营养品。鱼类、瘦牛肉、鸡肉等也是摄取蛋白质较好的食品，而且所含胆固醇低。猪油、羊油等动物油含胆固醇较多，应少食用，最好吃含不饱和脂肪酸多的油，如菜籽油、芝麻油、豆油、花生油等。

③ 糖、脂肪、蛋白质搭配

老人还应适当吃些食糖、蜂蜜或葡萄糖粉，但不宜过多，每天最多不能超过二两，否则会产生胃酸过多、

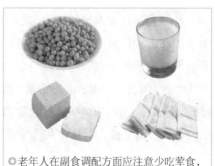

◎老年人在副食调配方面应注意少吃荤食，最好吃些大豆及大豆制品。

影响食欲，出现腹胀，还可能引起糖尿病。蛋白质是构成机体各种组织的基本成分，是供给热量、维持机体生长发育及修补创伤不可缺少的物质，特别对肝本身的修补和肝细胞的再生尤为重要。

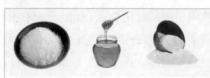

◎老年人还应适当吃些食糖、蜂蜜或葡萄糖粉，但不宜过量。

④ 干稀搭配

主、副食最好都有干有稀，避免生硬，应以稀为主。如馒头、锅盔、花卷配玉米粥，凉拌黄瓜配鸡蛋、番茄等，这样可增加营养，蛋白质可互相补充，易于消化。

干稀搭配

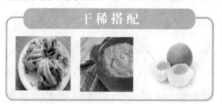

⑤ 适度茶水

老年人每日饮水量不宜过多，以免增加心脏和肾脏的负担。有的老年人有大量喝茶的习惯，应有所节制。茶叶中含有单宁、咖啡因、维生素C和鞣酸、芳香油。单宁味涩，具有收敛和杀菌作用，伤寒菌、霍乱菌和赤痢菌在茶叶中浸数分钟即失去活动力；咖啡因可作兴奋剂、强心剂和利尿剂。

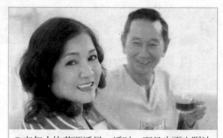

◎老年人饮茶要适量、适时，而且也不宜喝浓茶，及睡前喝茶，以免增加心脏、肾脏负担。

绿茶中还含有维生素C、叶酸有防御坏血症的作用，甚至对减少胃癌发生有益，并有一定的帮助消化作用和医疗效果。但饮茶要适量、适时，如果浓茶喝得太多，会妨碍胃液的分泌，影响消化机能的正常活动。临睡之前最好不喝茶，以免神经中枢因受刺激而失眠。尤其是心脏病和高血压患者更不宜喝茶，以免刺激脑血管扩张而致心跳加速，使病情加剧。

老年人饮食宜与忌

宜清淡、忌油腻。多吃些蔬菜、水果、豆制品、奶制品、鱼等。少吃动物油、油炸食品、动物内脏。

宜稀软、忌生硬。多吃粥和发酵的面制品，少吃烤饼，坚硬食品。

宜少食、忌过饱。宜少食多餐，过饱易增加肠胃负担，容易发胖，影响睡眠。

宜杂食、忌偏食。注意全面营养，多吃五谷杂粮、蔬菜瓜果，切忌只吃精米精面、高蛋白、高脂肪。

宜温热、忌冰冷。一年四季，饮食宜温热，忌凉冷。夏季更应注意满头大汗突然饮食冰冷，以防病变。

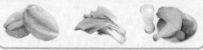

哪些老年人需冬补

冬季是老年人进补的好时机，很多人抓紧在这个时间进补，但要注意不要盲目进补，因为并不是所有老人都适合冬补，那么，哪些老人适宜冬季进补呢？

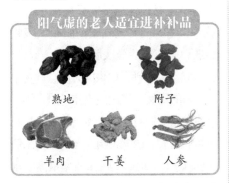

阳气虚的老人适宜进补补品

熟地　　附子

羊肉　　干姜　　人参

阳气虚的老人。阳气虚的老人表现为易流鼻涕，易生冻疮，手足冰凉，小便清长，大便清薄，常用的补品有熟地、附子、人参、羊肉、干姜等。

在进补时，最好不要吃生冷和过腻的食物，以免妨碍脾胃消化功能，影响补品的吸收。

患春夏病的老人。有些老人容易在春夏两季发作一些如哮喘一类的疾病，适宜冬季调养好，常用补品有人参、黄芪、桂圆、当归、红枣，以及日常用的高蛋白食物，如各种鱼类及牛肉、羊肉、狗肉等。

需注意的是，如恰逢旧病发作或发热等，进补应暂停，以防补药变邪，待病情稳定后再结合疾病致虚的情况或恢复健康后再进补。

易患冬令病的老人。一到寒冬一些老人的慢性病便易发作，所以称之"冬令病"，常见的有尿多症、慢性支气管炎等。这类病人适合温补，常用的补品为海马、狗肾、人参、熟附子、肉桂、肉苁蓉、枸杞子、炙甘草等。

年老体弱的老人。对于年老体弱的老人来说，善于冬季进补也是很重要的。冬补的方法有两种：一是食补，二是药补。冬补的药物有人参、阿胶、鹿茸等。老年人要谨慎，尤其身体过于虚弱的人，一些中药的药性很竣猛，不一定适合每个人。

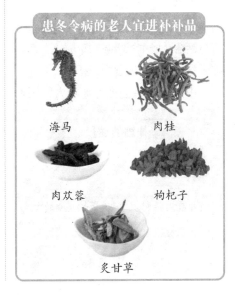

患冬令病的老人宜进补补品

海马　　肉桂

肉苁蓉　　枸杞子

炙甘草

老年人如何合理补钙

人到老年以后，一方面因肠道对钙的吸收明显减弱，另一方面钙的排出增加，故对钙的需求量增加。较大部分中国老年人存在钙的摄入不足，导致骨质疏松。特别是绝经后的老年妇女，常患骨质疏松症，容易发生骨折，所以老年人要注意补钙。合理补钙的目的就是防治骨质疏松。

补钙的途径可分为食补与药补。食补即选择含钙量高的饮食，药补即额外服用钙制剂。在饮食中，牛奶是补钙的佳品，每100克含钙125毫克，再加上豆类、骨汤、芝麻酱、虾皮等食品，已能满足人体对钙的需要。酸奶中的钙变为乳酸钙，可增加钙的吸收利用率，老年人饮酸奶补钙效果更为明显。菠菜、苋菜、竹笋等富含草酸，可与钙结合成难以吸收的草酸钙，宜少吃或与含钙丰富的食物分开吃。

中国营养协会推荐老年人钙摄入量应在1500毫克。如果单纯食补没有达到这一目标，也可以选择适当的钙营养剂补充。目前常用的钙剂有碳酸钙、葡萄糖酸钙、氯化钙、乳酸钙、活性钙等，其中以碳酸钙为最好，因其吸收良好且胃肠不良反应很小。如果一次服钙剂可在临睡前服用，服钙剂量大则应饭后分次服用。

老年人补钙，如果同时注意食物中钙、磷的比例，将达到更佳目的。钙、磷的含量比例对钙在人体内的吸收和利用影响较大。研究表明，当钙和磷比例在1∶1～1∶2时，钙的吸收率最高。水产品中的钙、磷之比正好在此范围内，因此是补钙的良品。此外，老人补钙，最好在夜间进行。因为夜间人体最需要钙，且最容易吸收。

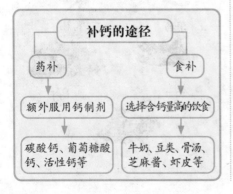

补钙的途径

药补 → 额外服用钙制剂 → 碳酸钙、葡萄糖酸钙、活性钙等

食补 → 选择含钙量高的饮食 → 牛奶、豆类、骨汤、芝麻酱、虾皮等

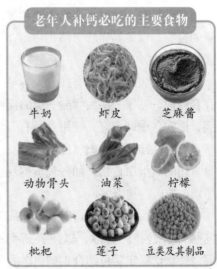

老年人补钙必吃的主要食物

牛奶　　虾皮　　芝麻酱

动物骨头　　油菜　　柠檬

枇杷　　莲子　　豆类及其制品

老年人的食谱应当求变

老年人的食谱应该不断有所变化，这样才有利于健康。具体说来要注意以下三点：

① 种类求变

安排老年食谱绝不应固守一种模式，而要勤于变化。每天最好安排至少20种食物以备选择。如果食物过于单调，不仅影响口味，降低食欲，还会造成某些营养成分的不平衡。

② 三餐求变

老年人一日三餐不可一成不变，应该各有侧重。早餐应坚持低糖低脂的原则，宜选择禽肉、蔬菜、果汁、低脂奶，再辅以谷物、面食。午餐则应以高蛋白食物为主。晚餐可以高糖、低蛋白食物为主，同时应该控制进食量。

③ 季节求变

一年四季气候变化很大，养生饮食的目的有很大不同，故食谱应有所不同。

春季要"养脾气"，要突出温补阳气类的食物，应选择葱、蒜、韭菜等蔬菜，以及大枣、瘦肉、鱼、禽蛋、豆类等食品。

夏季燥热，要注意补足水分，也要注意摄入钠、钾、钙、镁等矿物质，以及含氮物质及B族维生素、维生素C等。最好每天进食蔬菜500克，豆腐100克以上，另可食用1个鸡蛋及少量瘦肉，另外，苦瓜等夏季苦味食物值得推荐。

秋季气候干燥，而老年人对秋季气候变化的适应和耐受力较差。饮食要点是养阴润肺，因此宜多食芝麻、蜂蜜、梨、莲子、葡萄、萝卜之类食物。要多喝开水、淡茶或牛奶，少吃辣椒等燥热的食品。

冬季天气寒冷，饮食上要"保阴潜阳"，因此可多吃些胡麻仁、龟鳖、莲藕、木耳等。同时增加热量摄入，以加强御寒能力，可适当添加狗肉、羊肉等高热量食物。为防止维生素缺乏，冬天还应多吃胡萝卜、油菜、豆芽菜等新鲜蔬菜。

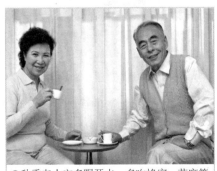

◎秋季老人宜多喝开水，多吃蜂蜜、芝麻等食物，以滋阴润肺。

❤ 哪些食品可以延缓衰老

有些食品除能提供人类必需的营养物质外，还有防病治病、防老抗衰、延年益寿等作用，如果加以合理利用，对老年人的健康十分有益。

❶ 核桃

核桃又称"长寿果"，是一种滋补佳品。核桃含多种营养物质，能健身乌发、补肝益肾、补血益精，对大脑神经有益，可作神经衰弱的辅助治疗剂。核桃中所含的磷质对脑神经细胞有良好的保健作用。老年人常吃核桃，既能强健身体，又能延缓衰老，可见核桃对营养大脑、提高记忆、增强大脑功能活力比较有益。

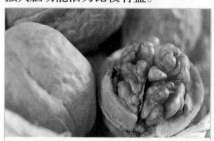

◎核桃中所含的磷质对脑神经细胞有良好的保健作用。老年人常吃核桃，既能强健身体，又能延缓衰老。

❷ 花生

花生含有大量的碳水化合物、多种维生素以及卵磷脂和钙、铁等20多种微量元素，对老年人有滋养保健之功。花生具有润肺化痰、悦脾和胃、滋养调气等功效。花生另一个显著功效是可增强记忆，延缓脑功能衰退，其所含的儿茶素具有很强的抗老化作用，所以，老年人可以适当食用花生。

❸ 芝麻

芝麻，尤其是黑芝麻是极易得而效果极佳的美容圣品。首先，其所含丰富的维生素E，可抑制体内自由基活跃，能达到抗氧化、延缓老化的功效。其次，芝麻因富含矿物质，如钙与镁等，有助于骨头生长，而其他营养素则能美化肌肤。另外，它还能增强记忆力，使头发常葆乌黑亮丽。而以芝麻加工成的芝麻油，更含有丰富的卵磷脂成分，可使皮肤滑嫩，永葆青春。

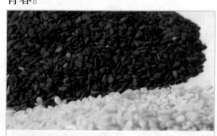

◎芝麻中含有丰富的维生素E、钙、镁等营养素，有延缓老化、增加记忆力、使头发常葆乌黑亮丽等作用。

❹ 荞麦

荞麦富含维生素B_1、维生素B_2、维生素E、磷、钙、铁、氨基酸、脂肪酸、亚油酸等。荞麦味道苦涩，含有较多的同癌细胞相抗的维生素B_1。喜欢吃荞麦等苦味食品的岛国斐济，被称为"无癌之国"，其秘密就在这里。另外，荞麦含有的烟酸能够促进机体的新陈代谢，增强解毒能力，还能扩张小血管和降低血液胆固醇。

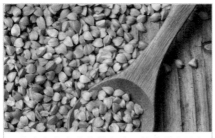

◎荞麦富含多种营养成分，其中所含的烟酸，能够促进机体的新陈代谢，增强解毒能力，还能扩张小血管和降低血液胆固醇。

⑤ 木耳

木耳有黑木耳和白木耳之分，白木耳又称"银耳"，所含成分大致相同，均含有蛋白质、脂肪、碳水化合物、膳食纤维、胶质及磷、铁、钙、镁、钾、硫及钠等。黑木耳、白木耳性味均甘平。黑木耳有滋养、益胃、活血、润燥之功效，可用于痔疮出血、血痢便血、高血压、便秘等症。白木耳有生津、润肺、滋阴、养胃、益气、活血、补脑、强心之功用。民间世代相传白木耳的延年益寿作用，其食用方法一般多与冰糖共炊。实践证明，白木耳滋而不腻、补而不滞，对老年体弱及病后恢复尤为相宜，久

食的确有延年益寿的作用。

⑥ 大豆

大豆历来就有"植物肉"之称。它含有40％的蛋白质，20％的脂肪和糖类，以及丰富的钙、磷、铁等矿物质和多种维生素，同时还具有人体代谢需要的其他营养素，对提高机体的抗病能力、延缓人体细胞衰老等均有益效。因为以动物蛋白为食物的人易患肥胖病，而大豆含胆固醇极少，又能降低人的血清胆固醇，所以大豆是肥胖病、高血压、动脉硬化、心脏病等病人的良药，也是我们每个人延年益寿的良好食品。

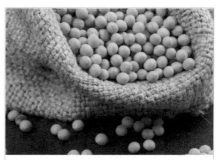

◎大豆含有蛋白质、脂肪、糖、钙、磷、铁等多种营养素，对提高机体的抗病能力、延缓人体细胞衰老等均有益效。

⑦ 薯类

薯类食物包括红薯、马铃薯、山药等。它的最大特点是供给人体大量的黏液多糖类及胶原多糖类物质。这种物质在人体的胸膜腔、关节腔、筋膜、韧带、骨、椎间盘中起重要作用。如果这些器官失掉或减少黏液物

质，很快就会形成病态。经常食用薯类，还可以预防心血管系统的脂肪沉着，防止动脉粥样硬化，使皮下脂肪减少，避免过度肥胖。

❽ 茶叶

茶叶营养丰富，是世界著名的三大饮料之一，尤其是在中国和日本，几乎遍及每个家庭。据分析，茶叶含有400余种对人体有益的化学成分。尤其是茶叶中所含的胶原蛋白，对防止气管萎缩、弹性降低，对皮肤及防止黏膜干燥有很大作用。含有胶原蛋白的茶水能影响某些生理机能，能促进身体的生长发育，起到延缓衰老和抗癌之功效。

❾ 海带

海带是我们日常生活中最为常见的一种食物，由于它特殊的生存环境，使其富含维生素和矿物质等物质，并且性质属碱性。经常吃海带等碱性的食物，能够调节血液中的酸碱度，从而降级血脂和调节胆固醇，以防止皮肤过多分泌油脂。吃海带时要注意，在吃之前一定要先将海带放在清水中浸泡，半小时后再将其完全冲洗干净。

❿ 番茄

番茄含有丰富的钙、磷、铁、胡萝卜素及B族维生素和维生素C，生

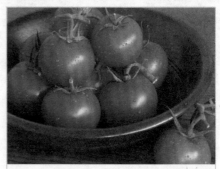

◎番茄中含有的番茄红素具有很强的抗氧化活性，可以帮助老年人抵抗各种因自由基引起的退化老化性疾病。

熟皆能食用，味微酸适口。番茄中含有的番茄红素具有很强的抗氧化活性，人体摄取了番茄红素，可以帮助老年人抵抗各种因自由基引起的退化老化性疾病，还可以有效地减轻和预防心血管疾病，降低心血管疾病的危险性。番茄还有美容效果，常吃具有使皮肤细滑白皙的作用，可延缓衰老。

⓫ 西蓝花

西蓝花含有蛋白质、糖、脂肪、维生素和胡萝卜等营养物质。研究发现，西蓝花中所含有的营养成分位居同类蔬菜之首，被誉为"蔬菜皇冠"。这些营养物质的存在，使西蓝花能增强皮肤的抗损伤能力，有助于保持皮肤弹性。西蓝花最好的烹制方式是凉拌、做汤，这样才能够使西蓝花口味超群、脆嫩爽口、风味鲜美，并且还不会影响到其中的营养成分。